Lichttherapie

Die Medizin der Zukunft

Einfach und wirkungsvoll

Die Studien und Erkenntnisse über die Anwendungen in diesem Buch wurden sorgfältig recherchiert und nach bestem Wissen und Gewissen wiedergegeben. Alle Informationen ersetzen aber in keinem Fall den Rat und die Hilfe eines Arztes oder Heilpraktikers.

Der Verlag und die Autoren übernehmen keine Haftung für Schäden, die sich durch unsachgemäße Anwendung der dargestellten Behandlungsmethoden oder Rezepturen ergeben, und übernehmen auch keinerlei Verantwortung für medizinische Forderungen.

Bei den Produktempfehlungen wurde aus Platzgründen auf den Hinweis ® verzichtet. Alle in diesem Bereich genannten Produkte können nach deutschem oder internationalem Recht besonders geschützt sein. Die Nennung dieser Bezeichnungen ohne den Hinweis auf ein eingetragenes und/oder geschütztes Waren-/Markenzeichen o. ä. (z. B.®) ist daher nicht als Verletzung der Schutzrechte dieser Bezeichnungen und nicht als Schädigung der Firmen, die diese Rechte besitzen, zu verstehen.

Die Autoren erklären hiermit, dass zum Zeitpunkt des Erscheinens dieser Ausgabe keine illegalen Inhalte auf den genannten Internet-Seiten und weiterführenden Internet-Adressen erkennbar waren. Auf die aktuelle und zukünftige Gestaltung, die Inhalte oder die Urheberschaft dieser Seiten haben die Autoren keinerlei Einfluss. Daher distanzieren sie sich ausdrücklich von allen Inhalten der genannten Internet-Adressen, die nach der Linksetzung verändert wurden.

Für illegale, fehlerhafte oder unvollständige Inhalte und insbesondere für Schäden, die aus der Nutzung oder Nichtnutzung solcherart dargebotener Informationen entstehen, haften ausschließlich die Anbieter dieser Seiten, auf welche verwiesen wurde, nicht jedoch die Autoren und der Verlag dieses Buches, die über Nennung der Internet-Adressen auf die jeweilige Veröffentlichung lediglich verweisen.

Umschlaggestaltung:
Guter Punkt, München http://www.guter-punkt.de
Umschlagmotiv: © Guter Punkt, München

1. Auflage 2016
Verlag Via Nova
Alte Landstr. 12, 36100 Petersberg
Telefon: (06 61) 6 29 73, Fax: (06 61) 96 79 560
E-Mail: info@verlag-vianova.de
Internet: www.verlag-vianova.de

Satz: WerbeDesign Baumann, 88364 Wolfegg

Druck und Verarbeitung: Appel & Klinger, 96277 Schneckenlohe

ISBN 978-3-86616-371-3

Bildnachweise: www.fotolia.de, www.panthermedia.net, www.123rf.de

„Im Zeitalter des Lichtes werden invasive Therapieverfahren überholt sein.

Skalpelle werden durch Laser ersetzt, Chemotherapie durch Phototherapie, verschreibungspflichtige Medikamente durch Farben auf Rezept, Akkupunkturnadeln durch Nadeln aus Licht, Brillen durch gesunde Augen.

Die Krankheit Krebs wird der Vergangenheit angehören.

Gesundheit und Langlebigkeit werden die Norm der Zukunft sein."

Jacob Liberman, Arzt, Autor des Buches „Die heilende Kraft des Lichtes."

Einleitung

Licht ist die Quelle allen Lebens auf der Erde. Sonnenlicht liefert den Pflanzen Energie für die Photosynthese, die das Leben von Menschen und Tieren erst möglich macht. Vom biblischen „es werde Licht" über den Sonnenkult vieler Naturvölker und Hochkulturen ist bis in die heutige Zeit klar: Ohne Licht kein Leben und keine Gesundheit! Sumerer, Ägypter, Griechen, Römer, Inder und Chinesen wussten bereits um die heilsame Wirkung des Lichtes auf den menschlichen Körper.

Die Sonnenlichttherapie, auch Heliotherapie genannt, wurde vom späten 19. bis Mitte des 20. Jahrhunderts als eine äußerst wirksame Behandlung für 165 verschiedene Krankheiten angesehen. Einer der berühmtesten Heliotherapeuten seiner Zeit war der Arzt Dr. Auguste Rollier. Auf seinem beruflichen Höhepunkt betrieb er 18 Sonnen-Kliniken in der Schweiz. Der Arzt Niels Ryberg Finsen war der erste, der Geräte für die Lichttherapie einsetzte. Für seine Erfolge bei der Behandlung von Tuberkulose wurde ihm 1903 der Medizin-Nobelpreis verliehen.

Das starke Aufkommen der Pharma-Industrie nach dem Zweiten Weltkrieg schien Licht als Therapie erst mal überflüssig zu machen. Heute gibt es rund 60.000 verschiedene Medikamente in den Apotheken. Jedes hat seine Nebenwirkungen. Allein in Deutschland sterben laut offiziellen Zahlen rund 40.000 Menschen an den Nebenwirkungen von Arzneien. *„Die moderne Medizin hat in den vergangenen Jahren so viele Fortschritte gemacht, dass es heute kaum noch einen gesunden Menschen gibt"*, hat US-Autor Aldous Huxley mal überspitzt formuliert.

Die heutigen Menschen möchten größtenteils Therapien, die helfen ohne dabei zu schaden. Neben bewährten Naturheilverfahren wie Kräuterheilkunde, Homöopathie und Akupunktur rückt auch die Lichttherapie immer mehr in den Fokus der Medizin. Hier scheint das Internetlexikon Wikipedia etwas rückständig zu sein. Gibt man dort den Suchbegriff „Lichttherapie" ein, findet man lediglich Hinweise zur Behandlung der saisonal abhängigen Depression (SAD) und von Beeinträchtigungen der Haut wie Neurodermitis und Psoriasis. Tatsache ist jedoch, dass Licht in der Diagnostik und Therapie die Medizin geradezu revolutioniert. Begonnen hat dieser Prozess schon in den 1960er-Jahren, als der

Laser erfunden wurde. Allein in Deutschland werden jährlich mehr als 100.000 Augenlaseroperationen durchgeführt. Natürlich kann es auch hier Nebenwirkungen geben, wie zum Beispiel das Gefühl trockene Augen zu haben. Doch mit rund 96 Prozent ist die Patientenzufriedenheit sehr hoch. Heute gibt es wohl keine Hautarztpraxis, die ohne Lichttherapie-Geräte auskommt. Selbst in der Onkologie, der Krebsmedizin, ist die Lichttherapie auf dem Vormarsch. Auch darüber berichtet dieses Buch.

Die UN-Generalversammlung hatte das Jahr 2015 zum „Internationalen Jahr des Lichtes und der lichtbasierenden Technologien" erklärt. Man wollte damit „an die Bedeutung von Licht als elementare Lebensvoraussetzung für Menschen, Tiere und Pflanzen erinnern. **Wissenschaftliche Erkenntnisse über das Licht** erlauben ein besseres Verständnis des Kosmos, **führen zu besseren Behandlungsmöglichkeiten in der Medizin** und zu neuen Kommunikationsmitteln", so der Wortlaut der UNO.

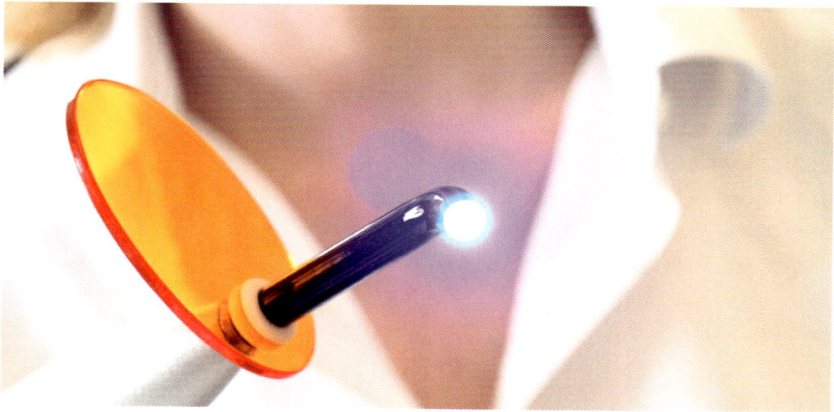

Licht revolutioniert die Technik – auch in der Medizin. Licht ist in heutigen technischen Geräten allgegenwärtig. Laser befinden sich in Scannern, Abstandsmessern, Schneid- und Schweißwerkzeugen, Mikroskopen und Teleskopen. Keine Präsentation ohne Laser-Pointer. Auch zur Wiedergabe von optischen Speichermedien wie CD, DVD und Blue-Ray-Discs nutzen wir täglich Lasertechnologie. Telekommunikation kommt immer mehr weg von der Elektronik und immer mehr hin zur Photonik.

In der Glasfasertechnik wird Licht als Informationsträger und Überträger genutzt. Das Glasfaserkabel wurde bereits 1965 erfunden und von dem Unternehmen AEG-Telefunken zum Patent angemeldet. Heute ist diese lichtbasierte Technik so weit entwickelt, dass auf einer dünnen Glasfaser mit einem Durchmesser von 25 Millimetern Daten von 32 Terabyte pro Sekunde übertragen werden können. Wenn Sie nicht technikaffin sind, sagt Ihnen das vermutlich nicht viel. Daher ein paar Erläuterungen: Ein Terabyte ist eine Speichereinheit aus dem Computerbereich. Ein Terabyte entspricht der Datenmenge von rund 472 Stunden Video in Standard-Fernsehqualität. Man kann also mit Hilfe des Lichtes in Glasfasern in einer Sekunde die Informationen von 15.104 Stunden Filmmaterial übertragen. Unvorstellbar! In München findet jedes Jahr eine eigene Messe zu Thema Licht-Technologien statt: Die „Laser World of Photonics" Im Jahr 2016 waren mehr als 1.200 Aussteller da, u. a. aus den Bereichen Zahn- und Medizintechnik.

Die Quintessenz über Lichttherapie

Das vorliegende Buch richtet sich primär an den Laien. Aber auch Therapeuten werden aus diesem Buch wichtige Erkenntnisse gewinnen. Die Autoren haben sich bemüht, die Zusammenhänge von Licht und Gesundheit mit einfachen Worten und leicht verständlich darzulegen. Bücher über Lichttherapie gibt es bereits einige auf dem Markt. Manche sind sehr esoterisch angehaucht, andere sehr wissenschaftlich ausgerichtet. Einige berichten ausschließlich über die Heilkraft der Sonne. Sie finden jedoch auch Fachliteratur, die ausführlich über Lasertherapie informiert. Uns Autoren ist es ein Anliegen, einen Überblick über das umfassende Thema zu geben. Es erhebt keinen Anspruch auf Vollständigkeit. Wenn wir dies gewollt hätten, wäre das Buch vermutlich zehnmal so dick.

Über die praktische Therapie mit Sonnenlicht hat der Arzt Alexander Wunsch das Wichtigste zusammengefasst. Sonnenbaden ist ja heute schon fast etwas verpönt. Ständig werden wir vor der Gefahr des Hautkrebses gewarnt. Doch mittlerweile weisen zu Recht einige Ärzte wie Prof. Holick darauf hin, dass die Sonne zu meiden unsere Gesundheit gefährdet. Es kommt also auf das richtige, vernünftige Sonnenbaden an.

Sonnenlicht

- Steigert die körperliche Leistungsfähigkeit
- Wirkt positiv auf die Psyche
- Verbessert die geistige Leistungsfähigkeit
- Fördert die Regeneration
- Kann den Blutzucker reduzieren
- Verbessert den Abbau von Stresshormonen
- Fördert die Produktion von Geschlechtshormonen
- Verbessert die Regulation des vegetativen Nervensystems
- Verstärkt die Harnsäureausscheidung im Urin
- Wirkt präventiv gegen viele Krebsarten
- Verbessert den Mineralienhaushalt und den Knochenstoffwechsel
- Verringert das Diabetes-Risiko
- Reduziert Entzündungen
- Verbessert das Immunsystem
- Unterstützt das Herz- Kreislaufsystem
- Unterstützt die Wundheilung
- Kann Depressionen, MS, Hautkrankheiten, Gicht, Rheuma und viele andere Erkrankungen lindern und heilen

Mit der UVB-Strahlung der Sonne bilden wir in der Haut das lebensnotwendige Vitamin D. Seine Wirkung ist inzwischen bestens erforscht. Jeder Mensch sollte einen ausreichend hohen Vitamin-D-Spiegel im Blut haben. Vitamin D ist vermutlich eines der besten Krankheitsverhütungsmittel, die wir kennen. Das Kapitel über Vitamin D von unserem Autor Thomas Klein nimmt in diesem Buch einen relativ großen Raum ein. Berechtigterweise, denn hier gibt es in der Bevölkerung und leider auch bei vielen Ärzten noch Wissensdefizite. In den vergangenen Jahren sind rund fünf Bücher über die Heilwirkungen von Vitamin D und etliche tausend Studien erschienen. Thomas Klein hat das Wichtigste zusammengefasst.

So manches Licht kann auch krank machen. Darauf hat Prof. Hollwich schon vor über 40 Jahren hingewiesen. Leider ist auch dieses Wissen noch nicht in der Bevölkerung und bei den meisten Ärzten angekommen. Wenn Sie eine Energiesparlampe kaufen, müsste ähnlich wie auf den Zigarettenpackungen stehen: Achtung! Dieses Licht gefährdet Ihre Gesundheit! Warum? Das erfahren Sie im Kapitel über Kunstlicht.

Ein weiteres spannendes Kapitel handelt von dem Licht, dass unsere Zellen steuert - den Biophotonen. Ähnlich wie in einem Glasfaserkabel Licht zur Informationsübertragung genutzt wird, arbeitet auch unser Körper. Wie könnten sonst 100.000 biochemische Prozesse pro Zelle und pro Sekunde geregelt ablaufen? Der Weg über Hormone und andere Botenstoffe wäre viel zu langsam. Zellen müssen in Lichtgeschwindigkeit miteinander kommunizieren können. Das tun sie auch mit Hilfe der Biophotonen. Für dieses faszinierende Wissensgebiet konnten wir den Autor Christian Dittrich-Opitz gewinnen. Schon vor 25 Jahren hat er in seinen Büchern und Vorträgen über das Licht in unserer Nahrung und in unserem Körper berichtet.

Im darauf folgenden Kapitel stellen wir einige Wegbereiter der Lichttherapie vor. Auch dieser Abschnitt erhebt keinen Anspruch auf Vollständigkeit. Man hätte noch dutzende andere Ärzte erwähnen können, die Licht als wesentlichen Faktor für die Genesung ihrer Patienten einsetzten. Unser Dank gilt hier dem Arzt Dr. med. Andreas Lentner, der uns sein leider vergriffenes Buch „Geschichte der Lichttherapie" zur Verfügung gestellt hat. Die Informationen über die Pioniere stammen überwiegend aus seinem Werk.

Danach stellen wir Ihnen verschiedene Lichttherapien und Geräte vor. Auch hier liegt der Fokus auf der praktischen Anwendbarkeit. Geräte die preislich erschwinglich, nicht-invasiv, einfach zu bedienen, unbedenklich und doch sehr hilfreich sind, bekamen einen größeren Raum. Sie als Leser sollen die Möglichkeit haben, Licht als eine Art Hausapotheke zu nutzen. Keine Frage: Die Sonne ist der beste Arzt! Doch leider ist es oft schwierig einen Termin zu bekommen. Oft sitzen wir im Büro, wenn die Sonne scheint. In den Wintermonaten gehen wir morgens aus dem Haus - und kommen abends zurück, wenn es dunkel ist. Es macht Sinn, ein gutes Lichttherapiegerät zuhause zu haben, denn es gibt unglaublich viele Anwendungsmöglichkeiten, an die man im ersten Moment gar nicht denkt. Der positive Einfluss des Lichtes auf unsere Psyche und auf unseren Körper ist gigantisch. Vorausgesetzt wir nutzen die Sonne ohne es dabei zu übertreiben oder ein Licht, das der Natur nachempfunden ist.

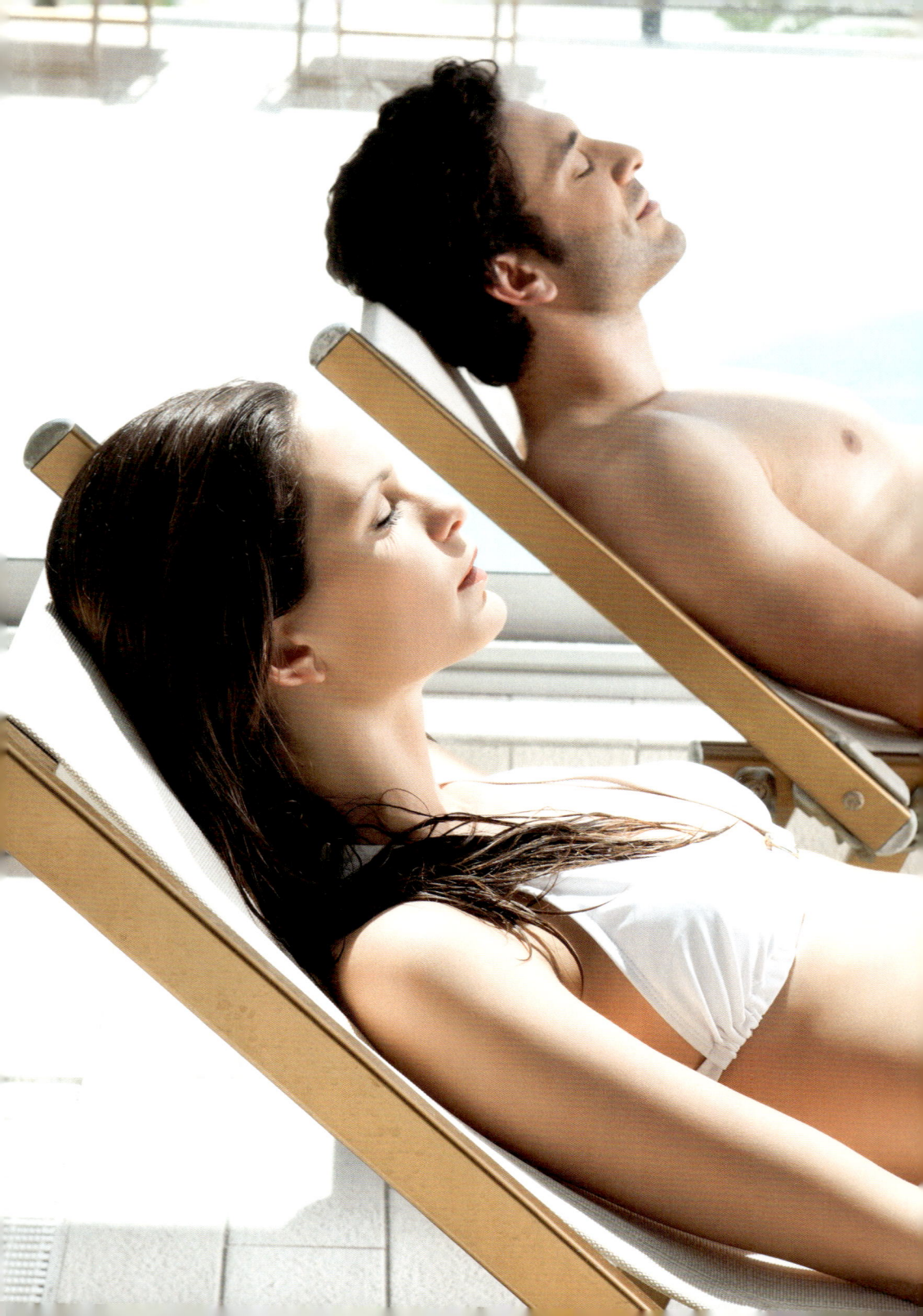

Sonnenbaden: So ist es gesund

Sonnenbaden hat nicht den besten Ruf. Jeder weiß oder ahnt, dass Sonnenlicht „irgendwie gesund" ist, aber zugleich sieht er ein anderes Bild vor sich: Den typischen Strandurlauber mit krebsroter Haut. Und das kann nicht gesund sein. Man spricht ja auch abfällig vom „Teutonengrill", wenn Massen deutscher Touristen in südlichen Urlaubsländern den ganzen Tag in der Sonne braten.

In der Tat ist übermäßig langes Sonnenbaden alles andere als gesund. Ein Sonnenbrand ist niemals gut für uns. Und wenn wir zur falschen Tageszeit unbekleidet an die Sonne gehen, hat das ebenfalls Nachteile: Unser Organismus kann kein Vitamin D bilden, und unsere Haut altert schneller. Dennoch zählen Sonnenbäder – neben guter Ernährung und Bewegung – zu den wichtigsten Maßnahmen für unsere Gesundheit.

Richtiges, vernünftiges Sonnenbaden wird als **Heliotherapie** bezeichnet. Es dient der gezielten Verbesserung der Gesundheit oder auch der Behandlung von Krankheiten. Der Schweizer Naturarzt Arnold Rikli begründete im 19. Jahrhundert die Lichttherapie in Europa; seine Kuranstalt hatte regen Zulauf von Patienten aus den Städten. Der Chirurg Oskar Bernhard war einer der ersten, die das Sonnenlicht erfolgreich bei Operationen einsetzten: Es senkte das Infektionsrisiko und beschleunigte die Wundheilung. Der dänische Arzt Niels Ryberg Finsen erhielt 1903 den Nobelpreis für Medizin, da er eine Methode entwickelt hatte, fortgeschrittene Tuberkulose mit Licht zu behandeln.

Darauf sollten Sie beim Sonnenbaden achten

Heliotherapie ist in Mitteleuropa nur im Sommerhalbjahr möglich. Im Winterhalbjahr fehlen dem Sonnenlicht die UVB-Anteile, um die Vitamin D$_3$-Bildung anzuregen. Eine Ausnahme bilden die Hochgebirge: Wenn Sie im Winter in über 1500 Metern Höhe ein Sonnenbad nehmen, kann ihre Haut durchaus Vitamin D$_3$ bilden. Aber auch hier ist Vorsicht geboten, denn helle Hauttypen bekommen manchmal schon nach fünf bis zehn Minuten einen Sonnen- bzw. Gletscherbrand.

Die Zusammensetzung der Sonnenstrahlung ist von verschiedenen Faktoren abhängig. Sie schwankt mit den Jahreszeiten, aber auch mit den geografischen Gegebenheiten: Je höher ein Ort über Meereshöhe gelegen ist, desto größer ist der Anteil an kurzwelliger UVB-Strahlung. Der Grad der Bewölkung wie auch die Luftverschmutzung sind weitere Faktoren, die sich auf die Zusammensetzung der Strahlung auswirken.

Beginnen Sie mit der Heliotherapie idealerweise ab März. Am besten eignen sich dafür die Mittagsstunden, also die Zeit, in der die Sonne die kürzesten Schatten wirft. Warum ausgerechnet die Mittagsstunden? Der Grund: Je kürzer der Weg der Sonnenstrahlen durch die Atmosphäre ist, desto höher ist der Anteil an kurzwelligem UVB-Licht. Und dieses ist entscheidend für die Vitamin D$_3$-Bildung: Nur UVB ist dazu in der Lage, die Vitamin-Vorstufe *7-Dehydrocholesterol (7-DHC)* photochemisch aufzuspalten. Dagegen kann langwelligere Strahlung – also UVA und das kurzwellige Licht des sichtbaren Spektrums – diese Hormonvorstufe sogar wieder zerstören. Das UVA-Licht der Sonne am späteren Nachmittag ist also zu schwach, um die Bildung von Vitamin D zu ermöglichen. Bei zu langer Einwirkung kann es außerdem zu Pigmentstörungen und vorzeitiger Hautalterung führen. Sonnenbäder am späten Nachmittag oder in den Wintermonaten helfen daher nicht beim Aufbau des wertvollen Sonnenhormons.

Die wichtigste Regel für das Sonnenbaden lautet: Ein Sonnenbrand ist unbedingt zu vermeiden! Sonnenbrand ist das letzte und deutlichste Zeichen dafür, dass mit dem Sonnenlicht falsch umgegangen wurde. Er ist eine Notfall-Reaktion des Organismus. Das heißt: Jetzt verlaufen die Lichtreaktionen und Schutzfunktionen des Körpers nicht mehr im Rahmen des Gesunden.

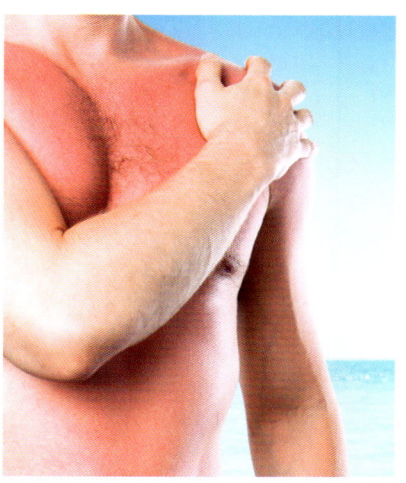

Wenn Sie einen Sonnenbrand haben, müssen Sie daher unbedingt mit der Heliotherapie aussetzen – so lange, bis sich Ihre Hautfunktionen wieder normalisiert haben. Sie verlieren also wertvolle Zeit, und es kommt hinzu: Sonnenbrand führt nicht einmal zu vermehrter Bildung des „Sonnenhormons". Denn die Vitamin D3-Bildung ist einer Selbstregulation unterworfen, die bei übermäßiger Sonnenlicht-Aufnahme „abschaltet". Kurz: Ein Sonnenbrand hat keine positive Seite!

Wie können Sie einen Sonnenbrand verhindern? Die sicherste und wirksamste Methode: Gewöhnen Sie sich allmählich an das Sonnenlicht – behutsam und schrittweise. Wenn Sie so vorgehen, ist der „Haut-Notfall" ausgeschlossen, denn es findet eine individuelle Anpassung an Ihre körperlichen Besonderheiten statt. Und Sie berücksichtigen damit eine weitere Grundregel: Heliotherapie sollte immer angenehm sein!

Bräunung der Haut und Sonnengewöhnung

Ein begehrter Effekt des Sonnenbadens ist die dauerhafte Bräunung der Haut. Sie entsteht durch eine wohlausgewogene Mischung von UVB- und UVA-Strahlung im Sonnenlicht. Dabei wird von spezialisierten Zellen in der Oberhaut, den Melanozyten, ein dunkles Pigment gebildet: Melanin. Es schützt die Hautzellen vor Schäden am Zellkern.

Ein weiterer Eigenschutz der Haut ist die Verdickung der Hornschicht, auch *Lichtschwiele* genannt; sie wird hauptsächlich durch UVB-Licht hervorgerufen. Damit all dies geschehen kann, muss die Haut allmählich an die Sonne gewöhnt werden. Hierzu eignet sich am besten das Sonnengewöhnungsschema nach Rollier (siehe Abb.)

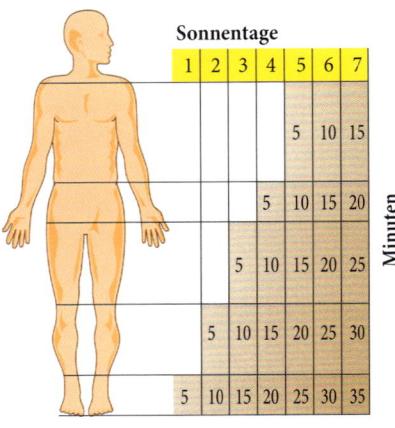

Dr. August Rollier war wohl der „Sonnendoktor" mit der größten Erfahrung. Er behandelte im Lauf von fast fünfzig Jahren zehntausende von Patienten in seinen Kliniken im Schweizer Hochgebirge. Sein *Sonnengewöhnungsschema* besagt, dass am ersten Tag lediglich die Füße für fünf Minuten der Sonne ausgesetzt werden. Der Rest des Körpers wird mit einem großen Badetuch abgedeckt. Am zweiten Tag werden wieder nur die Füße für fünf Minuten besonnt, bevor das Badetuch bis zu den Knien hochgezogen wird und die neue Zone ebenfalls fünf Minuten lang mitbesonnt wird. Am dritten Tag fängt man wieder mit den Füßen an; nach fünf Minuten werden die Unterschenkel freigegeben, nach weiteren fünf Minuten die Oberschenkel und so weiter. Auf diese Weise findet eine Gewöhnung in kleinen, für die Haut verträglichen Schritten statt, die auch den unterschiedlichen Empfindlichkeiten der Körperzonen Rechnung trägt. Es kommt dann nicht nur zur schützenden Pigmentierung der Haut, sonnern auch zur Ausbildung der Lichtschwiele.

Wenn Sie Ihre individuelle Hautempfindlichkeit ermitteln wollen, können Sie aber auch anders vorgehen als nach Rolliers Sonnengewöhnungsschema. Sie können am ersten Tag mit drei Minuten Ganzkörperbesonnung beginnen und am Abend den Hautzustand beurteilen. Zwischen der Besonnung und der Hautbeurteilung müssen mindestens vier Stunden verstrichen sein Wenn die Haut gerötet ist oder spannt, sind das Anzeichen für einen (beginnenden) Sonnenbrand. Fühlt sich die Haut hingegen gut an und ist keine Rötung festzustellen, so können Sie die Dauer des Sonnenbades am nächsten Tag verdoppeln. Wird auch diese Dosis gut vertragen, darf die Heliotherapie am dritten Tag auf neun Minuten, am vierten Tag auf 12 Minuten usw. verlängert werden, bis maximal 20 bis 30 Minuten erreicht sind.

Welcher Hauttyp sind Sie?

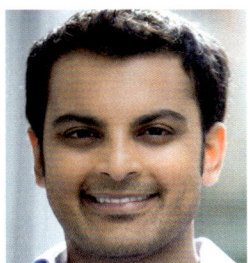

Individuelle Hautempfindlichkeit und Hauttyp spielen selbstverständlich eine große Rolle für die Heliotherapie. Die heute gebräuchlichste Klassifikation wurde 1975 von dem amerikanischen Dermatologen *Thomas Fitzpatrick* entwickelt. So hat der „mediterrane Typ" bräunliche oder olivfarbene Haut – auch in unbesonntem Zustand. Er hat braune Augen, braunes oder schwarzes Haar und keine Sommersprossen. Dieser Hauttyp, dem im deutschen Sprachraum rund acht Prozent der Bevölkerung angehören, erreicht eine schnelle Bräunung. Mediterrane Typen bekommen auch sehr selten einen Sonnenbrand.

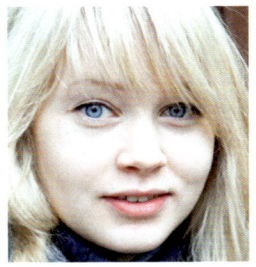

Dem „nordischen Typ" gehören im deutschen Sprachraum etwa zwölf Prozent der Bevölkerung an. Man erkennt ihn an der hellen Hautfarbe, den blonden oder hellbraunen Haaren und den blauen, grauen oder grünen Augen. Er hat oft Sommersprossen und erreicht auch im Hochsommer nur eine langsame, zudem minimale Bräunung. Bei diesem Hauttyp genügen oft schon zehn Minuten in der prallen Sonne, um einen Sonnenbrand zu entwickeln. Noch empfindlicher ist der „keltische Typ", dem jedoch nur zwei Prozent der hiesigen Bevölkerung angehören.

Die meisten Mitteleuropäer, nämlich rund 78 Prozent, sind Mischtypen. Sie haben eine mittlere Hautfarbe, dunkelbraunes oder hellbraunes, manchmal auch blondes oder schwarzes Haar, dazu braune, blaue, grüne oder graue Augen und kaum Sommersprossen. Sie erreichen eine langsame, aber fortschreitende Bräunung. Einen Sonnenbrand bekommen sie recht selten – und nur dann, wenn sie die Regeln für vernünftiges Sonnenbaden missachten.

Eine dieser Regeln lautet: Verwenden Sie grundsätzlich einen Wecker, wenn Sie einen Termin mit der Sonne vereinbart haben. Ein Sonnenbad bedeutet eine Auszeit vom Tagesgeschehen, und es gibt uns die Möglichkeit, den Kopf von Alltagsgedanken zu befreien. Die „goldene halbe Stunde" kann eine Quelle für kreative Gedanken sein! Das klappt aber nur, wenn man nicht ständig auf die Uhr sehen muss, um die Besonnungszeit zu kontrollieren. Es ist also in mehrerlei Hinsicht sinnvoll, eine effektive Zeitkontrolle durchzuführen. Ob Küchenuhr, Smartphone-App oder herkömmlicher Wecker – wichtig ist nur, die Zeit an der Sonne zuverlässig zu begrenzen. Und wenn Sie ein Smartphone verwenden, so schützen Sie es vor direkter Sonnenstrahlung. Es ist nämlich noch empfindlicher als die Haut des keltischen Typs und neigt dazu, schnell zu überhitzen!

Ebenso wichtig: Der Kopf sollte immer mit einer geeigneten Kopfbedeckung geschützt werden! Ein breitkrempiger Strohhut oder ein Sonnenschirm eignen sich dazu. Dagegen wird der übrige Körper möglichst großflächig der Sonne ausgesetzt. Weshalb der Unterschied? Nun, noch vor 50 Jahren wäre kaum jemand auf die Idee gekommen, ohne Kopfbedeckung ins Freie zu gehen. Was aus heutiger Sicht als Modeerscheinung gelten mag, hatte wahrscheinlich einen tieferen Grund, nämlich den effektiven Schutz der „Sonnenterrassen" des Körpers vor zu viel Sonnenstrahlung.

Die anderen Partien unseres Körpers sind in der Regel unterversorgt. Wegen unserer Kleidung lassen wir kaum noch Sonnenlicht an unseren Körper. Nur die freiliegenden Stellen – also Hände, Stirn, Nase und Ohrmuscheln – bekommen immer Sonne ab, wenn wir uns im Freien aufhalten. Deshalb ist es wichtig, sie zu schützen. Und das Tragen eines Hutes ist nicht nur für Babys sinnvoll, sondern für alle Menschen, die sich im Freien aufhalten. Schon *Rollier*, der nahezu 50 Jahre Erfahrung mit der Heliotherapie hatte, hielt eine Kopfbedeckung für unverzichtbar, wenn er Sonnenlicht anwendete.

Sonnenschutzmittel: Nur im Ausnahmefall!

Sonnenschutz ist notwendig. Das führt zu der naheliegenden Frage: Könnte man nicht auch Sonnenschutzmittel verwenden, um bestimmte Partien des Körpers zu schützen? Die Antwort ist: Nur im Notfall. Bei der Heliotherapie dürfen keine Lichtschutzpräparate verwendet werden! Denn sie verhindern genau das, was angestrebt wird: die Bildung von Vitamin D_3 im Körper. (Ein Beispiel: Schon der Lichtschutzfaktor 20 verringert die Vitamin D_3-Bildung um über 99 Prozent!). Außerdem sollte beim Sonnenbaden auf Kosmetika verzichtet werden, zum Beispiel Deodorants, Schminke oder Cremes. Denn diese Präparate enthalten ebenfalls Lichtschutzfaktoren und problematische Chemie.

Die meisten herkömmlichen Sonnenschutzmittel funktionieren mit chemischen Filtern. Diese Substanzen dringen in die Haut ein, fangen die UV-Strahlen ab und wandeln sie um – entweder in Wärme oder in Sauerstoffradikale. Was jedoch kaum bekannt ist: Viele dieser Produkte gefährden die Gesundheit. Einige können Allergien auslösen. Und die meisten wirken auf den Körper wie Hormone! Das kann riskant sein – besonders für Schwangere, stillende Mütter und natürlich Kinder. Forscher der Universität Zürich konnten Rückstände von UV-Filtern in der Muttermilch nachweisen.

Dennoch gibt es Situationen, in denen man abwägen muss: Sonnencreme oder Sonnenbrand? Ein Beispiel: Sie sitzen am ersten Urlaubstag an Deck eines Schiffes, und die Sonne sticht vom Himmel. Hier muss die Entscheidung natürlich gegen den Sonnenbrand ausfallen – das heißt: In derartigen Situationen sind Sonnenschutzmittel sogar Pflicht! Doch wenn Sie Sonnenschutzmittel verwenden müssen: Achten Sie darauf, dass keine Parabene darin enthalten sind. Forschungen deuten darauf hin, dass Parabene über die Haut in den Körper aufgenommen werden und dort krebserregend wirken können. Nicht unbedenklich sind auch Sonnenschutzmittel in Sprayform: Beim Auftragen können kleinste Partikel eingeatmet werden, was zusätzliche Risiken für die Atmungsorgane mit sich bringt.

Den Sonnenschutzmitteln mit chemischen Lichtschutzfiltern steht eine zweite Gruppe gegenüber: Präparate auf mineralischer Grundlage. Sie sind aus medizinischer Sicht die bessere Wahl, denn in ihrer klassischen Zubereitungsform dringen sie nicht in die Haut ein – anders als die chemischen Schutzmittel. Leider hat die Berichterstattung in den Medien dafür gesorgt, dass die mineralischen Sonnencremes keinen guten Ruf haben. Denn sie hinterlassen einen perlmuttartigen Schimmer auf der Haut. Das wird meist als Nachteil dargestellt – dabei ist es eigentlich ein Vorteil. Erinnern Sie sich an die Sage von Siegfried? Ihm wurde zum Verhängnis, dass seine Haut beim Bad im Drachenblut nicht überall benetzt wurde. Ein Lindenblatt auf dem Rücken verhinderte es. Und an genau dieser Stelle war er verwundbar – genau wie Sie, wenn Sie beim Eincremen nicht jeden Quadratzentimeter Ihrer Haut berücksichtigt haben. Bei mineralischen Sonnencremes ist das kaum möglich: Der leichte Schimmer beweist Ihnen, dass Sie keine Stelle ausgelassen haben. Besonders wichtig ist das beim Eincremen von Kindern.

Aber auch bei mineralischen Sonnenschutzmitteln ist seit einigen Jahren Vorsicht geboten. Viele von ihnen werden heute in Nano-Technologie hergestellt, und das bedeutet: Einige ihrer Inhaltsstoffe, zum Beispiel Titandioxid oder Zinkoxid, können unliebsame Eigenschaften entwickeln, obwohl sie an sich harmlos sind. Denn sie sind im Präparat als Nano-Partikel enthalten. Nano-Partikel sind kleinste Teilchen, die wie Spiegel wirken: Sie reflektieren das Sonnenlicht und schützen dadurch die Haut. Aber wegen ihrer winzigen Größe können sie auch in die Haut eindringen und von hier aus in die Blutbahn gelangen. Die Experten streiten noch darüber, was solche Nano-Partikel im Körper anrichten können. Doch wer kein Risiko eingehen will, der sollte Sonnenschutzmittel mit Nanotechnologie meiden.

Erste Untersuchungen zeigen, dass Nano-Zinkoxide Dickdarm- und Stammhirnzellen abtöten. Sie sind im Blut und im Urin nachweisbar, nachdem sie durch die Haut eingedrungen sind. Umweltschutzorganisationen führen weitere Studien an, die Nano-Titandioxide in Zusammenhang bringen mit genetischen Veränderungen, der Alzheimer-Erkrankung, Autismus und Epilepsie. Auch wurde bei Tieren festgestellt, dass Nanopartikel die Plazentaschranke durchdringen und somit den Embryo schädigen können.

Der beste und natürlichste Sonnenschutz wurde schon genannt: Sonnengewöhnung, die richtige Kleidung, ein Hut und ausreichend Schatten. Aber Vorsicht:

Auch im Schatten können Sie im Laufe mehrerer Stunden einen Sonnenbrand bekommen! Dort sind Sie zwar vor direktem Sonnenlicht geschützt, aber das UV-Licht erreicht Sie bei blauem Himmel aus allen Richtungen. Es ist zwar deutlich abgeschwächt, aber trotzdem vorhanden. Ein geschlossenes Blätterdach schützt hier besser als ein einzelner Baum oder Sonnenschirm. Bei Rad- oder Bergtouren sollten Sie alle Hautpartien schützen, die nicht durch Kleidung bedeckt werden können. Cremen Sie Gesicht, Arme und Hände ein, am besten mit einer mineralischen Sonnencreme ohne Nanopartikel und ohne Parabene. Und: Nehmen Sie zum Einkauf eine Lupe mit, damit Sie die zumeist kleinstgedruckten Inhaltsangaben auch lesen können.

Achtung: Sonnenbaden und Medikamente

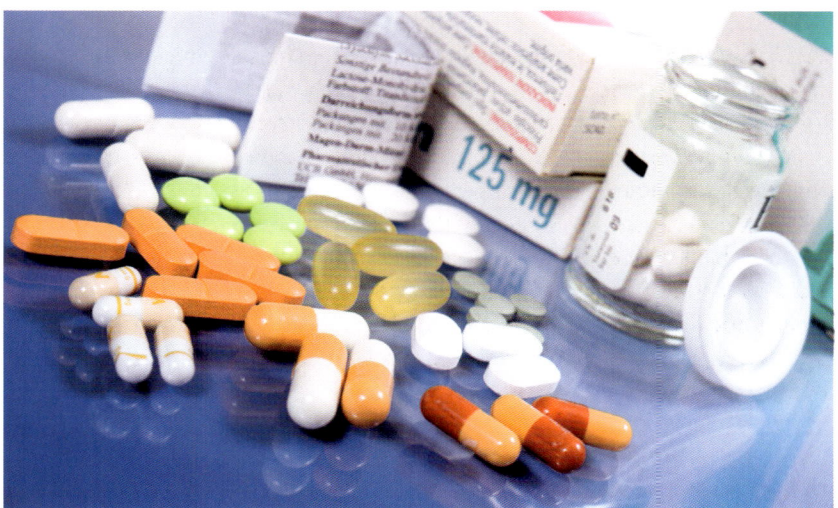

Eine Reihe gängiger Medikamente erhöhen die Lichtempfindlichkeit Ihres Organismus, besonders die der Haut und der Augen. In diesem Fall können die physiologischen Lichtschutz-Reaktionen nicht normal ablaufen. Sie müssen daher besondere Vorsichtsmaßnahmen treffen. Unter Umständen müssen Sie sogar vollständig auf Heliotherapie verzichten, etwa während einer Chemotherapie oder Bestrahlungstherapie. Zu den genannten Medikamenten zählen unter anderem Antibiotika, Antidepressiva, Antidiabetika, Antihistaminika,

Diuretika („Wassertabletten"), Neuroleptika, nichtsteroidale Antirheumatika, Parasitenmittel, Chemotherapeutika, Zytostatika und Johanniskraut. Die Liste ist sehr lang; lesen Sie daher aufmerksam die Packungsbeilagen, wenn Sie Medikamente einnehmen müssen!

Wenn Sie Hormonpräparate einnehmen, ist ebenfalls Vorsicht geboten. Denn so gut wie alle Steroidhormone (Cortisol, Kortison, Östrogene, Gestagene usw.) können durch UV-Licht zerstört werden. Diese Medikamenten-Inhaltsstoffe zirkulieren in der Blutbahn und kommen ca. 0,1 mm unter der Hautoberfläche mit der UV-Strahlung in Kontakt, wo sie abgebaut werden. Zu den Hormonpräparaten zählen hormonelle Kontrazeptiva, blutdrucksenkende Medikamente usw. Achtung: Frauen, die sich einen Sonnenbrand zugezogen haben, sollten sich auf die Wirkung der Antibaby-Pille nicht mehr verlassen!

Vor und nach dem Sonnenbad

Sonnenbäder führen zum Schwitzen, also zu Wasserverlust. Außerdem wird die Haut aktiviert, was zu einer verstärkten Durchblutung führt. In jedem Fall muss der Körper vermehrt Flüssigkeit bereitstellen. Trinken Sie daher vor und nach dem Sonnenbad genügend Wasser. Falls Sie sogenannte „isotonische" Getränke vorziehen, beachten Sie: Diese enthalten nicht nur Mineralien, sondern auch vermehrt Kohlenhydrate. Sie sind daher nicht immer gut für die schlanke Linie. Ansonsten: Vermeiden Sie schnelles Aufstehen nach dem Sonnenbad. Verzichten Sie auch auf die Aufnahme von Speisen und kalten Getränken vor, während und unmittelbar nach der Heliotherapie. Andernfalls kommt es zu vermehrter Durchblutung im Magen-Darm-Trakt, und es entsteht ein relativer Blutmangel in anderen Organen – insbesondere in der Haut.

Die Haut sollte in jeder Hinsicht fit gemacht werden für das Sonnenbaden. Dazu kann es nötig sein, die Körperpflege-Gewohnheiten zu überdenken. Wir finden es heute normal, täglich Duschgels, Seifen und Shampoos zu verwenden. Das war nicht immer so, und es hat Nachteile: Alle diese Präparate wirken stark entfettend. Dadurch wird die Haut ausgelaugt – und aus demselben Grund kann die Vitamin D3-Bildung gestört werden! Setzen Sie deshalb solche Mittel so sparsam wie möglich ein. Ihre Haut und Ihr Geldbeutel werden es Ihnen danken. Je weniger Sie Ihre Haut entfetten, desto weniger Creme werden Sie auch für die Hautpflege nach dem Waschen benötigen! Und denken Sie daran: Alles, was Sie nicht essen würden, sollten Sie besser auch nicht an Ihre Haut lassen.

Künstliche Besonnung

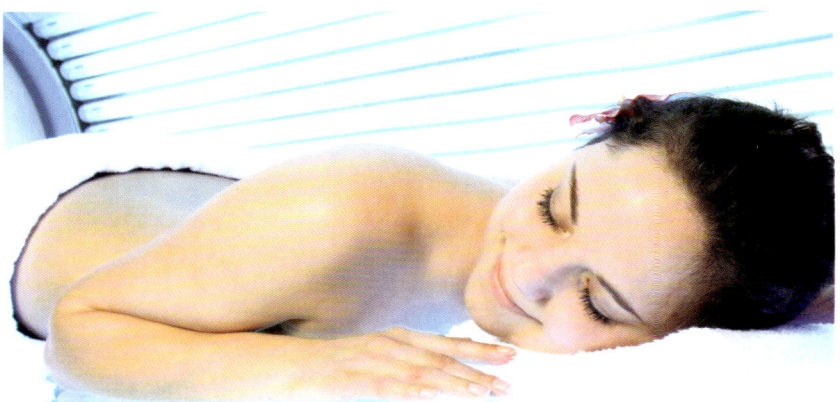

Viele Sommer in unseren Breitengraden verlaufen anders, als man es sich für eine regelmäßige Heliotherapie wünschen würde. Die Sonne ist zwar die beste Ärztin, aber es ist oft schwer, einen Termin bei ihr zu bekommen. Das musste schon Niels Finsen feststellen, der 1903 den Medizin-Nobelpreis für seine Lichttherapie gegen Hauttuberkulose erhalten hatte: Er fand in Kopenhagen nur knapp 30 Tage im Jahr, die für Heliotherapie geeignet waren. Vor allem deshalb ging er bald daran, zu erforschen, ob die Lichtmedizin auch mit künstlichen Lichtquellen funktioniert.

Man muss nicht nach Kopenhagen fahren, um auf derartige Schwierigkeiten zu stoßen. Auch in Deutschland kann es passieren, dass zwischen März und September die Sonne zur optimalen Zeit, also zwischen 11 und 14 Uhr, nur gelegentlich scheint. Außerdem: Viele von uns müssen dieses wertvolle Zeitfester in geschlossenen Räumen verbringen. Deshalb hat auch die künstliche Besonnung ihre Daseinsberechtigung – entgegen der aktuellen Meinung der Medien und Krebsgesellschaften! Medizinische Solarien und moderne Bräunungsgeräte können einem Sonnenlichtmangel entgegenwirken, wenn sie vernünftig genutzt werden. Es gibt mittlerweile eine Reihe von wissenschaftlichen Studien, die zeigen, dass selbst kosmetische Solarien einen Vitamin D-Mangel effektiv beheben können. Insofern spricht nichts dagegen, die Vorteile der künstlichen Besonnung zu nutzen: Erstens sind Sie vollkommen unabhängig vom Wetter, und zweitens können Sie genau dosieren, wie viel Licht Sie Ihrer Haut zuführen.

Lassen Sie Ihren Vitamin D3-Wert regelmäßig prüfen

Zwei gute Gründe sprechen für die Bestimmung des Vitamin D$_3$-Spiegels im Blut: Es werden eventuelle Mangelzustände aufgedeckt, und der Effekt der Heliotherapie wird sichtbar. Die Erstdiagnose kann jederzeit erfolgen; danach sollte zweimal pro Jahr getestet werden. Die besten Zeitpunkte dafür sind Februar und Oktober: Der Februar-Wert zeigt an, ob in den Wintermonaten ein Mangel entstanden ist. Der Oktober-Wert gibt Auskunft, ob die Sonnenexposition im Sommer ausreichend war, um genügend Vitamin D$_3$ zu speichern, oder ob eine Ergänzung sinnvoll ist: durch künstliche Besonnung oder durch Vitamin D$_3$-Präparate.

Achtung: Wenn Sie Ihren Vitamin D$_3$-Spiegel bestimmen lassen, sollten Sie einer Verwechslung vorbeugen. Es gibt nämlich zwei verschiedene Blutwerte, die mit Vitamin D3 zu tun haben: Der erste gibt an, wie viel *25-(OH)-Vitamin D$_3$* im Blut enthalten ist; der zweite dagegen bezeichnet den Gehalt an *1,25-(OH)2-Vitamin D3*. Beide Werte können ermittelt werden – aber aussagekräftig ist nur der erstgenannte Wert! Bitten Sie deshalb Ihren Arzt ausdrücklich darum, Ihr Blut auf *25-(OH)-Vitamin D3* untersuchen zu lassen. Und für das Ergebnis gilt: Wenn Ihr Wert zwischen 30 und 100 ng/ml (Nanogramm pro Milliliter) liegt, sind Sie im „grünen Bereich". Optimal ist ein Wert von 40 bis 60 ng/ml. Aber Vorsicht, auch hier besteht Verwechslungsgefahr! Denn manchmal ist dieser Wert nicht in der Maßeinheit „ng/ml" angegeben, sondern in „µg/l" (Mikrogramm pro Liter) oder auch in „nmol/l" (Nanomol pro Liter). Im ersten Fall ändert sich nichts: „µg/l" ist identisch mit „ng/ml". Aber wenn Ihr Ergebnis in „nmol/l" vorliegt, müssen Sie es anders interpretieren: Jetzt liegt der „grüne Bereich" zwischen 75 und 250 nmol/l und der optimale Wert zwischen 100 und 150 nmol/l.

Ein wenig Hintergrund-Information für näher Interessierte: Vitamin D_3 wird vor allem über die Haut gebildet. Die Vitamin-Vorstufen gelangen aus der Haut in die Blutbahn und werden in der Leber in *25-(OH)-Vitamin D_3* umgewandelt. Diese Speicherform weist eine Halbwertzeit von 30 bis 60 Tagen auf – mit anderen Worten: Spätestens nach 60 Tagen ist *25-(OH)-Vitamin D_3* auf die Hälfte des Ausgangswertes abgesunken. Anders verhält es sich bei *1,25-(OH)2-Vitamin D_3*: Dieses Hormon ist das eigentlich wirksame Vitamin D_3; es wird in der Niere und in zahlreichen Körpergeweben hergestellt. Seine Halbwertzeit beträgt nur ein bis zwei Tage, und ein eventueller Überschuss im Blut wird von der Niere in unwirksame Verbindungen umgewandelt. Deshalb erlaubt der Blutwert für *1,25-(OH)2-Vitamin D_3* keine zuverlässige Aussage über den Vitamin D_3-Speicherzustand des Körpers.

Und noch einmal zurück zur Praxis: Die Februar-Blutanalyse zeigt meistens einen erheblichen Mangel an *25-(OH)-Vitamin D_3*. Wenn also Ihr Sommerurlaub Anfang August zu Ende war, kann es günstig sein, ab Oktober alle zwei Wochen ein Solarium zu nutzen oder sich Vitamin D_3 über Nahrungs-Ergänzungsmittel zuzuführen. Die meisten Nahrungsmittel enthalten nämlich zu wenig Vitamin D_3, um eine optimale Versorgung zu gewährleisten.

Text: Alexander Wunsch

Das sagen Ärzte, Lichtforscher und Therapeuten über die Sonne

„Was würde passieren, wenn eine Arzneimittelfirma eine Tablette auf den Markt brächte, die gleichzeitig das Risiko für Krebs, Herzinfarkt, Schlaganfall, Multiple Sklerose, Osteoporose, Winterdepression und verschiedene Autoimmunerkrankungen senken würde?
Ein Medizinzirkus käme in Gang, wie ihn die Welt bei keinem medizinischen Durchbruch erlebt hat! Von den seriösesten Zeitungen würden uns Schlagzeilen entgegenspringen wie „Wunderpille wird Millionen Menschenleben retten" und „Wunderdroge läutet neues Zeitalter in der Medizin ein".
Man würde die Fernsehprogramme ändern und die Zuschauer über die Neuentdeckung auf dem Laufenden halten…
Haben sie es schon erraten? Es gibt tatsächlich ein solches Heilmittel, allerdings nicht in Tablettenform. Es ist die Sonne."

Prof. Dr. Michael F. Holick, Autor des Buches „Schützendes Sonnenlicht"

„Sonnenmangel führt vermehrt zu Reizbarkeit, Mattigkeit, Krankheit, Schlaflosigkeit, Depression, zu Alkoholmissbrauch und Selbstmord."

Jacob Liberman, Arzt und Lichttherapeut

„Wasser wirkt Wunder,
Luft vermag noch mehr,
am wirksamsten aber ist das Licht."

Arnold Rikli, genannt der Sonnendoktor

„Wo die Sonne nicht hinkommt, ist der Doktor nicht fern."

Italienisches Sprichwort

„Ein jedes Geschöpf hat ein umso vollkommeneres Leben,
je mehr es den Einfluss des Lichtes genießt."

Christoph Wilhelm Hufeland, Leibarzt von Goethe

„Licht ist der Ursprung allen seins. Ohne Licht gäbe es keine
Luft, kein Wasser, keine Pflanzen, keine Tiere, keine Menschen.
Es gäbe keine Erde, kein Sonnensystem, kein Universum. Ohne
Licht könnte nichts existieren. Führende Wissenschaftler dieses
Jahrhunderts, zum Beispiel Einstein und Max Planck, sind sich
darin einig, dass der Ursprung allen seins geistiger und nicht
materieller Natur ist. Die Materie ist ein verdichteter Energie-
zustand, der belebt wird durch die Quintessenz des Lichtes"

John Ott, Lichtforscher

„Der Einfluss des Lichtes auf die Moral des Menschen ist sehr
mächtig. Den Traurigen und Schwachen wird der Arzt die
Sonne verschreiben. Sonne in Verbindung mit leichten körperlichen Übungen, bringt den verlorengegangenen Lebensmut
zurück. Die Reichen Englands und Deutschlands fahren nach
Italien oder in den Süden Frankreichs, um die Gemütskrank-
heit namens Melancholie zu kurieren oder um zumindest eine
Zeitlang der Monotonie eines fast gleichbleibend trüben
Wetters zu entkommen."

J. F. Cauvin, Arzt (Zitat von 1815)

„Sonnenlicht ist mit Sicherheit eine Energie- und Lebensquelle und beeinflusst jedes System unseres Körpers. Mit Sicherheit spielen auch andere Faktoren bei den Krankheiten eine Rolle. Aber Sonnenlichtmangel hat einen deutlich nachweisbaren Effekt und darf als wichtiger Faktor nicht übersehen werden.“

Dr. Zane R. Kime, Arzt und Autor des Buches Sonnenlicht und Gesundheit

„Die Häufigkeit zahlreicher Krebs-Erkrankungen in den verschiedenen Ländern der Welt, ist abhängig von der Sonneneinstrahlung. Je mehr die Sonne in einem Land scheint, desto weniger Krebsfälle finden sich dort. Sowohl die Entstehung als auch der Verlauf der Erkrankung werden durch die Wirkung der UV-Strahlung des Sonnenlichtes positiv beeinflusst.“

Prof. Dr. med. Jörg Spitz, Autor des Buches „Krebszellen mögen keine Sonne“

„Die erste Voraussetzung für Gesundheit, ist Ordnung im Zellsystem. Diese Ordnung wird von der Energie der Sonne übertragen und gesteuert... Fehlen – wie bei herkömmlichen Kunstlicht – die richtigen Lichtinformationen, entsteht „Unordnung“ im Zellsystem, die Vitalität lässt nach, der Körper wird krank. Richtiges Licht ist noch vor gesunder Nahrung und ausreichender Bewegung die Voraussetzung für Gesundheit und Leistungsfähigkeit.“

Dr. med. Bodo Köhler, Autor des Buches Licht schenkt Leben

„Zur Erlangung einer optimalen körperlichen und geistigen Gesundheit, müssen wir aus unseren städtischen Höhlen kriechen und mehr Zeit im Licht des Tages verbringen."

Jo Robinson, Melatoninforscher

„Die Sonnentherapie ist uralt. Schon in der Antike wurde sie mit Erfolg praktiziert. Auch Hippokrates empfahl das tägliche Sonnenbaden. Der wirkliche Vitamin-D-Bedarf wird immer noch unterschätzt. Wir müssen uns an dem Niveau orientieren, das Naturvölker in den Tropen erreichen. Nur so lässt sich die Gesundheit dauerhaft erreichen."

Dr. med. Raimund von Helden

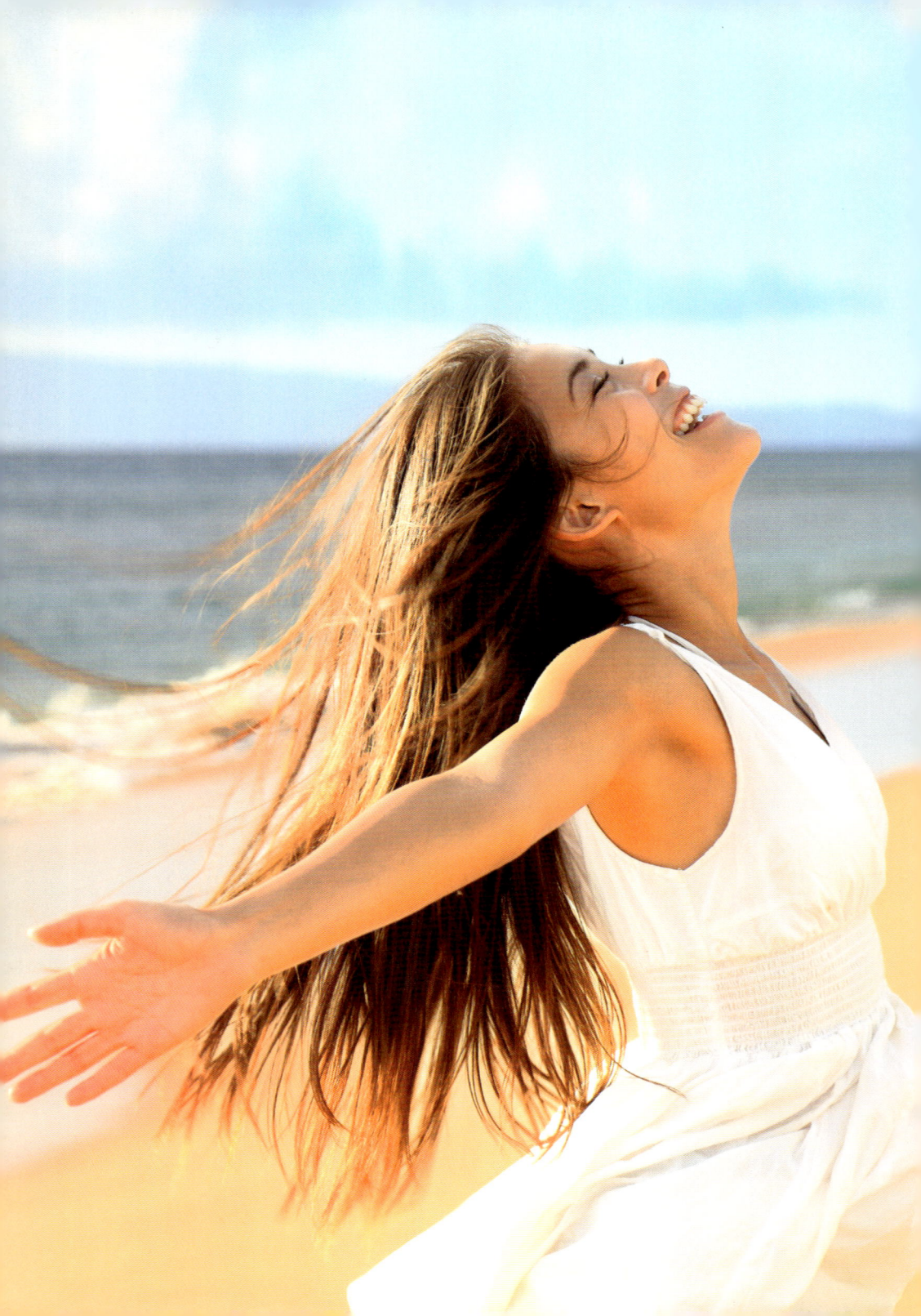

Vitamin D –
das Sonnenhormon

Vitamin D ist ein Hormon.
Ein Mangel daran kann katastrophale Folgen haben.

William Davis

Im Gegensatz zu unseren Vorfahren bekommen wir heute kaum noch Sonnenlicht ab. Noch vor 150 Jahren arbeiteten rund 80 Prozent der Bevölkerung in der Landwirtschaft. Heute schuften rund 90 % der Angestellten in geschlossenen Räumen. Das hat fatale Folgen.

Nur durch die UVB-Strahlung der Sonne können wir körpereigenes Vitamin D bilden. So verwundert es nicht, dass über 80 Prozent der Bevölkerung - vor allem in den Wintermonaten - unter einem Vitamin-D-Mangel leiden.

Ein hoher Vitamin-D-Spiegel im Blut kann viele Krankheiten verhindern. Lesen Sie in diesem Kapitel, wie Vitamin D Ihre Gesundheit enorm verbessern kann. Im Sommer sogar völlig kostenlos, im Winter für ein paar Cent pro Tag.

Inzwischen gibt es international über 4.000 wissenschaftliche Studien, die die Wirksamkeit von Vitamin D₃ unter Beweis stellen. Nahm man früher an, Vitamin D sei nur für die Knochen von Bedeutung, ist man heute diesbezüglich wesentlich schlauer. Nahezu jedes Organ hat Rezeptoren für Vitamin D. Das bedeutet: Fast jedes Organ benötigt das Sonnenvitamin. Es schützt Herz und Gefäße, wirkt präventiv und therapeutisch bei Krebs, ist von großer Bedeutung für unser Immunsystem, schützt vor Diabetes, neurologischen Erkrankungen, Autoimmun- und vielen weiteren Zivilisationskrankheiten. Vitamin D₃ ist ein wichtiger Schlüssel für Gesundheit und Langlebigkeit!

Genau genommen ist Vitamin D kein Vitamin. Besser wäre es, von einem Hormon mit vitaminähnlichen Eigenschaften zu sprechen. Vitamine sind als lebensnotwendige Substanzen definiert, die der Körper selbst nicht bilden kann und die deshalb mit der Nahrung zugeführt werden müssen. Vitamin D wird jedoch mit Hilfe des Sonnenlichts in der Haut gebildet, weshalb die Bezeichnung Vitamin verfehlt ist.

Die Bezeichnung Vitamin D geht auf Elmer Mc Collum zurück, der 1922 die antirachitische Wirkung dieser Substanzen nachgewiesen hat. Er nannte sie einfach Vitamin D, nachdem die Bezeichnungen Vitamin A, B und C vergeben waren. Der Bedarf an Vitamin D kann in den Sommermonaten einfach über regelmäßiges Sonnenbaden gedeckt werden. Wenn es an Sonne fehlt, auch über UV-Strahler (Solarien mit UV-B-Anteil) oder Nahrungsergänzungsmittel. Der Vitamin-D-Gehalt der Nahrung ist in der Regel viel zu gering, als dass auch nur ein nennenswerter Beitrag zur Versorgung geleistet werden könnte.

Bildung und Stoffwechsel von Vitamin D

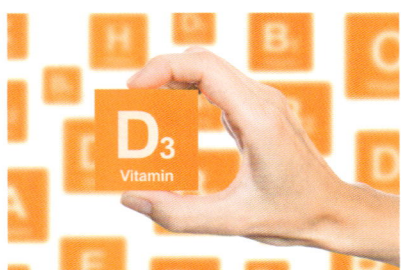

Die Bildung von Vitamin D beginnt mit Cholesterin, das der Körper in ausreichendem Maße selbst herstellt und das nicht mit tierischer Nahrung zugeführt werden muss. Cholesterin wird vor allem in der Leber in Provitamin D₃ umgewandelt, das in den unteren Zellschichten der Oberhaut angereichert wird. Bei UVB-Bestrahlung der Haut wird eine photochemische Reaktion ausgelöst, wodurch Provitamin D_3 in Prävitamin D_3 umgewandelt wird. Dies erfordert Wellenlängen zwischen 280 und 310 Nanometer (nm) mit einem Wirkungsmaximum bei 295 nm. Prävitamin D_3 diffundiert allmählich in tiefere Hautschichten und wird schließlich über die Blutgefäße der Lederhaut abtransportiert. Die ersten Minuten der UVB-Bestrahlung sind die wirksamsten. Mit zunehmender Dauer der Bestrahlung geht die Vitamin-D-Produktivität der Haut zurück, bis schließlich kein weiteres Prävitamin D mehr gebildet werden kann. **Es kommt also auf das regelmäßige und vernünftige, nicht auf das lange Sonnenbaden an.**

Prävitamin D_3 wird in *Cholecalciferol* umgewandelt, das eigentliche, aber biologisch inaktive Vitamin D. Diese Umwandlung ist nach einem Tag zur Hälfte und nach etwa vier Tagen vollständig erfolgt.

Wichtig ist die Unterscheidung zwischen dem inaktiven 25-Vitamin-D (Calcidiol), das gespeichert wird und im Blut kreist, sowie dem im Nierengewebe aktivierten Hormon 1,25-Vitamin-D (Calcitriol). Dieses gelangt ebenfalls in den Blutkreislauf und von dort überall in den Körper. An den Rezeptoren der Zellen im Zielgewebe dockt 1,25-Vitamin-D an, wird in die Zelle eingeschleust oder löst von außen Signalkaskaden aus, wodurch die Aktivität der Zelle gesteuert wird.

Mittlerweile sind 37 Gewebetypen identifiziert, die über spezifische Rezeptoren für 1,25-Vitamin-D verfügen und von diesem Hormon abhängig sind, um störungsfrei zu funktionieren: Knochen, Knorpel, Nieren, Nebenschilddrüsen, die Schleimhäute des Dünn- und Dickdarms, Bauchspeicheldrüse, Prostata, Brustdrüsen, Eierstöcke, Plazenta, Gefäßwände, Muskulatur, Haut, Leber, Abwehrzellen, Nervenzellen (auch im Gehirn).

Inzwischen sind **mehr als tausend Gene** in diesen 37 Gewebetypen bekannt, **die durch Vitamin-D aktiviert werden**. Dadurch wird zum Beispiel die Entwicklung und der Stoffwechsel der Zellen gesteuert, auch die Zellteilung, und bei geschädigten und entarteten Zellen wird der Zelltod (Apoptose) ausgelöst, damit sich diese Zellen nicht vermehren und Schäden am Erbgut weitergeben. Das ist für die **Vermeidung von Krebserkrankungen** von großer Bedeutung. Folglich ist also der gesamte Körper von einer ausreichenden Versorgung mit Vitamin D abhängig.

**Zur hautschonenden *Maximierung der Vitamin-D-Bildung*
sind folgende Grundsätze zu beachten:**

- Besonnung einer möglichst großen Hautfläche. Ideal ist die Ganzkörperbestrahlung auf der Bauch- und Rückenseite. Die Haut des Rückens vermag das meiste Vitamin D pro Fläche zu bilden. Die Besonnung des ganzen Körpers verspricht die Bildung des zehn- bis zwanzigfachen an Vitamin D, als wenn nur Gesicht und Hände der Sonne ausgesetzt werden.

- Die Mittagszeit zum Sonnenbaden nutzen. Erst ab einem Sonnenstand von 45 ° (im Flachland und bei normaler atmosphärischer Trübung) werden nennenswerte Mengen an Vitamin D gebildet. Je höher der Sonnenstand, je klarer die Luft und je höher der Standort über dem Meeresspiegel, desto höher ist die UVB-Intensität der Sonnenstrahlung.

- Jeden sonnigen Tag zum Sonnenbaden nutzen. Häufige UVB-Bestrahlung ist wirksamer als seltene, lange Besonnung von gleicher Gesamtdauer.

- Keine herkömmlichen Sonnenschutzmittel verwenden, weil diese die Vitamin-D-Bildung praktisch verhindern. Eine Ausnahme bildet hier der Sonnenschutz der Firma Eco. Dieser ist mineralisch, frei von Nanoteilchen, Paraffinen, Silikonen und Erdölprodukten. Ganz bewusst verzichtet man bei Eco auf das bedenkliche Zinkoxid. Das gesetzlich vorgeschriebene, aber ungefährliche Titandioxid (keine Nanotechnik) ist mit dem Halbedelstein Korund ummantelt. Die Fähigkeit, UV-Strahlen zu reflektieren, ist rund 500 Prozent höher als bei dem üblichen Verfahren mit einer Siliciumdioxid-Ummantelung des Titans. Da bei der Eco-Sonnencreme die mineralischen Bestandteile nicht als Nanopartikel vorliegen, gibt es auf der Haut immer winzige Bereiche, die nicht mit Mineralien bedeckt sind. Das genügt bereits für die körpereigene Produktion von D_3.

Der Vitamin-D-Gehalt der Nahrung

Vitamin D kann auch über die Nahrung zugeführt werden, allerdings nur in sehr geringen Mengen. Vitamin D$_3$ (Cholecalciferol) befindet sich in einigen tierischen Nahrungsmitteln, während in Pflanzen Ergosterol vorkommt, eine Vorstufe des Vitamin D$_2$ (Ergocalciferol). Beide Vitamine wirken beim Menschen in gleicher Weise und werden in die aktiven Formen des Vitamin D umgewandelt. Die Vitamin-D-Zufuhr über die Nahrung ist gewöhnlich nur äußerst gering und leistet damit lediglich einen vernachlässigbaren Beitrag zur Versorgung. Nur wenige Nahrungsmittel enthalten nennenswerte Mengen. Vergleichsweise hoch ist Vitamin-D-Gehalt in rohem fettreichen Fisch. Lachs aus Aquafarmen enthält jedoch nur ein Viertel dessen, was seine wildlebenden Artgenossen aufweisen.

Beim Kochen, Grillen und Braten wird normalerweise mehr als die Hälfte des Vitamins zerstört, mitunter können sogar bis zu 95 Prozent des Vitamins verloren gehen. Mit gebratenem Fisch kann also nicht der wünschenswerte Bedarf gedeckt werden, selbst dann nicht, wenn gebratener Fisch kiloweise gegessen wird. Nicht zu empfehlen ist der Verzehr rohen Fisches, der zwar recht viel Vitamin D enthält, nicht selten aber auch Fadenwürmer und andere Parasiten. Und von rohem Fisch müssten täglich ein halbes bis zwei Kilogramm gegessen werden, um ausreichend Vitamin D zu erhalten. So viel Fisch geben die Weltmeere wahrlich nicht her. Außerdem ist Fisch häufig stark mit Umweltgiften belastet und schon aus diesem Grunde nicht zu empfehlen.

Sehr reich an Vitamin D ist Lebertran, ein Öl, das aus der Leber von Kabeljau (Dorsch) und Schellfisch gewonnen wird. Der in der Relation viel zu hohe Vitamin-A-Gehalt in Lebertran verschlechtert jedoch die Aufnahme und Verwertung von Vitamin D. Bei reichlichem Verzehr besteht die Gefahr einer Vitamin-A-Vergiftung. Eine Vitamin-A-Aufnahme von täglich drei Milligramm (mg) kann bei Schwangeren über eine längere Zeit fruchtschädigend wirken – eine Menge, die in 12 Gramm (1 Esslöffel) Lebertran enthalten ist. Bei Erwachsenen wurden lebertoxische Effekte mit Todesfolge bei einer langjährigen Vitamin-A-Aufnahme von täglich 7,5 mg beschrieben (30 Gramm bzw. 2,5 Esslöffel Lebertran).

Früher war das Verhältnis von Vitamin D zu Vitamin A besser, was an der fehlenden Verarbeitung gelegen haben dürfte: Lebertran musste damals gelöffelt werden, was wegen seines widerlichen Geschmacks viel Überwindung kostete. Was damals als Notmaßnahme zur Überwindung eines extremen Vitamin-D-Mangels und zur Rachitis-Prophylaxe gerechtfertigt war, ist es heute nicht mehr aufgrund des geringeren Vitamin-D-Gehalts der Lebertran-Kapseln und der besseren Alternativen (künstliche UV-Bestrahlung im Winter, Nahrungsergänzungsmittel).

Bei den als Arzneimittel zugelassenen Fischölkapseln werden übrigens Vitamin D und Vitamin A entfernt, um jedes Vergiftungsrisiko auszuschließen.

Der Vitamin-D-Gehalt in Lebensmitteln ist minimal:

Vitamin D	Gehalt µg/100 g	Vitamin D	Gehalt µg/100 g
Hühnerei	2	Hering	27
Käse	1	Lachs	22
Butter	1	Aal	22
Margarine	1	Sardine	10
Fleisch	0	Forelle	7
Rinderleber	2	Thunfisch	6
Schweineleber	1	Kabeljau	1
Avocado	5	Makrele	1
Champignon	2	Lebertran	300

Quelle: Bundeslebensmittelschlüssel

Der Vitamin-D-Gehalt von Milch, Käse und Butter hängt davon ab, ob die Milchkühe auf der Weide leben und bei Sonne Vitamin D bilden, oder ob sie im Stall stehen und an der Vitamin-D-Synthese gehindert werden. Gerade im Winter, wenn der Vitamin-D-Bedarf hoch ist, enthalten Milch und Molkereierzeugnisse lediglich Spuren an Vitamin D und leisten damit praktisch keinen Beitrag zur Versorgung.

Pflanzen enthalten bis auf wenige Ausnahmen kaum Ergocalciferol (Vitamin D) und Ergosterol (Provitamin D). Einen etwas höheren Vitamin-D-Gehalt weist

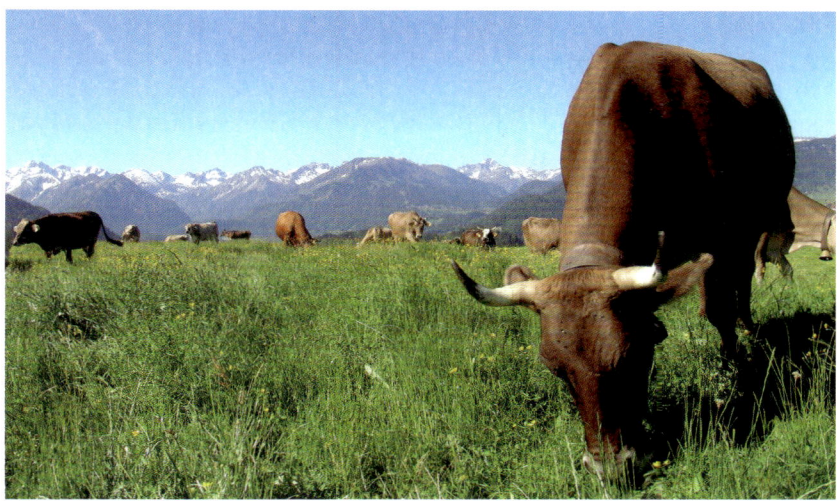

Auch in Milchprodukten sind nur Spuren von Vitamin D enthalten.

die Avocado auf, eine Ölfrucht aus den Tropen. Eine Avocado mit 200 Gramm Fruchtfleisch liefert die gleiche Menge an Vitamin D (10 µg) wie ein Teelöffel Lebertran (drei Gramm), und das bei besserer Verfügbarkeit (kein Vitamin A, das die Vitamin-D-Aufnahme beeinträchtigt). Einer anderen Quelle zufolge ist der Vitamin-D-Gehalt von Avocados doppelt so hoch wie in der Tabelle ausgewiesen. Der tägliche Verzehr einer Avocado kann lediglich einen minimalen Beitrag zur Versorgung leisten, aber nicht den Bedarf decken: Im Winter werden jedoch so die Reserven geschont und der Vitamin-D-Spiegel fällt langsamer.

Champignons haben zwar eine hohe Vitamin-D-Dichte, doch angesichts des hohen Puringehalts würde man sich bei reichlichem Verzehr der Gefahr aussetzen, früher oder später unter erhöhtem Harnsäurespiegel zu leiden, was letztlich zu Gicht, aber auch zu Nierenschäden führen kann.

Zusammenfassend ist festzustellen: Die Nahrung enthält in der Regel allenfalls Spuren von Vitamin D. Lediglich Avocado und schonend zubereiteter Fisch enthalten nennenswerte Mengen. Selbst wenn diese Nahrungsmittel täglich verzehrt werden, kann nur ein kleiner Teil der wünschenswerten Zufuhr erreicht werden.

Einer der führenden Rachitis-Experten der USA, Edwards A. Park (1877-1969), stellte hierzu fest: *„Es mag zwar sein, dass die Ernährung gelegentlich ausreichende Mengen an Vitamin D liefert, in der Regel enthält sie jedoch so gut wie nichts davon. Die einzig vernünftige Einstellung ist, davon auszugehen, dass unsere Nahrung völlig frei von Vitamin D ist."* Der Bedarf muss also mit Hilfe des Sonnenlichts gedeckt werden.

Um eine bessere Vitamin-D-Versorgung zu erreichen, ist man in vielen Ländern dazu übergegangen, Nahrungsmitteln Vitamin D zuzugeben. In Deutschland werden Margarine und Babykost mit Vitamin D angereichert. Die Vitamin-D-Anreicherung bei Margarine ist auf 2,5 µg/100g (100 IE/100 g) begrenzt – ein Wert, der dem Vitamin-D-Gehalt von Butter entspricht. Ist dieser Gehalt wirklich erreicht, so kann dennoch kein nennenswerter Beitrag zur Vitamin-D-Versorgung geleistet werden, selbst wenn viel Margarine gegessen wird. Zudem ist Margarine ein künstlich gehärtetes Fett und ernährungsphysiologisch umstritten.

In den USA werden auch Milch und Käse, Müsli und Brot mit Vitamin D angereichert. Doch die Anreicherung mit einem Mikrogramm/100 ml Milch ist bedeutungslos, gemessen am Bedarf. Überprüfungen ergaben, dass die meisten der angereicherten Milchsorten weniger als 0,2 µg enthielten und die Hälfte gar nur 0,1 µg – zu wenig, um einen nennenswerten Beitrag zur Versorgung zu leisten. Zur Deckung des Mindestbedarfs wären demnach täglich 25 Liter dieser „angereicherten" Milch notwendig. Um den wünschenswerten Bedarf zu decken, wäre ein täglicher Konsum von 100 Litern erforderlich. 14 Prozent der Proben mit vermeintlich angereicherter Milch waren sogar gänzlich frei von Vitamin D.

Die Vitamin-D-Versorgung von Säuglingen hängt vom Vitamin-D-Status der Mutter ab. Da sich die meisten Mütter zu wenig sonnen und ohne Reserven in den Winter gehen, haben sie meist einen zu geringen Vitamin-D-Spiegel und somit enthält auch die Muttermilch in der Regel zu wenig Vitamin D. Abhilfe bietet regelmäßiges Sonnenbaden, am besten gleich mit dem Säugling zusammen, natürlich ohne es dabei zu übertreiben. Denn mit Sonnenbaden kann der Vitamin-D-Spiegel des Säuglings schneller und nachhaltiger angehoben werden als über die Milch. Im Winter müssen Nahrungsergänzungsmittel eingenommen werden, um den Mangel zu beheben.

Die Ermittlung des Vitamin-D-Status im Blut

Das biologisch inaktive Vitamin D (Cholecalciferol) eignet sich nicht zur Bestimmung des Vitamin-D-Status, weil dieser mit jedem Sonnenbad und der Einnahme von Vitamin-D-Präparaten für einige Stunden und Tage stark beeinflusst wird. Anders verhält es sich mit der Speicherform, dem 25-Vitamin-D (Calcidiol), weil dessen Konzentration im Blut wenig durch die momentane Vitamin-D-Versorgung beeinflusst wird und deshalb kurzfristig wenig schwankt. Daher empfiehlt es sich, zur Bestimmung des Vitamin-D-Status allein diesen aussagekräftigen 25-Vitamin-D-Spiegel als Wert heranzuziehen. Er wird üblicherweise angegeben in Nanogramm pro Milliliter (ng/ml) oder Mikrogramm pro Liter (µg/l).

Deckung des Vitamin-D-Bedarfs über die Sonne

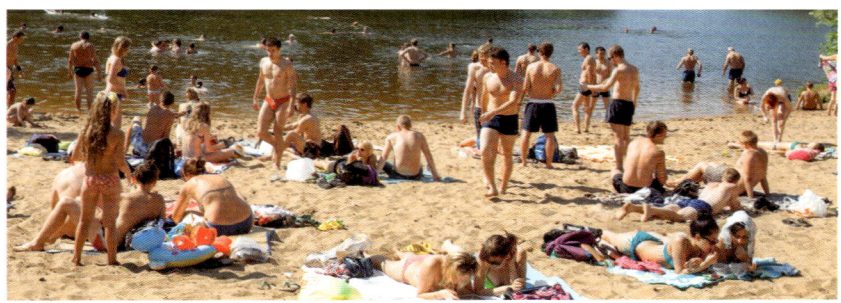

Der Bedarf an Vitamin D ist weitaus höher als bisher angenommen. Notwendig ist mindestens ein Vitamin-D-Spiegel von 30 µg/l, um eine gute Kalzium- und Magnesiumaufnahme im Darm zu bewirken und damit Osteoporose auch im Alter zu vermeiden. Doch dies genügt nicht. **Erstrebenswert für die Erhaltung einer optimalen Gesundheit ist vielmehr ein Vitamin-D-Spiegel von mindestens 40 µg/l, ja sogar von über 50 µg/l.** Erst ab diesem Niveau werden die Gewebe mit dem hormonaktiven Vitamin D gesättigt, was die optimale Versorgung mit diesem wichtigen Hormon gewährleistet.

Doch um diesen hohen Vitamin-D-Spiegel zu erreichen und zu halten, müssen schlanke Erwachsene mittels UVB-Bestrahlung täglich mindestens 100 µg Vitamin D bilden oder sich ein gutes Nahrungsergänzungsmittel zuführen. Denn über die herkömmliche Nahrung ist eine solch hohe Zufuhr praktisch unmöglich. Schließlich isst niemand kiloweise rohen Fisch.

Die wünschenswerten 100 µg Vitamin D entsprechen 4.000 Internationalen Einheiten (Umrechnungsfaktor 40 : 100 µg = 4.000 IE). Nur bei dieser Zufuhr lässt sich ein optimaler Vitamin-D-Spiegel von über 40 bzw. 50 µg/l erreichen. Kinder und Jugendliche brauchen je nach Körpergewicht im Winter mindestens 2.000 bis 4.000 IE, Erwachsene mit Übergewicht 6.000 IE und mehr.

Der Mindestbedarf eines Erwachsenen beträgt 25 µg Vitamin D (1.000 IE), um einen Vitamin-D-Spiegel von wenigstens 20 µg/l zu erzielen. Das bedeutet jedoch, dass lediglich schwerer Mangel verhütet, aber keine optimale Wirkung erreicht werden kann. Im Alter genügt dieses Niveau in der Regel nicht einmal zur Verhütung von Osteoporose. Auch die höchstmögliche Verringerung des Krebsrisikos wird erst bei Werten von 50 µg/l erreicht.

Die wichtigen Erkenntnisse der Vitamin-D-Forschung werden von der Deutschen Gesellschaft für Ernährung (DGE) bisher leider ignoriert. Sie empfiehlt lediglich eine tägliche Vitamin-D-Zufuhr von 20 µg (800 IE) für Kinder und Erwachsene bis 50 Jahre. **Das ist zu wenig und genügt nicht einmal zur Verhütung eines extremen Mangels.** Bei solch geringer Zufuhr bestünde ohne UV-B-Bestrahlung der Haut ein hohes Risiko für Rachitis und Osteomalazie. Derartige Empfehlungen sind auch deshalb unsinnig, weil ein Mann mit 80 Kilogramm Körpergewicht einen ganz anderen Bedarf hat als ein acht Kilogramm schweres Kind. Ebenso ist die Empfehlung der DGE viel zu gering, Schwangere, Stillende und Erwachsene über 50 Jahre sollten sich täglich 20 µg Vitamin D (800 IE) zuführen. Internationale Forschungen ergaben, dass schwangere und stillende Frauen bis zu 6.000 IE täglich benötigen. Ebenfalls genügen 30 µg Vitamin D (600 IE) keinesfalls für Senioren mit mehr als 70 Jahren.

Peinlicherweise stammen diese irreführenden Empfehlungen aus einer Zeit, als man noch gar keine Beziehung von Dosis und Wirkung kannte und damit auch keine wissenschaftlich begründeten Zufuhrempfehlungen aufstellen konnte. Um wenigstens einen Vitamin-D-Spiegel von 10 µg/l zu erreichen, das ist der Schwellwert, ab dem mit Rachitis und Osteomalazie zu rechnen ist, ist ohne Sonne eine Zufuhr von 500 IE erforderlich. Doch dieser Wert bedeutet bereits einen schweren Mangel. **Die üblicherweise verschriebenen Tagesdosen von 200, 400 oder 600 IE sind also viel zu gering, um den wirklichen Bedarf zu decken.**

1.000 IE sind für einen Erwachsenen das absolute Minimum, 4.000 bis 6.000 IE sind erstrebenswert. Endlich beginnen in einigen Ländern die Wortführer der Gesundheitsbehörden und medizinischen Fachgesellschaften, die wissenschaftliche Literatur zur Kenntnis zu nehmen und die Empfehlungen zu erhöhen.

Große Mengen Vitamin D können in kurzer Zeit mit Hilfe der Sonne gebildet werden: Wird der ganze Körper der Sonne ausgesetzt, so können mittags im Hochsommer durchaus 250 bis 1.250 µg Vitamin D (10.000 bis 20.000 IE) binnen eines Tages ans Blut abgegeben werden. Dabei muss die Haut nicht einmal einer UV-Dosis in Höhe der Sonnenbrandschwelle ausgesetzt werden. Die halbe Dosis genügt vollkommen, um die Vitamin-D-Bildung wirksam anzuregen. Für die Anhebung des Vitamin-D-Spiegels macht es keinen großen Unterschied, ob man sich im Hochsommer mittags eine Stunde sonnt (jeweils eine halbe Stunde auf der Bauch- und Rückenseite) oder ob man den ganzen Tag in der Sonne verbringt.

Ein wohldosiertes Sonnenbad bringt im Sommer also etwa das 55zigfache an Vitamin D im Vergleich dessen, was die Deutsche Gesellschaft für Ernährung für ausreichend erachtet. **Regelmäßiges Sonnenbaden führt im Sommer zu einem Vitamin-D-Spiegel von 55 bis 90 µg/l. Dieser Wert ist erforderlich, um im Sommer reichlich Reserven anzulegen, von denen im Herbst gezehrt werden kann. Im Winter kommt man um eine Substitution kaum herum.**

Die Vitamin-D-Bildung der Haut steigt mit der Höhe des Sonnenstandes exponentiell an und ist daher stark von der Jahreszeit und Tageszeit abhängig. Deshalb ist mittags die beste Zeit zum Sonnenbaden. Steht die Sonne tiefer als 45 ° (der Schatten ist größer als der schattenwerfende Körper), wird praktisch kein Vitamin D mehr gebildet. Nur bei klarer Luft oder in der Höhenlage ist in diesem Falle noch Vitamin-D-Bildung in nennenswertem Umfang möglich. Intensive UVA-Strahlung ohne UVB-Strahlung (bei niedrigerem Sonnenstand und Dunst) zerstört Prävitamin D und kann dessen Konzentration in der Haut sogar senken.

Der Vitamin-D-Status im Blutserum (25 -Vitamin-D)	
Status bei regelmäßigem Sonnenbaden	55 bis 90 µg/l
Bestens (optimale gesundheitliche Wirkung)	50 bis 90 µg/l
Gut (deutlich geringere Krankheitsanfälligkeit)	über 40 µg/l
Befriedigend (gute Kalziumaufnahme)	über 30 µg/l
Mangel (Osteoporoserisiko im Alter)	bis 30 µg/l
Schwerer Mangel (Osteoporoserisiko)	bis 20 µg/l
Extremer Mangel (Osteomalazie, Rachitis)	bis 10 µg/l

Die bestmögliche Verhütung von degenerativen Erkrankungen und Infektionskrankheiten wird bei einem Vitamin-D-Spiegel von über 50 µg/l erreicht. Je
tiefer die Werte, desto höher die Krankheitsanfälligkeit und desto schlechter die
gesundheitliche Verfassung. Optimale Werte lassen sich nur durch regelmäßige
Besonnung des ganzen Körpers erreichen. Wer jeden Sonnentag nutzt und mittags seinen ganzen Körper eine Stunde der Sonne aussetzt, erreicht, wie bereits
erwähnt, am Ende des Sommers Werte von 55 bis 90 µg/l. Selbst bei exzessivem
Sonnenbaden, was aufgrund der Hautschädigung nicht zu empfehlen ist, werden Werte von 90 µg/l nicht überschritten. **Es ist beim Sonnenbaden also keine
Überversorgung mit Vitamin D möglich.**

Kritisch wird es im Winter. Nur wenige, die mit hohem Vitamin-D-Spiegel in
den Herbst gehen, erreichen zum Ende des Winters ohne Zufuhr und UVB-Bestrahlung Werte über 20 µg/l. Das ist zwar offiziell noch kein Mangel, aber auch
nicht gut genug ist, um beispielsweise den bestmöglichen Schutz vor Krebserkrankungen zu erreichen.

**Mit zunehmender Alterung und Schädigung der Haut verringert sich die
körpereigene Vitamin-D-Synthese.** Die senile Haut kann mitunter nur noch
vierzig oder fünfzig Prozent der Vitamin-D-Menge wie in der Jugend bilden.
Deshalb ist es besonders für ältere Menschen so wichtig, mittags jede Gelegenheit zu einem wohldosierten Sonnenbad zu nutzen und ab Oktober Vitamin D
als Nahrungsergänzungsmittel in Tropfenform zu nehmen.

Chemische Sonnenschutzmittel können die Vitamin-D-Synthese der Haut geradezu blockieren: Lichtschutzfaktor 8 verringert im Experiment die Vitamin-D-Bildung auf 2,5 Prozent (also auf ein $1/40$), Lichtschutzfaktor 15 verringert die Bildung von Vitamin D sogar auf 0,1 bis 0,5 Prozent (also auf $1/200$ bis $1/1000$). Der Sonnenschutz durch Bräunung und Verdickung der Hornhaut verringert zwar ebenfalls deren Vitamin-D-Produktivität, allerdings nur auf die Hälfte oder ein Drittel bei gut gebräunter Haut, während diese einen Lichtschutzfaktor von 40 hat. Die Bräunung verringert die Vitamin-D-Produktivität nur wenig und verspricht einen guten Schutz vor der Sonne, während Sonnenschutzmittel die Vitamin-D-Bildung blockieren und nur einen geringeren Lichtschutzfaktor gewähren.

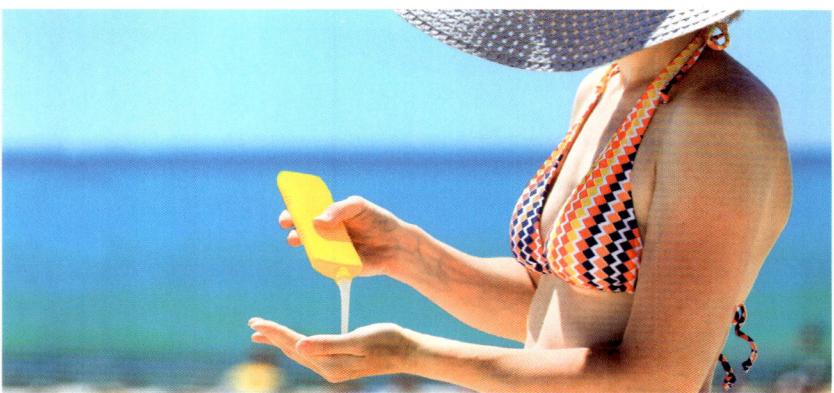

Aus diesem Grunde ist es stets besser, auf den hauteigenen Sonnenschutz durch allmähliche Anpassung zu setzen und zusätzlich die Haut von innen mit Obst- und Gemüsekost (Antioxidantien, Beta-Carotin, Chlorophyll, etc.) zu schützen, was in der Summe einen Lichtschutzfaktor von über 100 ergibt.

Ab Oktober kann etwa fünf Monate lang aufgrund fehlender UVB-Strahlung kein Vitamin D gebildet werden. Ab April kann mittags schon recht viel Vitamin D gebildet werden, die Zeit von Mai bis August muss genutzt werden, um reichlich Vitamin D zu tanken.

Erst in den Breiten südlich von Rom ist ganzjährig UVB-Strahlung verfügbar, wo auch Ende Dezember die Sonne mittags einen Stand von über 45° erreicht.

Somit bleibt im Winter zur Verbesserung des Vitamin-D-Status nur die Reise in den sonnigen Süden, die Benutzung von Solarien mit einem UVB-Anteil oder die Einnahme von einem Nahrungsergänzungsmittel.

Unter Vitamin-D-Mangel leiden zunehmend auch Menschen in den sonnenreichen Tropen und Randtropen, wenn sie sich ganztags in geschlossenen Räumen aufhalten, wenn sie, statt zu Fuß zu gehen, in Autos und Bussen fahren, wenn sie ihre Haut durch Kleidung bedecken oder sich sogar ganz verschleiern. Hochhäuser werfen Schatten, so dass Stadtbewohner weniger der Sonne ausgesetzt sind. Außerdem herrscht besonders in den großen Städten der Entwicklungsländer eine starke Luftverschmutzung, wodurch die UVB-Strahlungsintensität drastisch verringert wird. So wurde in der indischen Hauptstadt Delhi festgestellt, dass Kleinkinder in Stadtteilen mit der schlimmsten Luftverschmutzung nur über die Hälfte des Vitamin-D-Spiegels verfügten gegenüber Kleinkindern in den am wenigsten verschmutzten Stadtvierteln. Hieraus wird deutlich, wie sehr Luftverschmutzung die Vitamin-D-Bildung beeinträchtigt.

Die Häufigkeit von Vitamin-D-Mangel

Ein Vitamin-D-Spiegel von unter 20 µg/l wird gewöhnlich als Mangel eingestuft. Doch das ist bereits als schwerer Mangel zu werten. Wirklicher Mangel besteht schon bei einem Vitamin-D-Spiegel von unter 30 µg/l, und eine optimale Versorgung ist, man kann es nicht oft genug betonen, erst bei über 50 µg/l gewährleistet.

Wie ist man darauf gekommen, die Mangelgrenze auf 20 µg/l festzusetzen? Dieser Wert beruht auf der Ermittlung des durchschnittlichen Vitamin-D-Spiegels von gesunden (und scheingesunden) Menschen. Diese Vorgehensweise erscheint auf den ersten Blick plausibel, denn wenn jemand gesund ist, dann muss er auch ausreichend mit Vitamin D versorgt sein. Doch diese Betrachtungsweise ist trügerisch. Denn beginnende Erkrankungen können leicht übersehen oder auch bei gründlicher Untersuchung einfach nicht erkannt werden. Frei nach dem Motto: „Wer gesund ist, ist nur noch nicht gut genug untersucht".

Man denke nur daran, dass eine Krebserkrankung viele Jahre und sogar Jahrzehnte braucht, bis die Wucherung eine erkennbare Größe erreicht hat und schließlich

Beschwerden bereitet. Die gegenwärtige Beschwerdefreiheit und Abwesenheit von Krankheiten bedeutet noch lange nicht, dass auch künftig Erkrankungen vermieden werden. Schließlich dauert es einige Zeit, bis sich degenerative Erkrankungen entwickelt haben und offensichtlich sind. Auch sei darauf verwiesen, dass in der Jugend ein Vitamin-D-Spiegel von 20 µg/l durchaus zur Vermeidung von Osteoporose genügen mag, nicht jedoch im Alter, wenn aufgrund der hormonellen Veränderungen Werte von mindestens 28 bis 32 µg/l erforderlich sind.

Außerdem ist es verfehlt, den durchschnittlichen Vitamin-D-Spiegel von Gesunden und Scheingesunden zu ermitteln, ohne danach zu fragen, ob und inwieweit die untersuchten Personen unter Sonnenmangel leiden. Denn wer dieses wichtige Lebensbedürfnis vernachlässigt, wird einen schlechteren Gesundheitszustand hinnehmen müssen und früher oder später auch unter Sonnenmangel-Erkrankungen leiden. Der Vitamin-D-Spiegel von Stadtbewohnern, die ihre Tage in geschlossenen Räumen verbringen und ihren Körper selten der

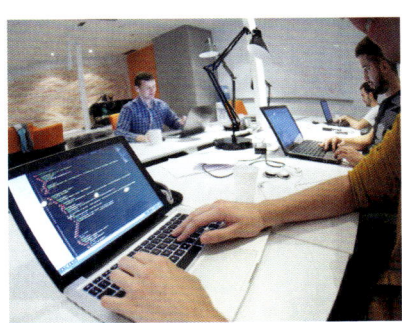

UVB-Strahlung der Sonne aussetzen, eignet sich nicht dazu, um zum Maßstab erhoben zu werden. Allein der Vitamin-D-Spiegel von Gesunden, die sich regelmäßig sonnen, eignet sich als Bezugswert. Doch das hieße, einen Vitamin-D-Spiegel von 50 bis 90 µg/l als erstrebenswerten Standard festzulegen und Werte unter 40 bis 50 µg/l als Mangel zu akzeptieren.

Wie häufig ist Vitamin-D-Mangel?

In Deutschland haben im Jahresdurchschnitt knapp 60 Prozent der Bewohner einen Vitamin-D-Spiegel von nicht einmal 20 µg/l, was bereits einen schweren Mangel bedeutet. Im Winter sind es erwartungsgemäß mehr (bis 80 Prozent bei Jugendlichen), und **selbst im Sommer leiden immerhin 45 Prozent der Männer und 55 Prozent der Frauen unter einem schweren Defizit** (unter 20 µg/l). Diese Bilanz zeigt die weite Verbreitung des Sonnenmangels. Leider wird bei dieser Untersuchung keine Auskunft darüber gegeben, wie viele Menschen unter der kritischen Schwelle von 30 oder 40 µg/l liegen. Am

Ende des Winters wohl alle, außer jenen, die ihren Urlaub im Süden verbracht haben, regelmäßig ein Vitamin-D-Präparat mit einer Dosierung von 4.000 IE einnehmen. Bei dem flüssigen D_3 der Firma Quintessence entspricht ein Tropfen 1.000 IE, was die Dosierung sehr erleichtert. Zusätzlich enthält es noch synergistische Begleitstoffe wie Beta-Carotin, was die Bioverfügbarkeit enorm verbessert. Wichtig ist ja nicht nur was in einem Mittel enthalten ist, sondern was der Körper davon aufnimmt.

Vitamin-D-Mangel im Winter hat inzwischen ein epidemisches Ausmaß. Das wird durch Untersuchungen in anderen Ländern bestätigt. So wurden an der Universität Toronto in Kanada (wie Florenz auf dem 43. Breitengrad, also recht weit im Süden gelegen) folgende durchschnittliche Vitamin-D-Spiegel ermittelt: für Weiße europäischer Abstammung 22 µg/l, für Einwanderer aus China, Japan und Korea 14 µg/l, aus Indien und Pakistan sogar nur 12 µg/l. Das sind sehr geringe Werte, wobei zu bedenken ist, dass viele logischerweise unter diesem Durchschnitt liegen und dadurch noch stärker gefährdet sind. Leider wurde versäumt, Afroamerikaner in diese Untersuchung einzubeziehen. Denn Schwarze haben normalerweise die schlechtesten Werte aufgrund der geringen Vitamin-D-Produktivität dunkler Haut, wodurch sie die knappe UVB-Bestrahlung im Norden schlechter ausnützen können. Schwarze sind an ein Leben in den Tropen und Randtropen angepasst und nicht an die sonnenarmen Gebiete des Nordens.

25 (OH) -Vitamin-D_3-Serumwert [µg/l]	Sommer	Winter
Miami (Florida, USA) 26° nördl. Breite Männer (über 18 Jahre alt)	27 ± 10	23 ± 8
Boston (Massachusetts, USA) 43° nördl. Breite Weiße Frauen (20 bis 40 Jahre alt)	34 ± 13	24 ± 8
Boston (Massachusetts, USA) 43° nördl. Breite Schwarze Frauen (20 bis 40 Jahre alt)	16 ± 6	12 ± 8
Paris (Frankreich) 51° nördl. Breite Männliche Jugendliche	23 ± 8	8 ± 3

Durchschnittlicher Vitamin-D-Status für unterschiedliche Städte und Bevölkerungsgruppen im Sommer und im Winter.

Vitamin-D-Status (in den USA)	[µg/l]
Weiße Frauen	30,4
Weiße Männer	33,2
Aus Lateinamerika stammende Frauen	22,7
Aus Lateinamerika stammende Männer	27,3
Schwarze Frauen	18,1
Schwarze Männer	20,9

Durchschnittlicher Vitamin-D-Status in den USA gemäß dem dritten National Health and Nutrition Survey (2005).

Bei diesen Werten ist zu berücksichtigen, dass die dichtbesiedelten Gebiete der Nordstaaten auf der gleichen Höhe wie Italien und die Südstaaten auf der Höhe von Nordafrika liegen.

Die USA werden gegenüber Deutschland mit UVB-Strahlung geradezu verwöhnt. Aufgrund ihrer Lebensweise haben trotzdem viele US-Bürger einen Vitamin-D-Mangel, besonders Schwarze. Entsprechend hoch ist ihr Risiko für Vitamin-D-Mangel-Erkrankungen.

Entscheidend ist jedoch die Lebensweise. Wer den ganzen Tag im Büro arbeitet, mit dem Auto oder dem Bus zur Arbeit fährt, und auch seine freie Zeit zu Hause verbringt, im Fitness-Studio, in Gaststätten, in den schattigen Häuserschluchten der großen Städte, der leidet zwangsläufig unter Sonnen- und Vitamin-D-Mangel, selbst wenn er über helle Haut verfügt. Dann nützt es auch nichts, wenn man im sonnigen Singapur oder in Südafrika lebt. Die Gewohnheit, tagsüber die Sonne zu meiden, ist verhängnisvoll. Am schlimmsten ist es jedoch, wenn die Haut auch bei schönem Wetter beständig durch Kleidung bedeckt, wenn gar das Gesicht verschleiert ist. Deshalb haben Frauen in den sonnenreichen arabischen Ländern weitaus schlechtere Vitamin-D-Werte als die Bewohner im Norden Skandinaviens.

Die ungesunde Gewohnheit, auf Sonnenbäder zu verzichten, betrifft auch die meisten älteren Menschen, daher ihr schlechter Vitamin-D-Status, wodurch der gesundheitliche Verfall beschleunigt wird. **Besonders schlimm steht es um die Bewohner von Alters- und Pflegeheimen, deren Haut praktisch überhaupt nicht mehr der UVB-Bestrahlung ausgesetzt wird.** Bei einer Untersuchung Hundertjähriger in Italien konnte bei 99 von 104 Personen überhaupt kein Vitamin D im Bluttest festgestellt werden, das heißt, 95 Prozent hatten weniger als den Schwellenwert von 2 µg/l.

Aber auch unter Jugendlichen nimmt die Zahl der Vitamin-D-Mangelpatienten zu, weil sie sich tagsüber selbst bei schönem Wetter immer mehr in ihren Wohnungen aufhalten, statt sich draußen zu sonnen. Kinder in Krippen, Kindergärten und Schulen erhalten ebenfalls meist zu wenig Sonnenlicht. Es genügt nicht, die Pausen bekleidet auf dem Hof zu verbringen. Notwendig sind Sonnenbäder bei hohem Sonnenstand, bei denen möglichst große Hautflächen der UVB-Strahlung ausgesetzt werden. Aufgrund des Sonnenmangels nimmt mittlerweile die Zahl der Rachitisfälle wieder zu.

Ebenso leiden Krankenhaus-Patienten oft unter einem Vitamin-D-Defizit. Eine Untersuchung im *Boston Massachusetts General Hospital* ergab, dass zwei Drittel aller Patienten unter einem schweren Mangel an Vitamin D litten, ohne dass dies zuvor erkannt worden war. Ein Niedriger 25-OH-Spiegel im Blut behindert und verlangsamt die Genesung.

Weitere Gründe für einen Vitamin-D-Mangel

Vitamin-D-Mangel kann neben unzureichender UVB-Bestrahlung der Haut auch andere Ursachen haben und durch falsche Ernährung und Lebensweise begünstigt werden:

Fettleibigkeit. Das fettlösliche Vitamin D wird vor allem in der Leber und im Fettgewebe gespeichert. Das reichlich vorhandene Fettgewebe saugt das neugebildete Vitamin D gleichsam auf, so dass im Blut weniger Vitamin D verbleibt.

Fettleibige Personen mit einem Vitamin-D-Mangel brauchen also mehr Sonnenbäder als schlanke Personen, um ihren Vitamin-D-Status zu verbessern. – Fettleibigkeit ist übrigens kein Schicksal. Übergewicht kann durch kohlenhydratreduzierte Obst- und Gemüsekost dauerhaft überwunden werden.

Koffein in Kaffee und schwarzem Tee, in Cola und Schokolade kann die Vitamin-D-Rezeptoren der Zellen blockieren und die Vitamin-D-Wirksamkeit beeinträchtigen.

Getreidekost. In Tierversuchen, auch an Primaten, konnte nachgewiesen werden, dass ein hoher Getreideanteil im Futter den Vitamin-D-Stoffwechsel stört. Epidemiologische Studien an Volksgruppen, die große Mengen ungesäuerter Vollkornprodukte verzehren, bestätigen diese Erkenntnisse. Bei Versuchspersonen mit täglicher Zugabe von 30 Gramm Weizenkleie zur Nahrung war nach nur einem Monat die Konzentration an aktivem Vitamin D (Calcitriol) erheblich vermindert. Daraus folgt eine deutlich schlechtere Kalziumverwertung. Die einzelnen Wirkmechanismen, auf welche Weise Getreidekost den Vitamin-D-Stoffwechsel stört, liegen noch im Dunkeln. Aber neuere Forschungen deuten darauf hin, dass bestimmte Stoffe in Getreidekörnern, wenn sie in die Leber gelangen, den Abbau des aktiven Vitamin D in unwirksame Substanzen beschleunigen, die schließlich über die Galle ausgeschieden werden.

Nierenschäden können die Umwandlung von Vitamin D in seine aktive Form beeinträchtigen. Nierenschäden sind zumeist zurückzuführen auf Arzneigifte, die dauernde Belastung durch Umweltgifte, auf Schäden der Blutgefäße in den Nieren (Arteriosklerose) und Schäden des Bindegewebes aufgrund chronisch latenter Azidose infolge des reichlichen Verzehrs säurebildender Nahrungsmittel (Fleisch, Fisch, Käse, Eier, Brot usw.) und des Mangels an baseüberschüssigen Nahrungsmitteln (Obst und Gemüse). Auch Fäulnisgifte aus Bakterienherden an den Wurzeln toter Zähne können zu schweren Nierenschäden führen. (Mehr darüber in meinem Buch „*Energieverlust und Krankheit durch Zahnherde*").

Leberschäden können die Umwandlung von Vitamin D_3 in Calcidiol beeinträchtigen. Auch die Speicherung von Vitamin D kann gestört werden. Leberschäden sind zumeist zurückzuführen auf Alkoholismus, Umwelt- und Arzneigifte sowie Viren. Nach neueren Erkenntnissen führt auch ein Übermaß an Kohlenhydraten zu einer Verfettung der Leber. Dr. Nicolai Worm beschreibt das in seinem Buch *Menschenstopfleber* sehr eindrücklich. Ist der Vitamin-D-Stoffwechsel aufgrund von Leberzirrhose oder Nieren-insuffizienz gestört, muss 25(OH)-Cholecalciferol (Calcidiol) bzw. 1,25(OH)-Cholecalciferol (Calcitriol) als Präparat in der richtigen Dosierung verabreicht werden, um den Mangel auszugleichen.

Arzneimittel, etwa krampflösende Medikamente wie Phenytoin oder Phenobarbital, können ebenfalls die Umwandlungsprozesse in der Leber stören. Carbamezepin oder Rifampicin beeinträchtigen die Bildung von Vitamin D. Andere Arzneimittel beschleunigen die Ausscheidung von Vitamin D. Viele Medikamente können bei Langzeitbehandlung die Leberfunktion verändern und schwerwiegend den Vitamin-D-Stoffwechsel stören.

Falsches Sonnenbaden. Fehlt es an UVB-Strahlung aufgrund niedrigen Sonnenstandes (20 bis 40°), Dunst und Luftverschmutzung, wird nicht die Bildung von Vitamin D angeregt, das in der Haut gespeicherte Prävitamin und Vitamin D jedoch durch intensive UVA-Strahlung zerstört. In der Regel genügt es, sich mittags bei Sonnenhöchststand eine Stunde zu sonnen, um eine maximale Konzentration an Prävitamin D in der Haut zu erreichen. Längeres Sonnenbaden schadet nur der Haut. Wird das Sonnenbad bis zum Abend fortgesetzt, kann die nach wie vor intensive UVA-Bestrahlung am späten Nachmittag die Konzentration an Prävitamin D in der Haut verringern. Exzessives Sonnenbaden leistet daher einen geringeren Beitrag zur Anhebung des Vitamin-D-Spiegels als wohldosiertes Sonnenbaden bei hohem Sonnenstand.

Gebrauch von chemischen Sonnenschutzmitteln, die in der Regel UVB-Strahlung ausfiltern und die Vitamin-D-Bildung blockieren, UVA-Strahlung jedoch weitgehend passieren lassen. Dadurch verringert sich ebenfalls die Konzentration an Prävitamin in der Haut.

Die vielfältigen positiven Wirkungen des Vitamin D

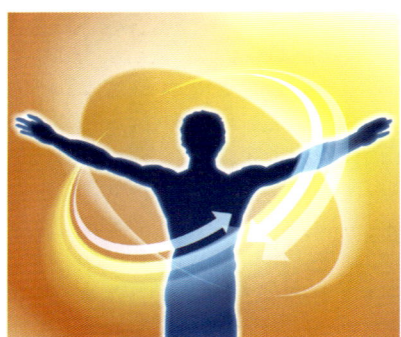

Vitamin D erfüllt zahlreiche Aufgaben im Stoffwechsel und ist deshalb lebensnotwendig:
Regulierung des Kalzium- und Phosphathaushaltes. Vitamin D ist erforderlich, um die Kalziumkonzentration in der Zwischenzellflüssigkeit und im Blut in engen Grenzen zu halten. Kalzium muss in der richtigen Konzentration vorhanden sein, damit

Enzyme wirken, enzymatisch gesteuerte Reaktionen störungsfrei ablaufen und die Mitochondrien arbeiten können. Damit die Integrität der Zellmembranen erhalten bleibt und die Signale zwischen den Zellen übermittelt sowie neuronale und neuromuskuläre Übertragungsvorgänge nicht gestört werden. Auch zur Muskelkontraktion und Blutgerinnung wird Kalzium gebraucht. Die Regulierung des Kalziumspiegels im Blut und in der Zwischenzellflüssigkeit erfolgt über Hormone, hauptsächlich über das Parathormon-Vitamin-D-System. Fällt der Kalziumspiegel im Blutserum unter die kritische Grenze, so schütten die Hauptzellen der Nebenschilddrüse vermehrt Parathormon aus, welches die Synthese des stoffwechselwirksamen Calcitriols aus Vitamin D steigert.

Calcitriol erhöht die Kalziumaufnahme im Darm und die Rückgewinnung von Kalzium in den Nieren (gemeinsam mit dem Parathormon), so dass weniger Kalzium über den Urin ausgeschieden wird. Ist der Kalziumspiegel immer noch zu niedrig, wird mineralisierte Knochenmasse abgebaut und dadurch Kalzium und Phosphat freigesetzt. Bei Überlastung des Blutes mit Phosphat infolge vermehrter Phosphatfreisetzung aufgrund des Knochenabbaus wird die Phosphatrückgewinnung in den Nieren herabgesetzt und das überschüssige Phosphat ausgeschieden. Ansonsten könnte das Löslichkeitsprodukt von Kalzium und Phosphat überschritten werden. Kalzium und Phosphat würden in den Blutgefäßen ausfallen und kristallisieren, wodurch Blutgefäße und Bindegewebe zunehmend verkalken.

Verbesserung der Magnesiumaufnahme. Vitamin D verbessert nicht nur die Kalzium-, sondern auch die Magnesiumaufnahme und -verwertung.

Erhaltung fester Knochen. Ein guter Vitamin-D-Status ist erforderlich, um gesunde und feste Knochen zu erhalten und Osteoporose zu verhindern. Vitamin D verbessert die Kalzium- und Magnesiumaufnahme im Darm und reduziert die Kalziumausscheidung über die Nieren. Calcitriol verringert zudem die Aktivität der Osteoklasten und verhindert damit einen übermäßigen Knochenabbau. Damit Kalzium in die Knochen gelangt, ist auch Vitamin K_2 notwendig. Für stabile, gesunde Knochen sind noch weitere Spurenelemente wie Silizium, Bor, Mangan etc. unverzichtbar. In meinem Buch über Osteoporose berichte ich ausführlich darüber.

Erhaltung der Zell- und Gewebegesundheit der endokrinen Drüsen. Calcitriol ist erforderlich für die Bildung von Insulin in der Bauchspeicheldrüse, für die Bildung und Ausschüttung von Schilddrüsenhormonen sowie für die Sekretion des Parathormons in den Nebenschilddrüsen. So wurde bei Tieren mit Vitamin-D-Mangel festgestellt, dass die Insulinausschüttung schwer beeinträchtigt wird, während andere Pankreashormone nicht betroffen sind.

Anhaltender Vitamin-D-Mangel kann zu einer Wucherung der Nebenschilddrüsen führen und zu einer vermehrten Ausschüttung von Parathormonen, was unter anderem verminderte Knochendichte (Osteopenie) und Knochenschwund (Osteoporose) zur Folge hat, Nierensteine und Verkalkung des Bindegewebes, etwa in den Nieren, was bis zum Nierenversagen führen kann.

Die von der Sonne bestrahlte Haut wirkt als endokrines Organ, das nicht nur Prävitamin D, also das „Hormon D" bildet, sondern auch die wohldosierte Ausschüttung anderer Hormone anregt. So erhöhen Sonnenbäder den Testosteron-Spiegel bei Männern und den Östrogen-Spiegel bei Frauen. Auch wird durch Sonnenlicht die Bildung östrogenähnlicher Substanzen unter der Haut angeregt. Ebenso verbessert sich bei UVB-Bestrahlung die Wirksamkeit des Östrogens.

Stärkung der Immunabwehr. Calcitriol stärkt die Abwehrkraft. Es verbessert die Vermehrung, Differenzierung und Immunfunktion von Makrophagen, Lymphozyten, Monozyten, antigenpräsentierenden und dendritischen Zellen. Bei Vitamin-D-Mangel besteht eine erhöhte Infektanfälligkeit. Es ist kein Zufall, dass Grippe-Epidemien bevorzugt im Winter auftreten, wenn der Vitamin-D-Spiegel im Keller ist.

Verringertes Risiko für Autoimmunkrankheiten. Ein hoher Vitamin-D-Spiegel hilft dabei, Irritationen des Immunsystems zu vermeiden, die zu Autoimmunkrankheiten führen. Calcitriol hemmt die Entstehung chronischer Entzündungen.

Schutz vor MS. Calcitriol konnte im Tierversuch Multiple Sklerose verhindern bzw. bei bereits bestehender Erkrankung die weitere Verschlimmerung aufhalten.

Erhaltung der Funktionstüchtigkeit der Muskeln. Calcitriol ist erforderlich für den Kalziumtransport in den Muskelzellen. Vitamin-D-Mangel kann zu einer Störung bei der Muskelanspannung und -entspannung führen. Ein schwerer Vitamin-D-Mangel (Osteomalazie und Rachitis) führt zu Muskelschwäche und mitunter sogar zu Muskelschwund. Bei Überwindung des Mangels verbessert sich der Muskeltonus auch ohne Training sichtlich. Deshalb können durch Heliotherapie Patienten mit Muskelschwäche schon nach kurzer Zeit einen guten Muskeltonus entwickeln. Vitamin D fördert die Entwicklung stärkerer Muskeln. Starker Vitamin-D-Mangel kann auch zu Herzmuskelschäden führen. Die Überwindung des Mangels vermag oftmals die Funktion des geschädigten Herzens zu verbessern.

Verbesserung der Blutbildung. Die Bildung roter Blutkörperchen wird durch Calcitriol gefördert.

Senkung eines erhöhten Blutdruckes. Calcitriol beeinflusst das Renin-Angiotensin-System, welches Blutdruck und die Konzentration der Serumelektrolyte reguliert. Regelmäßiges Sonnenbaden kann somit helfen, einen erhöhten Blutdruck zu senken und vielleicht sogar zu normalisieren.

Verbesserung der Hautgesundheit. Calcitriol begünstigt die Vermehrung und Differenzierung der Keratinozyten, der hornbildenden Zellen der Oberhaut – ein Grund für die Heilwirkung des Sonnenlichts bei zahlreichen Hauterkrankungen.

Unterdrückung von Tumorzellen. Calcitriol hemmt das Wachstum und die Teilung von Tumorzellen, es verhindert die Bildung von Metastasen. Anhaltender Vitamin-D-Mangel erhöht das Risiko, später an Krebs zu erkranken, und führt im Falle einer Krebserkrankung zu einer schnelleren Wucherung des Tumors. Vitamin D beeinflusst die Apoptose, den programmierten Zelltod: Gesunde Zellen werden vor der Schäden geschützt, die Selbstzerstörung von kranken Zellen im Tumorgewebe wird begünstigt (Vitamin D löst die Apoptose aus und beschleunigt sie).

Vitamin D unterstützt darüber hinaus die Differenzierung der Zellen und ihre Anpassung an den Zelltyp des umgebenden Gewebes. Krebszellen fehlt diese Fähigkeit zur Anpassung, so dass der Tumor zu einem Fremdkörper im Gewebe wird. Tumorgewebe wuchert in gesundes Gewebe hinein. Gesunde Zellen hingegen akzeptieren Grenzen und wachsen nicht in andere Gewebe. Vitamin D erschwert und unterbindet die Wucherung in gesundes Gewebe. Vitamin D verhindert die Bildung von neuen Blutgefäßen (Angiogenese) zur Versorgung des Tumors mit Nährstoffen, wodurch die Krebswucherung gebremst wird und sich sogar zurückbilden kann, wenn nämlich Krebszellen aufgrund von Nährstoffmangel absterben. Erstaunlicherweise übt Vitamin D diese Wirkung nur im Tumorgewebe und nicht in gesunden Geweben aus.

Schutz des Nervensystems. Calcitriol erhöht die Nervenleitgeschwindigkeit in den Motoneuronen, den Nervenbahnen, welche die Muskulatur durchziehen. Ein guter Vitamin-D-Status ist notwendig für blitzartige Reflexe, schnelle Bewegungen und eine gute Koordination der Muskeln. Das ist nicht nur für Sportler wichtig, sondern auch im Alltag, etwa um sich bei einem Sturz gut abzufangen und damit das Frakturrisiko zu verringern.

Gesunde Embryonalentwicklung. Calcitriol stimuliert die Ausschüttung von neurotropen Wachstumsfaktoren, die in der richtigen Menge für die normale Entwicklung des Gehirns notwendig sind. Mangelt es an Vitamin D, kann nicht nur die Gehirnentwicklung beeinträchtigt, sondern auch das körperliche Wachstum des Embryos verzögert werden. Bei Vitamin-D-Mangel besteht ein erhöhtes Risiko für die Geburt untergewichtiger und schwächlicher Kinder.

Schutz vor vielen Symptomen und Erkrankungen wie: Diabetes, chronische Darmentzündungen, Allergien, Asthma, Schilddrüsenerkrankungen, Bluthochdruck, Depressionen, Schlafstörungen, Kopfschmerzen, Migräne, Energielosigkeit, Grippe und weiteres mehr.

Das Vitamin-D-Mangelsyndrom

Von einem Vitamin-D-Mangelsyndrom wird gesprochen, wenn der Vitamin-D-Spiegel (Calcidiol) unter 25 µg/l liegt und mindestens zwei der folgenden Erkrankungen bestehen: Osteoporose, Arteriosklerose (in der Folge Herz- und Kreislauf-Erkrankungen), Bluthochdruck, Autoimmunerkrankungen wie Multiple Sklerose, Krebs (das gilt für 17 Krebstypen), Depression, chronische Müdigkeit und Schwäche sowie chronische Schmerzen. Bei starkem Vitamin-D-

Mangel kann Osteomalazie (Knochenerweichung) hinzukommen, bei Kindern Rachitis genannt. Im Falle eines Vitamin-D-Mangelsyndroms empfiehlt es sich, den Vitamin-D-Spiegel auf mindestens 35, besser auf über 50 µg/l anzuheben. Das heißt jedoch nicht, dass allein damit die genannten Erkrankungen geheilt werden können, sondern lediglich, dass eine wesentliche Ursache beseitigt wird und sich damit die Heilungsaussichten des Patienten verbessern lassen.

• • • • •

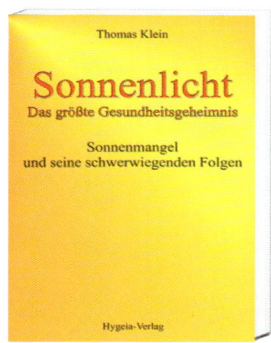

Die Informationen in diesem Kapitel über Vitamin D wurden mit freundlicher Genehmigung von Thomas Klein aus dem nebenstehenden Buch entnommen.

Für alle, die mehr über die heilsame Kraft des Sonnenlichtes wissen möchten, ein sehr empfehlenswertes Buch.

Thomas Klein ist Autor vieler weiterer Gesundheitsbücher zum Beispiel:

- Volkskrankheit Vitamin-B_{12}-Mangel

- Osteoporose – Die folgenschweren Irrtümer der Osteoporose-Medizin

- Energieverlust und Krankheit durch Zahnherde

Abschließen möchten wir das Kapitel über Vitamin D mit einem Zitat von Professor Michael Holick, der sehr viel zu diesem Thema geforscht hat. Er schreibt in seinem Buch „Schützendes Sonnenlicht":

„Die Gesundheit des Menschen profitiert vielfältig, unterschiedlich und nachhaltig von Vitamin D. Anerkannte medizinische Kreise sprechen bereits vom „Wundermittel" Sonnenlicht. Es kann uns immun machen gegen verheerende Krankheiten wie Herzinfarkt, Schlaganfall, Osteoporose und einige der gefährlichsten Krebserkrankungen der inneren Organe."

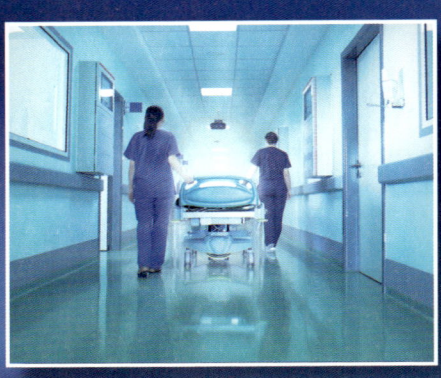

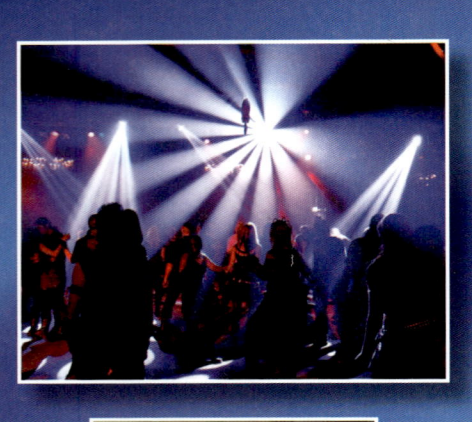

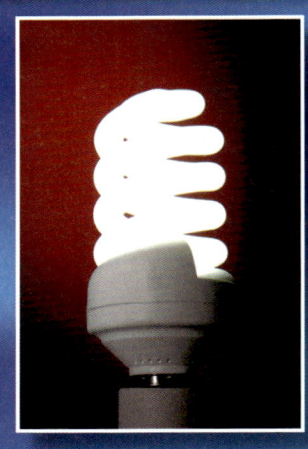

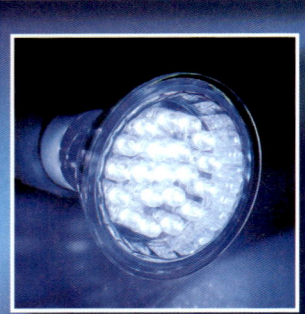

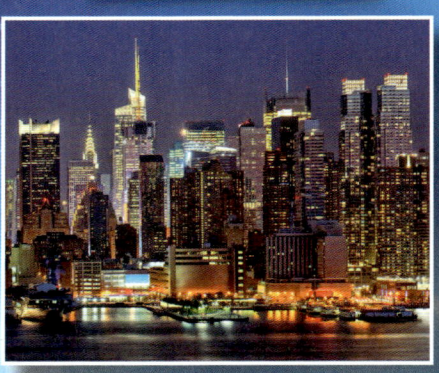

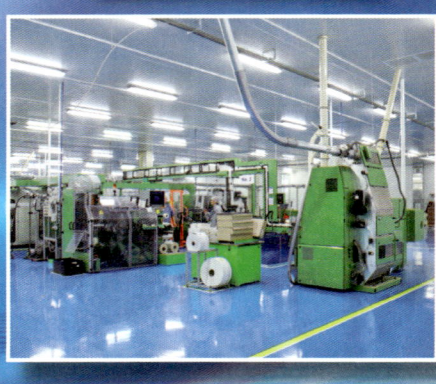

Macht Kunstlicht krank?

In einem Buch über Lichttherapie darf eines nicht fehlen: Informationen über Lichtquellen, die uns krank machen können. Viele Menschen verbringen heute 90 Prozent ihrer Zeit in geschlossenen Räumen. Daher ist es wichtig, mit welcher Art von Licht wir uns tagein, tagaus beleuchten.

Neonröhren, LEDs und Energiesparlampen haben, was unsere Gesundheit betrifft, erhebliche Nachteile. Man spart mit Energiesparlampen in einem Privathaushalt vielleicht 90,- Euro Stromkosten pro Jahr, doch der Preis dafür ist sehr hoch: Die Gefährdung der Gesundheit!

Über Millionen von Jahren kannte die Menschheit immer nur Licht, das mit Wärme in Verbindung stand: die Sonne und Feuer. Später kamen Kerzen sowie Gaslaternen hinzu und im Jahr 1879 erfand Thomas Alva Edison die Glühlampe. Damit hatte er in revolutionärer Weise die Welt verändert. Es wurde so möglich, die Nacht zum Tag zu machen.

Edinsons Glühlampe und auch die später entwickelte Halogenlampe zählen ebenfalls zu den Lichtquellen, die gleichzeitig Wärme spenden. Diese sogenannten thermischen Lichtquellen haben eines gemeinsam: In der Farbverteilung des Lichtes kommen sie sehr nahe an die Sonne heran. Es handelt sich um ein natürliches Licht mit allen Wellenlängen von violett, blau, grün, gelb bis orange und rot.

Die Sonne, Feuer, Kerzen, Glüh- und Halogenlampen versorgen uns noch zusätzlich mit dem Infrarotbereich, der für unsere Gesundheit außerordentlich wichtig ist. Die Wärme, die damit verbunden ist, wird heute gerne unter dem Aspekt der Verschwendung als „Nachteil" bezeichnet. Mal ehrlich: bei einer Jahresdurchschnittstemperatur von unter 10° C in Deutschland, Österreich und der Schweiz, ist etwas Wärme von Glüh- oder Halogenlampen nicht wirklich ein Problem!

Problematisch in mehrfacher Hinsicht sind jedoch die heutigen Arten von Kunstlicht in Form von Leuchtstoffröhren, Energiesparlampen und LED-Lampen. Der einzige Vorteil dieser Lichtquellen ist der niedrige Stromverbrauch. Das war es dann auch schon. Ansonsten haben die modernen Lampen nur Nachteile.

Hinters Licht geführt: Energiesparlampen

Viele kennen das Gefühl der brennenden Augen nach einem Tag am Arbeitsplatz im Büro. Eventuell kommt sogar noch Kopfschmerz hinzu. Kaum jemand über 50 Jahren, der nicht eine Brille benötigt, schlecht ein- oder durchschläft. Könnte das an unseren Lichtquellen liegen? Könnte es sein, dass Kunstlicht ähnlich schädlich ist wie Pestizide und andere Giftstoffe?

Auf jeden Fall hat schlechtes Licht aus Neonröhren, Energiesparlampen und LEDs erhebliche Nachteile für unser Wohlbefinden. Dazu schreibt der Umwelt-

Energiesparlampen

Vorteil	Nachteile
- Niedriger Stromverbrauch	- Elektrosmog
	- enthalten Quecksilber, diverse Schwermetalle, Kunststoffe, Klebstoffe
	- Lichtflimmern
	- Schlechtes Lichtspektrum
	- Schlechte Farbwiedergabe
	- Teuer in der Anschaffung
	- Fragwürdige Ökobilanz
	- Hoher Anteil von blauem Licht (beeinflusst Hormonhaushalt)
	- Sondermüll-Entsorgung

mediziner Dr. med. Joachim Mutter in seinem Buch: Lass dich nicht vergiften: *„Der Mensch ist von Natur aus dafür ausgelegt, den Tag in der freien Natur unter natürlichem Licht und natürlichen Farben zu verbringen, bei Sonnenuntergang zur Ruhe zu kommen und nachts zu schlafen. Der natürliche Rhythmus des Sonnenlichtes bestimmte über hunderttausende von Jahren den Alltag unserer Vorfahren. Doch was machen wir heute? Wir halten uns die meiste Zeit in geschlossenen Räumen auf. Tagsüber dringt das Licht nur durch Fensterscheiben gefiltert herein, sehr oft müssen künstliche Lichtquellen für Helligkeit sorgen. Das mag vielleicht ausreichen, um die Dinge um uns herum wahrzunehmen. Doch das künstliche Licht, dessen Impulse über die Sehnerven in das Gehirn gelangen, ist ganz anders zusammengesetzt als natürliches Sonnenlicht.*

Konventionelle Leuchtstoffröhren oder Energiesparlampen enthalten zum einen nicht alle Farben des Sonnenlichts, dafür andere in zu hohen Dosierungen (beispielsweise Blau). Glühlampen geben zwar ein warmes Farbspektrum ab, doch dieses ähnelt eher dem Abendlicht. Das wenige oder falsche Licht führt nachweislich dazu, dass weniger stimmungsaufhellender Nervenbotenstoff Serotonin gebildet wird. Stattdessen reagiert der Organismus auf das falsch zusammengesetzte Licht mit der vermehrten Ausschüttung der Stresshormone ACTH und Cortisol. Schon zwei Wochen mit täglich vier Stunden künstlichem Licht lassen den Cortisolspiegel durchschnittlich um 30 Prozent ansteigen und begünstigen so erhöhte Blutzuckerwerte, Muskel- und Knochenabbau sowie bauchbetontes Übergewicht."

Die Erhöhung der Stresshormone durch Kunstlicht, die Prof. Dr. Hollwich schon in den 1970er-Jahren nachgewiesen hat, kommt mit großer Wahrscheinlichkeit nicht nur von der falschen Farbzusammensetzung. Auch der Elektrosmog spielt laut Baubiologen eine große Rolle. Eine Glühlampe erzeugt nur geringe, elektrische und kaum magnetische Felder. Energiesparlampen hingegen schon. Zusätzlich produzieren sie durch die integrierte Elektronik auch hochfrequente Felder, die mit entsprechenden Geräten messbar sind. Das, was man in der Nähe von Energiesparlampen messen kann, überschreitet meist zigfach den zulässigen Grenzwert für Computerbildschirme. Dieser Grenzwert liegt bei einem Volt pro Meter (1V/m).

Das Bundesamt für Strahlenschutz hat bereits im Jahr 2008 insgesamt 37 Energiesparlampen getestet. Die Werte lagen zwischen 4,8 – 59 V/m. Bei jeder Lampe war demnach der gemessene Wert stärker, als die Norm für Computer. In einem Fall sogar um das 59-fache. Die Stiftung Warentest hat in diesem Zusammenhang geraten, mindestens 1,5 Meter Distanz zu diesen Lampen zu halten. Dr. Heinrich Eder vom Bayerischen Landesamt für Umwelt klärt auf: „Die durch den unnötigen Elektrosmog der Energiesparlampen entstehenden Körperströme sind 30- bis 100-mal so hoch wie die bei Glühlampen."

Schädliche Flimmerfrequenzen

Ein weiterer Grund für die Ausschüttung von Stresshormonen ist die Tatsache, dass Sparlampen immer flimmern. *„Das wirkt auf unser Gehirn und auf unser Nervensystem"*, so der Arbeitswissenschaftler Prof. Ulrich Burandt von der Universität Essen. Unser Auge kann das Flimmern meist nicht direkt wahrnehmen. Unsere Nervenzellen jedoch sehr wohl. In der Natur ist Licht immer gleichmäßig, ohne Frequenz, ohne stroboskopartige Taktung. Auch Glüh- und Halogenlampen flimmern kaum. Um konsequent flimmerfreies Kunstlicht zu erzeugen, müsste jedoch die elektrische Versorgung mit Gleichstrom geschehen. Baubiologen fordern für die Bauweise der Zukunft: getrennte Netzkreisläufe für Gleichstrom (Beleuchtung) und Wechselstrom (andere Elektrogeräte). *„Möglich* *wären auch Gleichrichter, die Wechselstrom zuverlässig in Gleichstrom umwandeln. Das gilt besonders für LED-Licht, das am üblichen Wechselstromnetz stroboskopartig ausgeprägt flimmert, noch heftiger als Sparlampen"*, so der bekannte Baubiologe Wolfgang Maes.

Naturfremde Farbtemperatur

Stellen Sie sich vor, Sie kaufen teure Eintrittskarten für ein klassisches Konzert. Es soll Beethovens Neunte Symphonie (Ode an die Freude) aufgeführt werden. Ein schöner Konzertsaal, Sie haben gute Plätze und pro Karte 149,- Euro bezahlt. Der Vorhang geht auf… Welch eine Enttäuschung! Statt einem großen Orchester sitzen auf der Bühne nur eine Handvoll Musiker. Es fehlt der Chor mit Sopran-, Alt-, Bass- und Tenorstimmen. Des Weiteren fehlen Streicher, Klarinetten, Pauken und Flöten. Das ganze fühlt sich an wie eine Beleidigung für Ihre Ohren. Ähnlich geht es auch unseren Augen, wenn sie ein unvollständiges und schlecht verteiltes Lichtspektrum abbekommen. Weißes Licht entsteht durch das harmonische Zusammenspiel aller Farben. Man spricht hier auch von Farbtemperatur. So wird Licht, je nach Quelle, mal als kalt oder als angenehm warm empfunden. Die Farbverteilung ist bei LEDs und Energiesparlampen naturfremd, zerhackt und von einer schmalen Bandbreite.

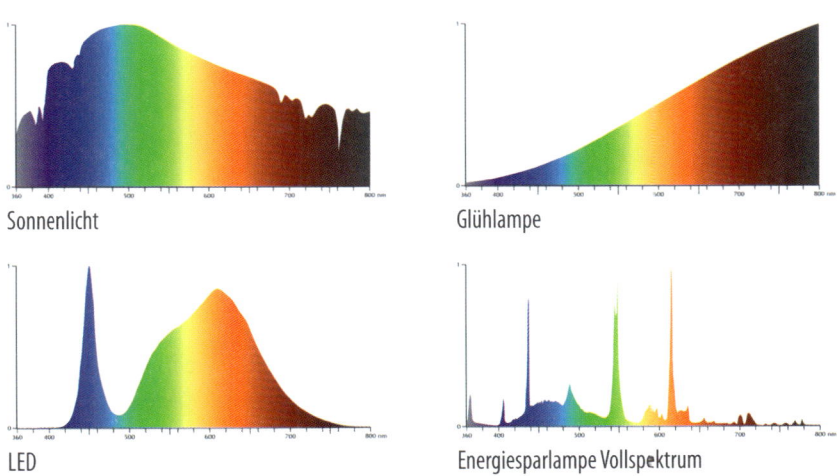

Sonnenlicht

Glühlampe

LED

Energiesparlampe Vollspektrum

Bildquelle: Alexander Wunsch

Selbst ein Nicht-Physiker kann erkennen, dass Glühlampen näher am Spektrum des Sonnenlichtes sind als LEDs und Energiesparlampen. **LED** steht übrigens für: *light-emitting diode*, Licht-emittierende Diode. Die rund ersten drei Jahrzehnte seit ihrer Erfindung 1962 diente die LED zunächst als Leuchtanzeige und zur Signalübertragung. Durch technologische Verbesserungen wurde die Lichtausbeute immer größer, und es folgten Ende der 1990er Jahre Anwendungen im Bereich der LED-Leuchtmittel im Alltagsgebrauch. Die drei japanischen Wissenschaftler, die die blauen LEDs entwickelten, bekamen im Jahr 2014 den Physik-Nobelpreis. Aus gesundheitlicher Sicht sind die weißen LED mit einem hohen Anteil an Blau eine mittlere Katastrophe, vor allem wenn wir auf Smartphones, Tablets, Fernseher und Computerbildschirme direkt in dieses Licht blicken. Später mehr dazu.

Vorsicht Quecksilber

Energiesparlampen enthalten im Durchschnitt zwei bis fünf Milligramm giftiges Quecksilber. Rechnet man das hoch, sind dies allein in Deutschen Wohn- und Arbeitsräumen einige 100 Kilogramm. Fällt eine Sparlampe herunter und zerbricht, müsste man streng genommen die Bewohner des Hauses evakuieren. Quecksilber gilt als sehr stark nervenschädigend. Es ist zweieinhalbmal giftiger als Arsen. Wegen des Quecksilbers sollte man defekte Energiesparlampen zum Sondermüll bringen. Da landen jedoch 90 Prozent aller Entsorgungsfälle nicht, sondern im Hausmüll und von da aus auf der Deponie, im Boden, im Grundwasser und in der Luft. Das aus gesundheitlicher Sicht unsinnige und schwachsinnige Glühlampenverbot ist ein Musterbeispiel für funktionierenden Lobbyismus in der europäischen Union.

Sind Vollspektrumlampen eine Lösung?

Der amerikanische Lichtforscher John Ott hat bereits im Jahr 1973 ein Buch über die Gefahren von Kunstlicht geschrieben. Es wurde Ende der 1980er-Jahre ins Deutsche übersetzt und im Knaur-Verlag unter dem Titel „Risikofaktor Kunstlicht – Stress durch falsche Beleuchtung" veröffentlicht. Ott hatte schon damals die Nachteile von Kunstlicht erkannt: Das Fehlen von bestimmten Farben im Lichtspektrum, die Störungen im Drüsensystem durch naturfernes Licht, den negativen Einfluss auf unsere biologische Uhr, der fehlende Ultraviolett- und

Infrarotbereich, das 50-Herz-Wechselstromflimmern und so weiter. John Ott empfahl damals sogenannte Tageslicht-Vollspektrumlampen.

Diese Bezeichnung tragen diese Leuchtstoffröhren jedoch völlig zu Unrecht. Es gibt im Spektralverlauf erhebliche Energiespitzen, Lücken und Fehlstellen, die von den Herstellern meist durch mathematische Tricks aus den Spektren „ausgebügelt" werden. Auch Vollspektrumleuchten enthalten Quecksilber. Der Spektralbereich zwischen 630 nm und 700 nm fehlt komplett – und somit fast 25 Prozent des sichtbaren Lichtes. Wenn ein Viertel der sichtbaren Strahlung fehlt, ist der Name Vollspektrum definitiv irreführend. Die einzigen elektrisch betriebenen Kunstlichtquellen die den Namen Vollspektrum verdienen sind Glüh- und Halogenlampen.

Smartphones & Flachbildschirme: Dauerstress für die Augen

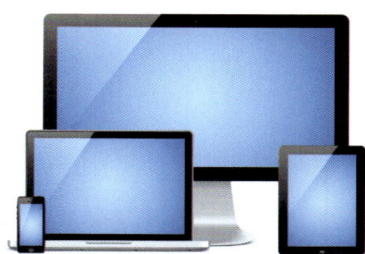

Nicht jede Form von Licht ist biokompatibel. Das kurzwellige Licht am violetten Ende des Spektrums ist reich an Energie und kann die Zellen schädigen. Beim UV-Licht ist dies seit Langem bekannt. Deshalb filtern alle Sonnenbrillen dieses Licht vollständig aus. Der natürlich vorhandene dene UV-Anteil im Tageslicht wird im Übrigen auch von der Augenlinse weitgehend gefiltert. Das erklärt warum unsere Vorfahren nicht mit einer Sonnenbrille auf der Nase geboren wurden. Das sichtbare Blaulicht aus modernen LED hingegen dringt bis zur Netzhaut vor, und kann dort Zellen schädigen. Besonders gefährlich ist das bei der Bildschirmarbeit, denn wenn wir etwas fokussieren, dann trifft das einfallende Licht gebündelt auf den Punkt des schärfsten Sehens im Augenhintergrund, den sogenannten Gelben Fleck. Die Macula lutea, so der wissenschaftliche Name des Gelben Flecks, weist die höchste Dichte von Sehzellen auf. Sie ist auch die Stelle, die bei der Altersblindheit zuerst in Mitleidenschaft gezogen wird.

Laut statistischem Bundesamt arbeiten heutzutage in Deutschland 32,1 Millionen Menschen in Unternehmen, Bildungseinrichtungen und in Behörden an Computern. Hinzu kommt noch abends die private Nutzung des PCs und im Schnitt zwei bis drei Stunden Berieslung vor der Glotze. Je nach Beruf und Lebensweise verbringen wir schon bis zu 40 Prozent unserer Lebenszeit vor einem Bildschirm. Was die meisten Anwender nicht wissen: Praktisch alle Monitore strahlen extrem blauhaltiges Licht ab, auch wenn unser Auge dies nicht direkt wahrnimmt.

Es gibt weder Langzeitstudien noch Unbedenklichkeitsnachweise der Hersteller. Doch eines ist gesichert: Wenn wir täglich für mehrere Stunden in die Röhre blicken, wird die Lichtstrahlung an der Stelle des schärfsten Sehens gebündelt. Da das Licht der Computermonitore, egal ob Quecksilberlicht oder LED, einen starken Blauanteil aufweist, kann es nach neuesten Erkenntnissen der Zellforschung zu einer Stressbelastung im Energiestoffwechsel der Netzhaut kommen. Im Bereich der Netzhaut kommt es zu einer vermehrten Bildung von freien Radikalen. Erst mal spüren wir das gar nicht. Irgendwann bemerken wir, dass wir schlechter sehen und im späteren Stadium leiden wir an der bisher unheilbaren altersbedingten Makula-Degeneration (AMD). Die fortschreitende Zerstörung der Stelle des schärfsten Sehens endet meist mit Erblindung. Auf lange Sicht könnte so aus einem Bildschirm ein Blindschirm werden.

Schon heute sind 30 Prozent der über 65-Jährigen von AMD betroffen. Im Jahr 2014 wurde eine besorgniserregende Studie veröffentlicht: Immer mehr jüngere Menschen in Europa erkranken offenbar an AMD. Wenn die Entwicklung so weiter geht, kann man in Zukunft nicht mehr von der „altersbedingten" Makula-Degeneration sprechen. Auch LED-Lampen tragen nicht gerade dazu bei, dass unsere Augen besser werden. Dazu sagt Prof. Dr. Hans-Dieter Reichenbach, Leiter des Forschungsschwerpunkts Hochfrequenz-und Lasertechnik an der Fachhochschule Köln: *Intensives LED-Licht kann bei sehr langem Hineinsehen eine Entzündung der Netzhaut verursachen. Eine Art Sonnenbrand, der unter Umständen zu Folgeschäden führen kann.* Auch er geht davon aus, dass von Blau- oder Weißlicht die größte Gefahr ausgeht. *Je größer der Blaulichtanteil, desto höher das Risiko*, sagt der Wissenschaftler.

Unsere innere Uhr kommt durch blaues Licht aus dem Takt

Das Auge galt lange als gut erforscht. Doch erst im Jahr 2001 wurde eine völlig neue Art von Lichtempfänger im menschlichen Auge entdeckt und beschrieben:

melanopsinhaltige Ganglienzellen. Diese Zellen sind - anders als die Stäbchen und Zapfen, die bis dahin bekannt waren - nicht für den Sehvorgang, sondern für die Steuerung des circadianen Rhythmus („der inneren Uhr") verantwortlich. Diese lichtempfindlichen Rezeptoren nehmen die Umgebungshelligkeit wahr und haben ihre höchste Empfindlichkeit im blauen Spektralbereich. Das heißt, das Licht mit einem höheren Blauanteil ruft ein stärkeres Helligkeitssignal hervor. Dieses wiederum stellt den Körper auf „Tag" ein. Das hat für unseren Körper gravierende Folgen: Die Bildung von Melatonin, das umgangssprachlich auch als Schlafhormon bekannt ist, wird unterdrückt. Zusätzlich werden die Stresshormone wie z. B. Cortisol und ACTH vermehrt gebildet. Dadurch vermindert sich die Reaktionsbereitschaft unseres Immunsystems. Blaues Licht hat das größte Potential, wichtige Hormone im Körper zu beeinflussen und ist am problematischsten, wenn es zur falschen Zeit einwirkt.

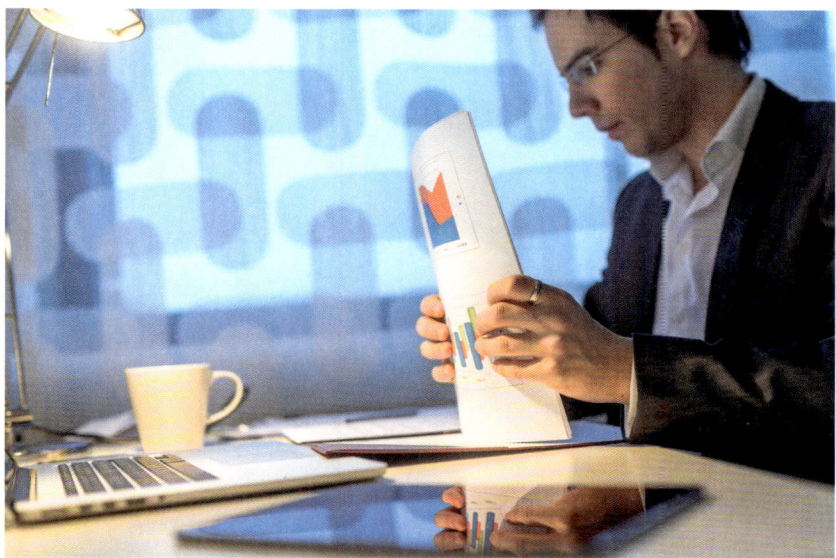

Tagsüber macht uns helles Tageslicht und Kunstlicht mit einem hohen Blauanteil munter. Abends jedoch kann Fernsehen, vor dem Computer sitzen und Licht aus LEDs bzw. Energiesparlampen zu massiven gesundheitlichen Problemen führen, indem weniger Melatonin gebildet wird. Melatonin ist für die Schlafqualität enorm wichtig. Allein das ist ja für unsere Gesundheit an sich schon ein elementarer Faktor. Melatonin ist auch eines der stärksten Anti-oxidantien, das unser Körper selbst bilden kann. Das Schlafhormon ist unent-behrlich für die tiefe und nachhaltige Regeneration des Körpers. Störungen im Melatoninhaushalt werden unter anderem mit vermehrtem Auftreten von Diabetes, Herz-Kreislauferkrankungen und bestimmten (hormonabhängigen) Krebserkrankungen wie Brust- oder Prostatakrebs in Verbindung gebracht. Stu-dien haben gezeigt, dass eine hohe „Lichtverschmutzung" bzw. starke Einstrah-lung von Straßenlaternen in Schlafräumen signifikant mit der Brustkrebsrate zusammenhängen. Wissenschaftler in Israel haben die Daten aus nächtlichen Satellitenaufnahmen ausgewertet, um die Lichtbelastung zu messen. Dann verglichen sie dies mit der Häufigkeit von Brustkrebs in den entsprechenden Städten, die nachts hell erleuchtet sind. Das schockierende Ergebnis: In den Re-gionen mit den höchsten LAN-Werten (light at night = Licht bei Nacht) lag die Wahrscheinlichkeit für Frauen, an Brustkrebs zu erkranken, um 73 Prozent höher als in den kleinen Gemeinden, wo des Nachts nur einige Straßenlaternen vor sich hin dämmern. Diese Studie sollte uns alle aufhorchen lassen. Denn wenn sogar die Straßenbeleuchtung einen solchen Effekt haben kann, was ist dann mit der täglichen Dosis Blaulicht, der wir uns vor dem Computer, beim Fernsehen oder abendlichen Smartphone checken selber aussetzen?

Eine Studie des Lighting Research Center der Polytechnischen Universität in Troy (Bundesstaat New York) setzte 13 gesunde Probanden in den Nachtstun-den dem Licht von LED-hinterleuchteten Bildschirmen aus und konnte nach zwei Stunden Bildschirmarbeit eine Verringerung der Melatoninkonzentration um 23 Prozent nachweisen.

Wer sich jetzt sicher fühlt, weil er eben keine zwei Stunden, sondern „nur mal eben" auf seinen Bildschirm schaut, den könnte das Ergebnis einer belgischen Studie zum Nachdenken bringen: Mehr als 1.600 Schüler zwischen 13 und 17 Jahren wurden zur nächtlichen Nutzung ihrer Mobiltelefone und zu ihrer sub-jektiven Müdigkeit im Unterricht befragt. Das Ergebnis: Wer mehr als einmal wöchentlich nach dem Licht ausschalten noch Textnachrichten schickte oder telefonierte, hatte eine fünfmal höhere Wahrscheinlichkeit, am nächsten Tag sehr müde zu sein. Das Ergebnis der Studie ist daher ganz eindeutig: Es gibt keine unbedenkliche Nutzungsdauer oder -dosis für Smartphones, Tablets, Computer und Fernseher nach *„Licht aus"*.

Bitte beachten Sie: Auch Elektrosmog und Mobilfunkstrahlung senken nachweislich die körpereigene Melatoninbildung. Daher sollten Schnurlostelefone und W-LAN nachts konsequent ausgeschaltet werden.

Wie können Sie sich schützen?

In Anbetracht dieser Fülle an nachgewiesen Blaulichteffekten sollte es jedem Menschen, dem seine Gesundheit am Herzen liegt, klar sein, dass Licht nicht gleich Licht ist - und dass ein verantwortungsvoller Umgang mit Kunstlichtquellen essentiell wichtig ist. Gegen die erwähnte Einstrahlung von Straßenbeleuchtung kann man sich leicht mit Vorhängen, Rollläden und Schlafmasken schützen. Doch was hilft gegen das Blaulicht aus den Bildschirmen?

Es gibt Bestrebungen, die Farbtemperatur von Bildschirmen mittels Software an den Tagesverlauf anzupassen, so dass abends ein rötlicheres Spektrum abgestrahlt wird. Das ist ein interessanter Ansatz, er scheitert jedoch an der technischen Umsetzbarkeit. Die vermehrte Blauabstrahlung ist eine charakteristische Eigenschaft von LED-Licht. Selbst in der stärksten Einstellung der führenden Software, die Kerzenlicht simulieren soll, ist noch ein überhöhter Blauanteil im Spektrum enthalten.

Bildschirme, egal mit welcher Einstellung, können nicht annähernd ein natürliches Lichtcharakteristikum erreichen, zumal der Rotanteil fast gänzlich fehlt. Das ist übrigens das Geheimnis, wie LEDs so viel Strom sparen können: Er wird nicht für die Erzeugung der regenerierenden Rot- und Nahinfrarotstrahlung „verschwendet". Gerade deshalb ist es besonders wichtig, die Blauanteile soweit wie möglich zu eliminieren.

Blaulichtschutzbrillen schützen Ihre Augen

Einen guten Schutz vor den überhöhten Blauanteilen bieten spezielle Blaulichtschutzbrillen, die den schädlichen Blauanteil fast vollständig ausfiltern können. Da Berufstätige pro Jahr rund 4.000 Stunden dem belastendem Blaulicht ausgesetzt sind, lohnt sich die Investition allemal. Diese speziellen Brillen kann man auch tragen, wenn man sich abends im Licht von Energiesparlampen oder Leuchtstoffröhren aufhält. Diese Blaulichtschutzbrillen werden auch von dem bereits zitierten Arzt Alexander Wunsch empfohlen. Er schreibt dazu: *„Licht-doping am Arbeitsplatz durch bläuliches „Stresslicht" ist kollektive Manipulation. Menschen leben länger und gesünder, arbeiten mit mehr Freude und Engagement und sind dauerhaft leistungsfähiger, wenn sich Stress und Regeneration in einem wohl ausgewogenen Verhältnis befinden. Was aber kann man als Einzelner tun, wenn man schon Opfer des blauen Lichtes geworden ist, wenn also am Arbeits-platz bereits solche Lichtquellen installiert wurden? Hier gibt es zum Glück eine persönliche Schutzausrüstung in Form leistungsfähiger Filterbrillen, die den Blau-lichtanteil effektiv bekämpfen. Ursprünglich für die Eliminierung der kurzwelligen Anteile in Bildschirmen mit Quecksilberdampf-Hintergrundbeleuchtung entwi-ckelt, leisten diese Schutzbrillen auch wertvolle Dienste für all diejenigen, die sich ihre volle Sehkraft erhalten möchten.*

Die Verwendung einer solchen Brille hat weitere Vorteile: Die Sehschärfe und der Kontrast werden erhöht und man kann den Computerbildschirm mit voller Hel-ligkeit betreiben. Die Reduktion der Helligkeit führt nämlich zu einem leicht mess-baren Flackern des Bildschirms, was entspanntes Arbeiten zusätzlich erschwert."
Beratung und Verkauf der Blaulichtschutzbrillen: Telefon: 07529/ 973 7350

Krank durch Sonnenbrillen?

Apropos Brillen: Herkömmliche Sonnenbrillen sind offensichtlich nicht das Gelbe vom Ei. Es gibt sicherlich Situationen, da möchte man die Erfindung der Sonnenbrille nicht missen. Zum Beispiel beim Autofahren, wenn die Sonne sehr tief steht. Auch an einem sonnigen Wintertag, wenn der Schnee das glei-ßende Licht der Sonne reflektiert, ist es sinnvoll die Augen zu schützen. Ebenso bei hoher Lichtintensität am Strand. UV-Licht im Übermaß kann die Augen schädigen, daran besteht kein Zweifel. Doch eine Sonnenbrille aufzusetzen, so-bald die Sonne scheint, könnte sich ebenfalls als schwerer Nachteil für unsere Gesundheit erweisen. Schließlich enthält das Sonnenlicht auch einen Anteil an Infrarotstrahlung, die einen stark regenerativen Einfluss auf unsere Zellen hat.

Der Lichtforscher John Ott hatte dies am eigenen Leibe erfahren. Er litt unter ei-ner weit fortgeschrittenen und sehr schmerzhaften Arthritis. Seine Ärzte hatten ihm zu einem künstlichen Hüftgelenk geraten. Ott und seine Frau hatten schon in Erwägung gezogen in ein einstöckiges Haus ohne Treppen zu ziehen. Nichts konnte sein Leiden lindern. Weder Diät, noch Spritzen mit Drüsenextrakten, Arzneimittel oder Sonnenbäder halfen ihm. Eines schönen Tages zerbrach seine Sonnenbrille, die er aufgrund seiner empfindlichen Augen sehr häufig trug. Er merkte von Tag zu Tag, dass es ihm ohne Sonnenbrille wesentlich besser ging: *„Es gab keinen Zweifel. Meine Arthritis hatte sich eindeutig gebessert und mit Genugtuung stellte ich fest, dass es nicht nur meine Einbildung oder Wunschdenken war. Ja, darüber hinaus waren meine Augen nach ein paar Tagen, an denen ich überhaupt keine Brille trug, nicht mehr so überempfindlich gegen das helle Sonnenlicht, nicht einmal am Strand. Noch bevor die Woche zu Ende war, spielte ich einige Runden Golf auf einem Platz mit neun Löchern und ging ohne meinen Stock am Strand spazieren. Ich fühlte mich wie ein neuer Mensch“*, schreibt Ott in seinem Buch. Nach sechs Monaten ohne Sonnenbrille konnte sich sogar sein Arzt anhand von Röntgenbildern von der Heilung der Arthritis überzeugen.

Fazit: Das Beste, natürlichste und preiswerteste Licht ist jenes der Sonne. Danach kommen andere, thermische Lichtquellen wie Kerzen, Glüh- und Halogenlampen. LED-Leuchten verbrauchen zwar wenig Strom, sind aber stark verbesserungsbedürftig, was Lichtspektrum, Elektrosmog und für die Augen nicht wahrnehmbares flimmern betrifft. Energiesparlampen gehören auf den Sondermüll – und zwar sofort. Es gab sogar schon mal den Vorschlag, alle quecksilberhaltigen Lampen in einer konzentrierten Aktion zu sammeln und den (Un)verantwortlichen lobbyhörigen Politikern in Brüssel vor die Füße zu kippen…

Am Licht sollten wir nicht sparen. Es wird schon seinen Grund gehabt haben, dass Goethe auf dem Sterbebett forderte: „mehr Licht!“

Die Maßeinheit für die Beleuchtungsstärke ist Lux, das lateinische Wort für Licht. Davon ist auch das Wort Luxus hergeleitet (lucere = leuchten). Gönnen Sie sich den Luxus eines gut beleuchteten Arbeitsplatzes und Wohnumfeldes! Nutzen Sie (soweit noch vorhanden) Glüh- und Halogenlampen. Letztere sollen ebenfalls ab dem Jahr 2016 nach und nach aus dem Verkehr gezogen werden, so die Maßgabe aus Brüssel. Gehen sie so oft wie möglich nach draußen, denn es heißt in einem italienischen Sprichwort: „Wo das Sonnenlicht fehlt, ist der Arzt nicht fern.“

Text: Gregor Wilz

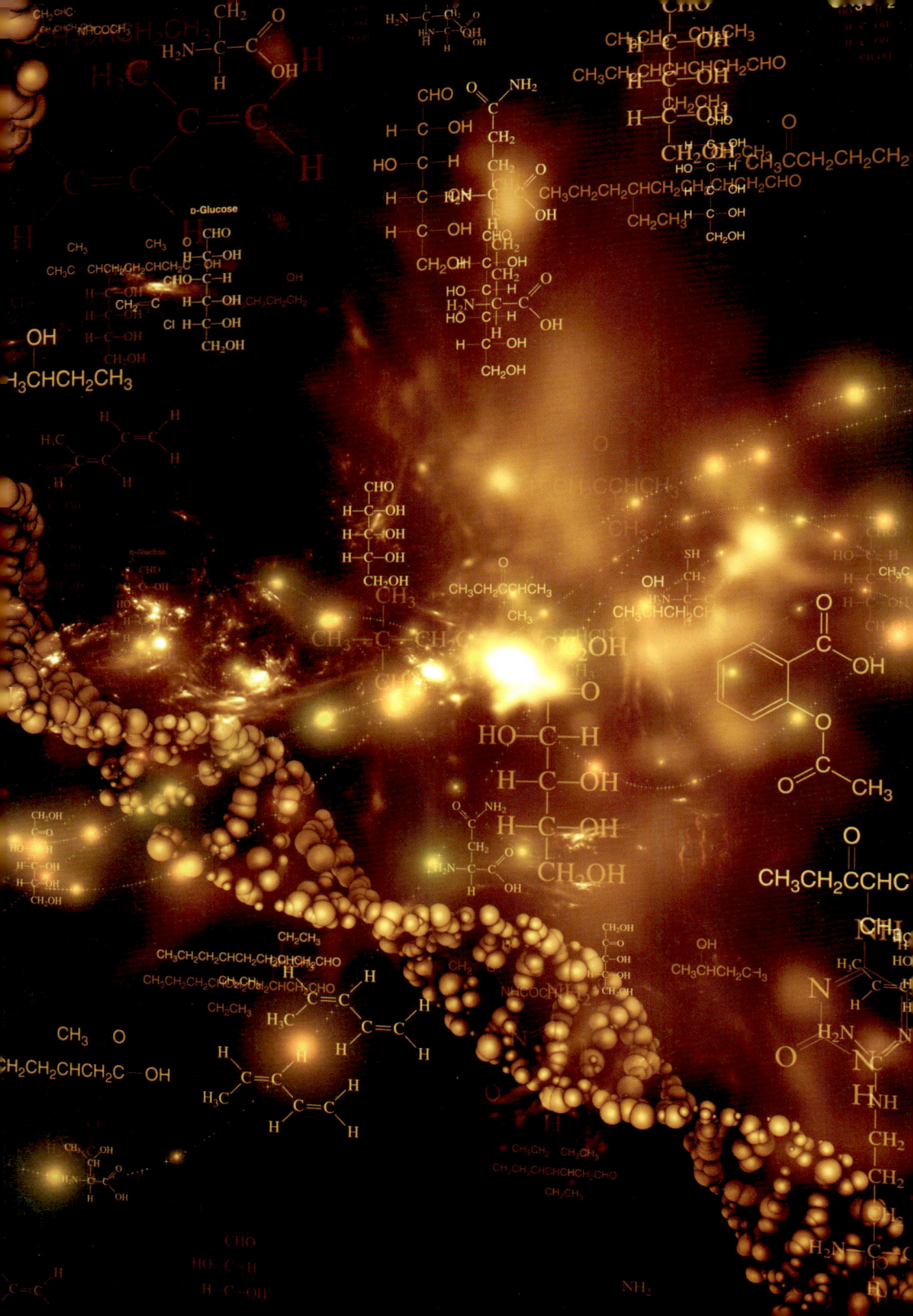

Biophotonen –
Das Licht
in unseren Zellen

„In den Zellen sitzt das Licht des Lebens und
steuert alle wichtigen Abläufe.“

Prof. Dr. Fritz Albert Popp

In jeder unserer Zellen laufen etwa 30.000 bis 100.000 biochemischer Reaktionen pro Sekunde ab. Suma Sumarum sind das in unserem Körper pro Sekunde rund eine Trillion Stoffwechselprozesse. Es soll noch Wissenschaftler geben, die glauben, dass diese Abläufe rein auf auf biochemischem Wege gesteuert werden.

Unmöglich - dieser Reaktionsweg ist viel zu träge. Der Biophysiker Prof. Dr. Popp argumentiert, dass allein Lichtquanten die nötige Schnelligkeit besitzen, um in Lichtgeschwindigkeit biochemische Reaktionen zu regulieren, steuern und präzise auszulösen. Er bezeichnet dieses Licht als „Biophotonen“.

Lebendige Zellen sind ein Wunderwerk komplexer Abläufe. Sie greifen mit einer Präzision ineinander, die kein noch so hoch entwickeltes Computerprogramm bislang nachvollziehen kann. Alle alten Kulturen kannten einen Begriff, der eine Lebensenergie beschreibt, welche die komplexen Abläufe des körperlichen Lebens steuert. Vom Chi der traditionell chinesischen Medizin über das *Prana* der Yoga-Lehren und des Ayurveda bis zum Pneuma der Ärzte des antiken Griechenlands war die Idee einer immateriellen, aber sehr realen ordnenden Energie der Menschheit stets gegenwärtig.

Erst in den 1780-er Jahren postulierte der Chemiker Antoine de Lavoisier die These, dass alle für Leben und Tod, Gesundheit und Krankheit relevanten Prozesse nichts Anderes seien, als chemische Abläufe. Nun hatte die moderne Chemie in ihrer frühen Geschichte erhebliche Erfolge bei der Erklärung vieler bis dahin unerklärbarer Phänomene vorzuweisen. Ebenso wie die Physik von Isaac Newton, der ebenfalls ein mechanisches Bild vom Leben ohne den Einfluss einer „mysteriösen" und zur damaligen Zeit nicht messbaren Lebenskraft entwarf. Das Lebewesen Mensch wurde im 18. Jahrhundert zur Maschine degradiert.

Das materialistische und mechanistische Weltbild der Aufbruchszeit der modernen Wissenschaft war sicherlich eine notwendige Phase, um das Denken der Menschen von vielen naiven und überzogen mystischen Vorstellungen zu befreien. Doch auch dieses Weltbild stieß bald schon an seine Grenzen. Die Krise des modernen Gesundheitswesens und die Ausbreitung degenerativer Erkrankungen - trotz aller Erfolge der modernen Medizin, der Hygiene und verwandter Wissensgebiete - sprechen hier eine deutliche Sprache. Bemühungen um eine sinnvolle Synthese der Schulmedizin mit ihrem detaillierten Wissen über Anatomie und biochemische Abläufe im menschlichen Körper und ganzheitlichen Ansätzen, die ein umfassenderes Bild vom Leben darstellen und die *Lebensenergie als Schlüssel zur Gesundheit* betrachten, tragen inzwischen wertvolle Früchte.

Die Koordination des biologischen Lebens

Die großen Erfolge der Biochemie haben detailliertes Wissen über molekulare Abläufe in lebenden Zellen zutage gefördert. Doch die Koordination dieser Abläufe ist auf der Ebene der Biochemie nicht zu erklären. Woher „wissen" Moleküle, wohin sie sich in einer Zelle bewegen müssen, was bringt ein RNA-Molekül dazu, an genau der richtige Stelle an einem DNA-Molekül anzudocken, um einen entsprechenden Auftrag für einen Stoffwechselprozess in Empfang zu nehmen?

Stellen wir uns vor, wir betrachten eine relativ gut funktionierende Firma. Die verschiedenen Mitarbeiter der jeweiligen Abteilungen erledigen ihre Aufgaben, die Ziele der Firma werden durch diese Abläufe immer wieder erreicht, manchmal aber auch nicht. Nun stellen sie sich vor, dass wir aus irgendeinem Grund nicht wahrnehmen könnten, dass die Mitarbeiter der Firma die Abteilungsleiter und die Chefetage alle miteinander kommunizieren.

Alleine das physische Vorhandensein der Menschen in einer Firma erklärt nicht, warum sie in (hoffentlich) guter Koordination miteinander effektiv arbeiten und was manchmal der Effektivität im Weg steht. Wenn uns dies mit unserer Begrenzung, die es uns nicht erlaubt, Kommunikation von Menschen wahrzunehmen, vor ein Rätsel stellt und wir nun die physische Erscheinung der Mitarbeiter immer detaillierter analysieren, ihre Körpermaße exakt vermessen, die Geschwindigkeit, mit der sie sich auf ihren Bürostühlen umdrehen etc. bringt uns dies nicht der Lösung unseres Rätsels näher. Erst wenn sich unser Bewusstsein für eine erweiterter Erklärungsmöglichkeit öffnet und wir beginnen, Kommunikation wahrzunehmen, wird sich unser Bild vervollständigen. Nur mit dieser erweiterten Sicht wären wir auch in der Lage, Stärken und Probleme eines Unternehmens zu analysieren und eventuell Vorschläge zur Verbesserung der Abläufe anzubieten.

Ein rein biochemisches Bild vom menschlichen Leben entspricht der Betrachtung einer Firma unter Ausblendung aller Kommunikation, die durch Worte, Telefonate, E-Mails etc. geschieht. Wenn bei dieser begrenzten Sichtweise erkennbar wird, dass zum Beispiel eine Abteilung der Firma nicht richtig arbeitet, würde vielleicht ein Lösungsvorschlag darin bestehen, doch einfach diese Abteilung zu eliminieren. Denn: Was nicht mehr da ist, kann auch keine Probleme verursachen. Die vielfältigen Methoden der chemischen Zerstörung kranker Zellen oder krankmachender Mikroben und die chirurgischen Entfernungen kranker Körperteile in der Medizin werden so häufig angewandt, weil es immer noch viel zu wenig Verständnis dafür gibt, dass vielleicht eine verbesserte Kommunikation in der Firma des menschlichen Körpers viele Probleme lösen könnte.

Die Genialität der Zelle in Zahlen

Der Vergleich einer lebendigen Zelle mit einer Firma ist in einer Hinsicht nicht ganz korrekt: Jede lebende Zelle führt eine derartige Fülle von aufeinander abgestimmten Vorgängen durch, die kein von Menschen erdachtes System auch nur ansatzweise erreicht. In einer Sekunde finden in einer Zelle des menschlichen Körpers rund 100.000 biochemische Prozesse statt, die alle ineinander greifen, um die harmonische Symphonie des Lebens hervor zu bringen. Rechnen wir diese Zahl auf 70 bis 100 Billionen Körperzellen hoch, wird klar, über welche unglaubliche Organisationsfähigkeit das Leben verfügt.

Die Erforschung der Biophotonen

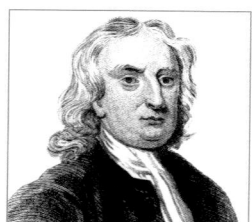

Isaac Newton

Die große wissenschaftliche Leistung, die Isaac Newton erbrachte, führte dazu, dass bis zum Beginn des 20. Jahrhunderts das von ihm und Rene Descartes postulierte Weltbild eines mechanischen Universums und einer strikten Trennung von Körper und Geist im Menschen die Basis des Weltverständnisses in der Wissenschaft darstellte. Heutzutage wird häufig auf die Quantenphysik verwiesen, wenn es um die wechselseitigen Einflüsse von Körper und Geist oder um ein ganzheitlich-medizinisches Weltbild geht. Tatsächlich hat spätestens mit der Kopenhagener Deutung der Quantenphysik 1927 ein neues Weltbild in der Physik Fuß gefasst und viele Phänomene, die als mystisch und unwissenschaftlich abgetan wurden, konnten seither in einem neuen Licht betrachtet werden.

Doch während die Quantenphysik und ihre wesentlichen Pioniere wie Niels Bohr, Max Planck, Werner von Heisenberg, Paul Dirac u. a. bekannt wurden, entwickelte sich ein anderer Zweig einer neuen, ganzheitlichen Physik praktisch unter Ausschluss der Öffentlichkeit. Mit einer Entdeckung von Alexander Gurwitsch im Jahre 1923 begann eine aufregende Reise in die Erforschung des Lebens aus einer völlig neuen Perspektive.

Alexander Gawrilowitsch Gurwitsch hatte bereits ein bewegtes Leben hinter sich, bevor er den Grundstein der modernen Biophysik legte. Ursprünglich wollte er in München Kunst studieren, bestand aber nicht die Aufnahmeprüfung der Akademie für Bildende Künste. Er wandte sich dem Medizinstudium zu und erlebte auch in dieser Laufbahn einige Schwierigkeiten, weil er aufgrund seiner jüdischen Wurzeln im zaristischen Russland nicht an einer Universität arbeiten konnte. Schließlich wurde er zum russisch-japanischen Krieg einberufen und kehrte so 1905 nach Russland zurück. Wissenschaftliche Achtung verschaffte sich Gurwitsch zunächst durch verschiedene Arbeiten im Bereich der Embryologie und Histologie.

1923 entdeckte Gurwitsch eine schwache Photonenemission (Lichtaussendung), die von Zwiebelwurzeln abgegeben wurde. Er vermutete, dass diese Strahlung die Zellteilung, fachlich Mitose genannt, stimulierte und bezeichnete dieses Phänomen daher zunächst als mitogenetische Strahlung. Zunächst löste seine Entdeckung in wissenschaftlichen Kreisen Begeisterung aus und die Verleihung eines Nobelpreises verpasste Gurwitsch nur knapp. Als es ihm gelang, einen Zusammenhang zwischen der Photonenemission von Körperzellen und Krebs nachzuweisen, wurde Gurwitsch 1941 immerhin mit dem Stalin-Preis ausgezeichnet.

Doch der Name dieses Preises und das geschichtliche Datum seiner Verleihung zeigen auch auf, unter welchen Schwierigkeiten sich die Forscherlaufbahn von Gurwitsch gestaltete. Mit viel Glück konnte er mit seiner Familie aus dem von den deutschen Truppen belagerten Leningrad ausgeflogen werden. Die unberechenbaren Einflüsse Stalins auch auf die Wissenschaften erzeugten in Russland auch nach dem Krieg ein Klima der Verunsicherung. Trofim Lyssenko war ein Handlanger des stalinistischen Regimes in wissenschaftlichen Kreisen. Seine eigenen Forschungsarbeiten wurden zum großen Teil als Fälschungen entlarvt, aber er genoss das Vertrauen Stalins und wurde siebenmal mit dem Lenin-Orden ausgezeichnet.

Lyssenko brachte nach dem Krieg in stalinistischer Manier die biologische und medizinische Forschung in Russland auf eine Linie, die keine Abweichungen duldete. Gurwitsch protestierte mutig gegen dieses Diktat, sah aber schließlich keine andere Möglichkeit, als aus der Sowjetischen Akademie der Wissenschaften auszutreten. Bis zum Ende seines Lebens erforschte er im privaten Kreis mit Freunden die Photonenstrahlung lebender Zellen. Doch die große Pionierleistung von Gurwitsch blieb jahrzehntelang unerkannt.

Andere russische Forscher entdeckten noch zu Lebzeiten von Gurwitsch, dass diese Strahlung tatsächlich existiert und offensichtlich bedeutende Funktionen in lebenden Organismen hat. Doch um nicht in einer Geistesverwandtschaft mit dem Abweichler Gurwitsch gesehen zu werden, banalisierten die Wissenschaftler schließlich diese Strahlung und ordneten ihr keinerlei Bedeutung zu. Die Entdeckung der Photonenemission durch Gurwitsch ist ein eindrückliches Beispiel dafür, wie sehr in der Wissenschaft Politik, Intrigen und persönliche Interessen Einfluss darauf nehmen, was als wissenschaftlich anerkannt gilt. So blieb es einem deutschen Forscher vorbehalten, die Photonenstrahlung lebender Zellen weiter zu erforschen und ihre wahre Bedeutung zu erklären. Mit der gründlichen und gewissenhaften Arbeit von Prof. Fritz-Albert Popp wurde die ursprünglich von Gurwitsch entdeckte Strahlung umfassend erforscht. Aufgrund ihrer Bedeutung für biologisches Leben entstand durch Prof. Popp schließlich der Begriff der Biophotonen.

Die Forschungen von Prof. Popp

In den 1970er-Jahren existierte in wissenschaftlichen Kreisen eine gewisse Anerkennung zumindest für die Existenz der Photonenemission lebender Zellen. Alleine die immer präziseren Technologien der wissenschaftlichen Untersuchungen machten die Kenntnis von dieser Strahlung unausweichlich. Doch die meisten wissenschaftlichen Institute maßen der Photonenemission keine Bedeutung bei und interpretierten sie lediglich als eine Folgeerscheinung einer Störung in Organismen. Doch an der Universität Marburg begann eine Gruppe unter der Leitung von Prof. Popp die Geheimnisse der Photonenemission auf eine Weise zu entschlüsseln, die unser Verständnis vom biologischen Leben nachhaltig bereicherte. Von 1972 bis 1980 gelang es dieser Marburger Gruppe, ein differenziertes Verständnis der Photonenstrahlung in lebenden Organismen zu entwickeln. Durch diese Forschungen entstand schließlich der Begriff der Biophotonen. Als Biophotonen werden die Lichtemissionen, die in lebenden Organismen entstehen, von Lichtemissionen technischer Quellen oder photoelektrischer Effekte unterschieden.

Die Forschungsgruppe von Prof. Popp gelang der Nachweis, dass diese Differenzierung auf sehr realen qualitativen Unterschieden zwischen Biophotonen und anderen Photonen beruht. In der Lasertechnologie gilt die Kohärenz,

d. h. die Ordnung der Photonenstrahlung als ein wesentliches Qualitätsmerkmal für einen Laser und der technische Fortschritt hat immer kohärentere Lichtbündelungen in Lasern ermöglicht. Prof. Popp konnte jedoch nachweisen, dass Biophotonen eine Kohärenz aufweisen, die bis heute die der meisten Laser übertrifft. Ebenso gelang ihm der Nachweis, dass Störungen in der Kohärenz der Biophotonen mit gesundheitlichen Beeinträchtigungen des Organismus einhergehen.

Das erste Patent, dass aus diesen Erkenntnissen hervorging, wurde für eine Erkennungsmethode von Krebs durch Veränderungen in der Biophotonenemission vergeben. Wenn Krebszellen sich von gesunden Zellen durch eine veränderte und weniger kohärente Biophotonenstrahlung unterscheiden und keinerlei Tumormarker oder andere biochemische Aspekte notwendig sind, um diese Unterscheidung mit Genauigkeit festlegen zu können, wird deutlich, wie bedeutend die Kohärenz der Biophotonen für lebende Organismen ist.

Die wahre Bedeutung der Biophotonen

Mit diesem Durchbruch gelang Popp und seiner Forschungsgruppe der Nachweis, dass Biophotonen eben nicht einfach ein unwichtiges Nebenprodukt von Störungen in lebenden Organismen sind. Biophotonen stellen offenbar ein ganz wesentliches Steuerungselement biologischer Lebensprozesse dar. Bereits in den 1950er Jahren hatte der Physik-Nobelpreisträger Erwin Schrödinger das Prinzip formuliert, dass ein lebender Organismus permanent Ordnung aus seiner Umgebung aufnimmt. Schrödinger sprach der Nahrung des Menschen eine ordnende Kraft zu, eine Sichtweise, die über das damalige Verständnis einer hauptsächlich auf Kalorienzufuhr ausgerichteten Ernährungslehre weit hinausging. Mit den Biophotonen lieferte Popp das biophysikalische Erklärungsmodell dafür, was diese ordnende Kraft ist.

Gehen wir noch einmal zu dem Beispiel eines Unternehmens mit vielen Mitarbeitern zurück. Die Kommunikation der Mitarbeiter, Anweisungen der Teamleiter, Feedback von verschiedenen Abteilungen zur Chefetage etc. entspricht in einem lebenden Organismus den Biophotonen. Auch die fähigsten Mitarbeiter und die beste technische Ausstattung eines Unternehmens könnten niemals ein erfolgreiches Arbeiten ermöglichen, wenn es keine Kommunikation gäbe. Lebende Zellen ohne den Aspekt der Biophotonen verstehen und ihre Funktionen verbessern zu wollen, wäre wie eine Unternehmensberatung, die keinerlei Kommunikation der Mitarbeiter einbezieht. Biophotonen stellen das ordnende Element der molekularen Abläufe in unseren Zellen dar. Sie geben Molekülen Signale, die ihnen ermöglichen, koordiniert miteinander zu interagieren. Kohärenz der Biophotonen ermöglicht uns, von den Vitalstoffen unserer Nahrung wirklich zu profitieren, denn das bloße Vorhandensein der Vitalstoffe in unserem Körper entspricht dem Vorhandensein von Baumaterial in einem Haus. Die intelligente Verarbeitung der Baumaterialien unseres Körpers wird erst durch kohärente Biophotonen möglich.

Die Brücke zwischen Geist und Körper

Ein wesentlicher Fortschritt in der Medizin der vergangenen Jahrzehnte liegt in der zunehmenden Anerkennung der Verbindung von Geist und Körper. Hatten Descartes und Newton mit ihrem Weltbild, dass die Moderne einläutete, noch eine strikte Trennung von körperlichen und seelischen Prozessen im Menschen vermutet, so wissen wir heute, in welch untrennbarer Verbindung diese beiden Ebenen unseres Daseins stehen.

Die positiven gesundheitlichen Auswirkungen glücklicher Beziehungen, die große Bedeutung von Empathie von Ärzten und Therapeuten für den Behandlungserfolg und zahlreiche weitere Zusammenhänge zwischen seelischen Einflüssen und körperlicher Gesundheit sind inzwischen hervorragend dokumentiert.

Doch wie beeinflusst die Seele den Körper? Natürlich sind Zusammenhänge zwischen Neurotransmittern, Hormonen und anderen Botenstoffen der Stimmungen gut erforscht. Aber warum führen verschiedene emotionale Einflüsse zu einer Veränderung in der körpereigenen Produktion dieser Substanzen? Wie kann die immaterielle Ebene geistig-seelischer Vorgänge erheblich in den physischen Stoffwechsel eingreifen? Auch hier sind Biophotonen das lange Zeit fehlende Glied in der Kette einer vollständigen Erklärung. Moderne Untersuchungsmethoden können nachweisen, dass Gefühle und Gedanken sich in fein nuancierten Mustern elektromagnetischer Wellen äußern.

Das elektromagnetische Feld, welches vom menschlichen Herzen ausgestrahlt wird, reicht mehrere Meter weit. Stimmungen verschiedener Art zeigen ganz unterschiedliche Muster in diesem Feld an. Biophotonen sind als fast immaterielle Energieeinheiten mit einem Minimum an Masse subtil genug, um von solchen feinen Energieströmen beeinflusst zu werden. Die Kohärenz der Biophotonen nimmt bei friedvollen, harmonischen Gefühlslagen zu und bei Disharmonie ab. Dementsprechend werden Stoffwechselprozesse mehr oder weniger geordnet in der Zelle ablaufen. Auf eine Verringerung der Ordnung reagiert der Stoffwechsel dann folgerichtig mit der Produktion toxischer Substanzen, die Stressmarker darstellen und mit einem erhöhten Krankheitsrisiko einhergehen. Dazu zählen u. a. CRP (c-reaktives Protein), das ein ganz wesentlicher Indikator für das Herzinfarktrisiko ist, Peroxynitrit, das den nitrosativen Stress anzeigt, der zu Burnout und vielen körperlichen Krankheiten führen kann und viele weitere Substanzen.

Biophotonen liefern ein Erklärungsmodell, für die gegenseitige Beeinflussung von Geist und Körper. Maßnahmen, die der körperlichen Gesundheit dienlich sind, wie eine hochwertige Ernährung, sinnvolle Nahrungsergänzungen, Sonnenlicht auf der Haut, Zeit in der Natur verbringen etc. fördern die Kohärenz der Biophotonen über physische Einflüsse. Dies hat harmonisierende Wirkungen auf die Psyche.

In Kontakt mit den eigenen Gefühlen zu sein und ihnen angemessen Ausdruck zu verleihen, Empathie und Mitgefühl mit anderen und viele andere Aspekte psychischer Gesundheit bringen aus den feineren Ebenen des Bewusstseins Ordnung in die Biophotonen, was sich in einem besser geordneten Stoffwechsel und damit harmonischeren Körperfunktionen äußert.

Verbesserte Gesundheit durch harmonische Biophotonen

Eine Schlussfolgerung aus den Erkenntnissen über die Bedeutung der Biophotonen ist, dass wir eine Menge für unsere körperliche und seelische Gesundheit tun können, denn die Zusammenhänge zwischen vielen Aspekten unsere Lebensführung und ihrer Auswirkung auf die Kohärenz der Biophotonen sind gut erforscht.

Im Folgenden gehen wir auf fünf essentielle Bereiche unseres Lebens ein, durch die wir nachhaltig positiven Einfluss auf die Kohärenz der Biophotonen in unseren Zellen und damit auf unsere Gesundheit nehmen können.

Hier ein Überblick über diese fünf Bausteine einer guten Gesundheit:

1. Hochwertige Ernährung mit lebendigen, biophotonenreichen Lebensmitteln
2. Zeit in der Natur verbringen
3. Richtige Bewegung zur Zellregulation
4. Harmonischer Umgang mit Emotionen
5. Technische Methoden zur Harmonisierung der Biophotonen

Lebendige Nahrung

Albert Szent-Györgyi entdeckte 1932 das gegen die gefürchtete Skorbut wirksame Vitamin C. Einige Jahre später erkannte er, dass synthetisches Vitamin C gegen Skorbut kaum wirksam ist, während schon der Verzehr weniger roter Paprika oder von etwas Sauerkraut Skorbut eliminiert. In der Natur kommen die meisten für unsere Gesundheit relevanten Vitalstoffe in der sogenannten L-Form vor, was eine bestimmte Art beschreibt, wie sie Licht reflektieren. Nur DNS und komplexe Polysaccharide werden aus Molekülen in der D-Form aufgebaut. Natürliches Vitamin C liegt grundsätzlich in der L-Form vor, während bei der synthetischen Herstellung ein großer Teil der Moleküle in der D-Form entsteht. Diese hat ganz offensichtlich eine geringere Wirksamkeit, als die na-

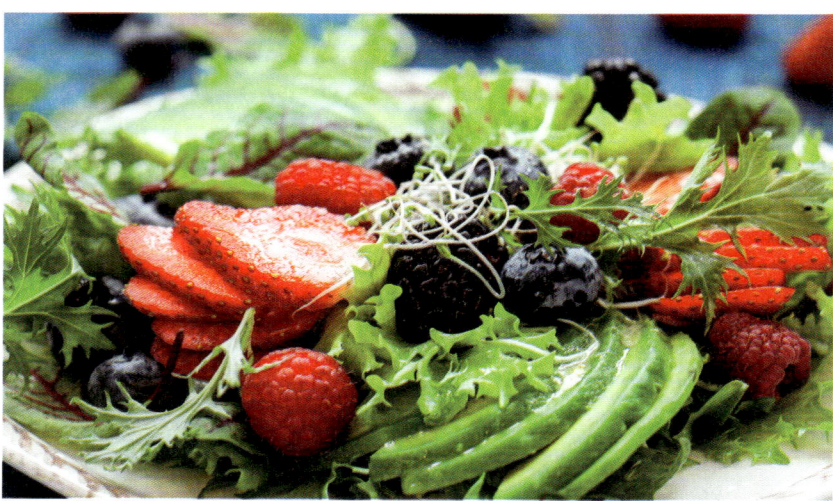

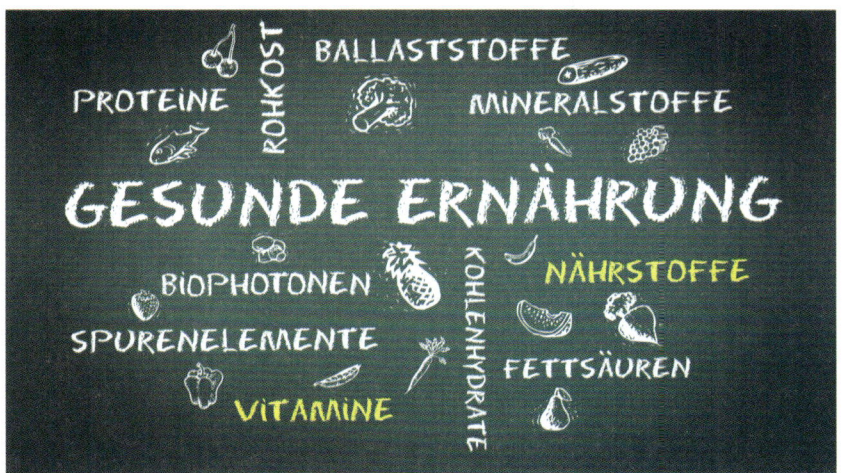

türliche L-Form. Der entscheidende Mechanismus ist die Reflektion von Licht. Ein synthetisch hergestelltes Vitamin C hat biophysikalisch nicht die gleichen Eigenschaften, wie natürliches Vitamin C aus Früchten.

Innerhalb einer lebenden Zelle werden Moleküle durch ultraschwache Lichtsignale, den Biophotonen, darüber informiert, was sie zu tun haben. Hat nun ein Molekül Eigenschaften in der Lichtreflektion, die nicht dem natürlichen Design dieser Molekülart entsprechen, so gibt es ein Kommunikationsproblem. Die höhere Wirksamkeit von natürlichem Vitamin C ist nur eines von vielen Beispielen dafür, wie bedeutsam die von Biophotonen hergestellte Ordnung in den Zellen für ein Verständnis einer wirklich gesunden Nahrung ist.

Natürlich benötigen wir Nährstoffe, also Fette, Eiweiß und Kohlenhydrate sowie die vielen Vitalstoffe wie Vitamine, Mineralien, Enzyme, Spurenelemente und Phytosubstanzen aller Art. Doch der Nutzen, den wir aus diesen chemisch erfassbaren Substanzen ziehen, hat viel damit zu tun, wie gut sich ihre physikalischen Eigenschaften im Bereich der Photonen in die Ordnung der Biophotonen unserer Zellen einfügen können. Nahrung, die sich harmonisch in unsere Zellordnung einfügt, wird deshalb auch gerne als „lebendige Nahrung" bezeichnet. Lebendige Nahrung ist generell nah am ursprünglichen Zustand der Natur und nur wenig durch Eingriffe des Menschen verändert.

Lebendige Nahrung ist ökonomisch

Ein eindrückliches Beispiel für den Wert lebendiger Nahrung lieferten in den 1950er Jahren die Experimente des japanischen Mediziners Prof. Kuratsune. Im zweiten Weltkrieg verhungerten viele amerikanische Kriegsgefangene in den japanischen Lagern bei einer Ernährung, die 800 bis 1.200 Kalorien pro Tag lieferte, in Form von verkochtem weißen Reis und wenig verkochtem Gemüse. Die klassische Kalorienlehre würde nun sagen, dass ein Verhungern bei dieser Menge an Nahrung daher kommt, dass schon der Grundumsatz bei körperlicher Ruhe für einen erwachsenen Mann 1.800 Kalorien am Tag betragen soll und die Kriegsgefangenen oft harte körperliche Arbeit verrichten mussten. Prof. Kuratsune, ein feinfühliger Mann, dem der japanische militärische Chauvinismus zuwider war und den das Schicksal der vielen verstorbenen Gefangenen tief bewegte, ging jedoch von einer anderen Hypothese aus.

Kuratsune war studierter Mediziner, gleichzeitig aber tief beeinflusst von einer japanischen Reformbewegung, die natürliche Ernährung, natürliche Landwirtschaft und Pazifismus lehrte. Aus dieser Subkultur gingen viele wertvolle Impulse für die natürliche Landwirtschaft und Permakultur hervor, ebenso wie das moderne Aikido, dessen Gründer einer der Lichtgestalten dieser friedliebenden Gesellschaftsströmung war. Dreimal experimentierten Kuratsune, seine Frau und etlicher seiner Studenten mit einer stark reduzierten Nahrungsmenge von 800 bis 1.100 Kalorien pro Tag.

In diesen Phasen, die jeweils über etliche Monate durchgeführt wurden, arbeiteten alle Probanden mehr als sonst, auch körperliche Arbeit wie der Bau eines Hauses wurde verrichtet. Frau Kuratsune stillte während einer dieser Phasen mit einer derart reduzierten Kalorienzufuhr sogar ihr Baby. Der entscheidende Unterschied zu der Hungerkost der amerikanischen Gefangenen aber bestand darin, dass Kuratsune und seine mutigen Mitstreiter ihre Nahrung fast nur roh zu sich nahmen. Es gab vitalstoffreiches biologisch angebautes Gemüse als Rohkost, ergänzt durch mineralstoffreiche Algen sowie eine Art Frischkornbrei aus fermentiertem, rohem Reis. Alle Probanden erlebten in dieser Zeit eine hervorragende Gesundheit, es gab keine Infekte und alle berichteten von einer ungewöhnlich hohen Leistungsfähigkeit, einem klaren Geist und sehr erholsamem Schlaf.

Nahrung, die auf gesunden Böden wächst und nur minimal durch Zubereitung verändert wird, hat völlig andere Wirkungen, als Nahrung mit dem gleichen Kaloriengehalt, die stark denaturiert ist. Je weiter ein Lebensmittel von seinem ursprünglichen Zustand entfernt wird, sei es durch Züchtung, Anbaumethoden oder Zubereitungen, umso mehr verliert es die Kohärenz der Biophotonen. Deshalb setzen auch bei Nahrungsmengen bereits Mangelerscheinungen ein, die bei der gleichen Menge naturbelassener Nahrung mit hoher Biophotonenkohärenz völlig ausreichend ist. Viele moderne Ernährungsforscher sind sich einig darüber, dass die alte Ernährungslehre, die immer versucht die für den Menschen richtigen Mengen an Kalorien, Protein, Fett, Vitaminen, Mineralstoffen etc. zu ermitteln, aus diesem Grund viel zu kurz greift. Man kann offenbar bei 1.100 Kalorien am Tag verhungern oder aufblühen, je nachdem, in welchem Zustand von Ordnung die Nahrung ist. Vitamin C kann bereits in kleinen Mengen Skorbut heilen oder eben nicht, je nachdem, ob sich das Vitamin C-Molekül harmonisch in die Resonanz der Biophotonen im menschlichen Körper eingliedern kann.

Schlussfolgerungen für die Ernährungsgestaltung

Eine gesundheitsförderliche Ernährung sollte die Erkenntnisse der Biophysik über die Ordnung des Stoffwechsels durch Biophotonen einbeziehen. Wenn die Ernährung nur aus chemisch-analytischer Sicht gestaltet wird, kommen unweigerlich Widersprüche auf und die praktischen Ergebnisse werden unbefriedigend bleiben, weil ein wesentliches Element der gesundheitlichen Auswirkungen unserer Nahrung ignoriert wird.

Grüne Smoothies und Wildkräuter

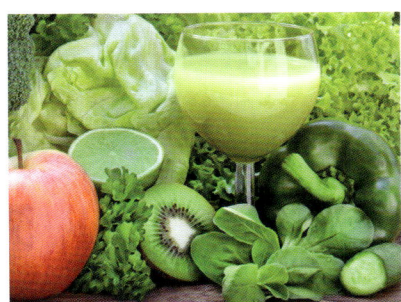

Grüne Pflanzen spielen in einer gesunden Ernährung eine zentrale Rolle. Chlorophyll ist ein einzigartiges Molekül, das die Photonen der Sonne aufnimmt und in Lebensprozesse umsetzt, die den Beginn der Nahrungskette für fast alle Tierarten bilden. Nahrung, die naturbelassen und reich an Chlorophyll ist, weist einen besonders hohen Gehalt an Biophotonen auf. Aufgrund der intensiven biochemischen Prozesse, die in grünen Blättern stattfinden, sind sie auch besonders reich an Vitalstoffen wie Vitaminen, Mineralien, Spurenelementen, Enzymen und Phytosubstanzen.

Vergleicht man zum Beispiel den Gehalt an Vitalstoffen in einem Kohlrabi oder einer Roten Beete mit den Blättern dieser Pflanzen, so weisen die Blätter zwischen 50 bis 300 Prozent höhere Konzentrationen an allen wesentlichen Vitalstoffen auf. Photosynthese ist einfach ein arbeitsintensiveres Geschehen in einer Pflanze, als praktisch alle anderen Lebensprozesse und deshalb finden sich die meisten Vitalstoffe da, wo das Chlorophyll vorhanden ist. Nicht umsonst ernähren sich Schimpansen zu 45 bis 50 Prozent von grünen Blättern, bei Gorillas sind es sogar 80 Prozent.

Nun könnte man einfach empfehlen, reichlich frische grüne Blattgemüse als Salat zu essen. Natürlich sind knackige Salate ein guter Bestandteil der Ernährung, aber wir zivilisierte Menschen können im Gegensatz zu Primaten grüne Blätter durch Kauen nicht optimal verwerten. Dafür gibt es zwei Gründe:

1. Zivilisierte Menschen haben praktisch immer Einschränkungen ihrer Kaufähigkeit durch strukturelle Veränderungen im Gebiss. Überbisse, Unterbisse, störende Weisheitszähne und der Bedarf an Zahnspangen und anderen kieferorthopädischen Eingriffen sind Erscheinungen, die bei Primaten ebenso unbekannt sind, wie bei mit ausschließlich natürlicher Nahrung aufwachsenden Stammespopulationen.

    Sehr eindrücklich zu diesem Thema sind die Forschungen des amerikanischen Zahnarztes Weston Price, der in den 1920er-Jahren zahlreiche Völker auf der ganzen Welt untersuchte, die noch konsequent von naturbelassener Nahrung lebten. Diese Menschen wiesen alle wunderbar geformte Gebisse auf und hatten einen Kariesbefall von unter ein Prozent. Da können wir Bewohner der Industrienationen einfach nicht mithalten.

    Auch wenn gründliches Kauen aus vielen Gründen sehr wichtig ist, können wir die in der Cellulose der grünen Blätter eingeschlossenen Vitalstoffe so nicht optimal verwerten.

2. Zivilisierte Menschen produzieren keine körpereigene Cellulase, das Enzymen, das ein Aufschließen der Cellulose ermöglicht. Ein Großteil der Vitalstoffe in grünen Blättern befindet sich strukturell in Cellulose eingebunden.

Aus diesen Gründen kam 2004 Victoria Boutenko, eine Expertin für Rohkosternährung, auf die Idee, grüne Blätter in einem Hochleistungsmixer zu pürieren. Als sie begann, diese Mischungen mit Früchten zu kombinieren, war der grüne Smoothie geboren. In der Praxis erlebe ich als Ernährungsberater immer wieder, dass auch bereits gesundheitsbewusst essende Menschen mit einem grünen Smoothie als erster Mahlzeit des Tages ungewöhnlich gute Erfahrungen machen.

Grüne Smoothies ermöglichen eine zelluläre Sättigung, ein Gefühl, gut versorgt zu sein, ohne dass die Verdauung belastet wird. Ich habe im Laufe der Jahren von Hunderten von Klienten gehört, dass ihre Heißhungerattacken auf Süßigkeiten durch grüne Smoothies deutlich zurück gingen und ihre Verdauung besser wurde. Insgesamt führt diese Mahlzeit aus dem Mixer dazu, dass es Menschen leichter fällt, sich freudvoll gesund zu ernähren.

Ideal ist der grüne Smoothie als erste Mahlzeit des Tages und zwar zu dem Zeitpunkt, zu dem man wirklich hungrig ist. Man sollte nie ohne echten Hunger essen. Für die Zubereitung benötigt man hochwertige grüne Blätter wie Feldsalat, Grünkohl, Römersalat, Gartenkräuter wie Kerbel, Koriander, Minze, Basilikum, Petersilie und wenn möglich Wildkräuter wie Giersch, Löwenzahn, Vogelmiere und vieles, was teilweise als Unkraut im Garten wächst. Dazu kommen noch Früchte nach Geschmack. Man benötigt einen leistungsstarken Mixer, der die Cellulosestrukturen der grünen Blätter wirklich klein kriegt. Ein Mixer sollte mindestens 25.000 Umdrehungen pro Minute leisten können. Ausführlich ist die Thematik der grünen Smoothies in meinem Buch „Befreite Ernährung" beschrieben.

Wildkräuter haben einen besonderen Wert für unsere Ernährung. Pflanzen, die nie durch Zucht verändert wurden, sind besonders reich an kohärenten Biophotonen und auch an seltenen Vitalstoffen, die wir aus unserer Kulturnahrung weitgehend weg gezüchtet haben. Es ist äußerst empfehlenswert, sich durch geführte Kräuterwanderungen oder Wildkräuterführer über die essbaren Wildpflanzen zu informieren, die man in der eigenen Umgebung finden kann.

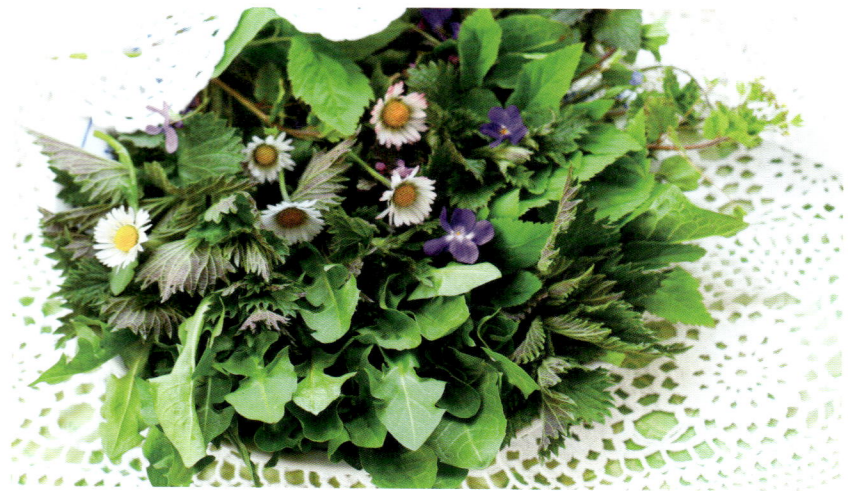

Wildkräuter regelmäßig in grüne Smoothies und die Ernährung insgesamt zu integrieren, ist eine kostenlose Gesundheitsmaßnahme, die Aufenthalte an der frischen Luft mit idealer Ernährung kombiniert.

Einige weitere wichtige Aspekte einer Ernährungsweise, die neben dem Genuss der grünen Smoothies und Wildkräuter unsere Kohärenz an Biophotonen fördert, sind folgende:

- **Natürliches Saatgut und natürlicher Anbau.** Die derzeitige Popularisierung der Bio-Produkte ist ohne Zweifel ein Schritt in die richtige Richtung. Gerade die neuen, zum Teil hochgiftigen Pestizide wie Neonicotinoide und Herbizide wie Glyphosat machen aus konventionell angebauten Nahrungsmitteln toxische Zeitbomben. Aber der Begriff „Bio" garantiert noch keine optimale Qualität, obwohl bereits viele ausgesprochen schädliche Komponenten der Nahrungserzeugung wegfallen. Vor allem im Bereich des Saatguts gibt es zunehmend Initiativen für eine Rückkehr zu alten Sorten und samenfestem Saatgut. Hybridsorten, die nicht samenfest sind, würden im Grunde Menschen ohne Fortpflanzungsorgane entsprechen. Was auch immer beim Menschen dazu führen würde, dass es keine Fortpflanzungsorgane mehr geben würde, ein massiver Verlust an Harmonie im Körper würde damit einhergehen. Kernlos gezüchtete Trauben und andere Früchte oder Gemüse, das nicht samenfest ist, werden nie die Vitalität und Kohärenz an Biophotonen aufweisen, wie alte Sorten, die wenig durch Zucht verändert sind. Glücklicherweise gibt es immer mehr Bezugsquellen für Saatgut alter, samenfester Sorten und auch auf einem Balkon oder in Wohnräumen lässt sich mit wenige Aufwand einiges an frischen Kräutern und Gemüsen anbauen, die eine große Bereicherung für die Ernährung sein können.

- **Stark verarbeitete Produkte minimieren.** Fertigprodukte sollten nur einen geringen Anteil der Nahrung ausmachen, da sie durch die Verarbeitung und Konservierung keine gute Kohärenz an Biophotonen aufweisen können. Komplett verzichtet man am besten auf die Zubereitung im Mikrowellenherd, die eine extreme Unordnung sowohl auf der Ebene der Biophotonen wie auch in den Strukturen der Moleküle bewirkt.

- **Wildkräuter kennen lernen und sammeln.** Pflanzen, die sich in der wilden Natur durchsetzen und nie durch Zucht verändert wurden, weisen eine besonders hohe Vitalität auf. Auch ihr Gehalt an Mineralstoffen, Spurenelementen und sekundären Pflanzenwirkstoffen übertrifft den der entsprechenden Kulturpflanzen bei weitem.

- **Nahrungsergänzungsmittel in natürlicher Form wählen.** Der Markt für Nahrungsergänzungsmittel hat eine breite Palette von Produkten anzubieten. Mehr und mehr setzen sich konzentriere natürliche Lebensmittel oder Extrakte aus natürlichen Lebensmitteln durch und das ist gut so. Synthetische Vitamine und isolierte Wirkstoffe können nicht die kohärenten Biophotonen liefern, die sich in Kräutern, Superfoods und schonend gewonnen Extrakten aus solchen Naturprodukten finden.

- Neben dem Kriterium natürlicher Ausgangsstoffe bei Nahrungsergänzungsmitteln kann heutzutage auch eine intelligente Technologie genutzt werden, durch die natürliche Produkte mit Biophotonen angereichert werden. Aufbauend auf der Forschung von Prof. Popp hat Dr. Karl-Heinz Fuchs ein Verfahren entwickelt, das bei bestimmten Substanzen **die Biophotonenstrahlung um das 1.000-fache erhöht**. Bei den von mir entwickelten Produkten *Happy Brain Sun* und *Moon* wurde dieses Verfahren angewendet.

- **Saisonale Produkte wählen.** Frische Beeren sind zu ihrer natürlichen Erntezeit kraftvolle Lebensmittel, aber wenn wir im Dezember Erdbeeren essen, haben diese lange Transportwege hinter sich oder entstammen völlig unnatürlichen Anbaumethoden. Unsere Körper werden am besten von den Lebensmitteln genährt, die der Jahreszeit entsprechen, durch die wir gerade gehen. Kohärenz der Biophotonen geht verloren, wenn wir meinen, zu jeder Zeit alles an Lebensmitteln zur Verfügung haben zu müssen.

- **Exoten mit Bedacht wählen.** Manche Tropenfrüchte wie Mangos und Papayas haben eine hohe Vitalität, sie sind noch nahe an ihrem ursprünglichen Zustand und können ja auch teilweise als reif geerntete Früchte erworben werden. Gute Bezugsquellen dafür können Asia-Läden oder manche Tropenfruchtanbieter im Internet sein. Wahrscheinlich werden die meisten Menschen auch manchmal Bananen essen, die keine samenfesten Früchte sind (alle Plantagenbananen sind Klone), aber es ist sinnvoll, auch bei Tropenfrüchten vermehrt die hochwertigen Sorten zu wählen.

Natürlich gibt es viele weitere Kriterien einer guten Ernährung. Insgesamt gilt das Credo „zurück zur größtmöglichen Natürlichkeit" in Bezug auf die Auswahl von Lebensmitteln. Ebenso wichtig ist ein gutes Gespür für die Bedürfnisse des eigenen Körpers. Kohärenz in den Biophotonen benötigt auch eine Akzeptanz des eigenen Körpers so wie er ist. Im Bereich der Ernährung bedeutet dies auch, sinnvolles Wissen zu nutzen, aber nicht einem idealisierten Bild einer bestimmten Ernährungsweise so viel Autorität zu geben, dass man die eigenen Instinkte übergeht. Wenn wir uns Zeit und Raum geben, unseren Körper in seiner Einzigartigkeit zu spüren, ist die Wahrscheinlichkeit größer, dass wir eine Ernährungsweise finden, die unsere Lebensenergie in Harmonie bringt.

Kraftquelle Natur

In einem gesunden Lebensumfeld wird die Lebensenergie unseres Körpers an Gesundheit und Vitalität erinnert. Der enorme Einfluss der Umgebung auf Wohlbefinden und Regenerationsfähigkeit gerät zunehmend in den Fokus der medizinischen Forschung. So ist es zum Beispiel nachgewiesen, dass Patienten in Krankenhäusern, die auf Bäume und Grünpflanzen schauen, sich schneller von Operationen und Krankheiten erholen und weniger Schmerzmittel benötigen.

Gärtnern gehört nachweislich zu den Tätigkeiten mit dem besten Einfluss auf Langlebigkeit und emotionale Balance. Schon die alten Taoisten, deren Bestreben immer Gesundheit auf allen Ebenen der menschlichen Existenz war, erkannten wie wertvoll es ist, sich in der Natur aufzuhalten. Neben ihren gesundheitlich wertvollen Übungssystemen wie Tai Chi und Chigong haben die Taoisten sich immer Zeit dafür genommen, große Bäume, Parks oder Wälder aufzusuchen.

Aus meiner Erfahrung in der Gesundheitsberatung kann ich sagen, dass jede Stunde, die man in der Natur anstatt vor dem Computer verbringt, eine lohnenswerte Investition für die Gesundheit ist. Kraftvolle und kohärente Biophotonen in Bäumen, Sträuchern, Gras und anderen Pflanzen sowie gesunder Erde mit ihren zahllosen Mikroorganismen bringen und in einen Zustand verstärkter Kohärenz.

Bereits Christiaan Huygens, der im 17. Jahrhundert die Pendeluhr erfand, erkannte ein grundlegendes Prinzip der Angleichung von Rhythmen. Stellte er zwei seiner Pendeluhren nebeneinander, so dauerte es nicht lange, bis ihre Pendel in völligem Gleichklang schwangen. Rhythmen haben eine Tendenz des Gleichklangs und wenn wir uns in einem Umfeld aufhalten, in dem die Biophotonen in vielen Lebensformen in Harmonie das Leben organisieren, wird unser Organismus auf eine höhere Stufe der Harmonie gehoben.

Entschleunigung, die so wichtige Medizin gegen die Krankheit der Reizüberflutung und übermäßigen Zielorientierung der heutigen Zeit, findet man sehr viel leichter bei einem Spaziergang im Wald als in einer Großstadt. Wenn wir ein Leben führen wollen, dass ein gesundheitsförderliches Gesamtkunstwerk wird, gehört regelmäßige Nähe zur Natur auf jeden Fall dazu.

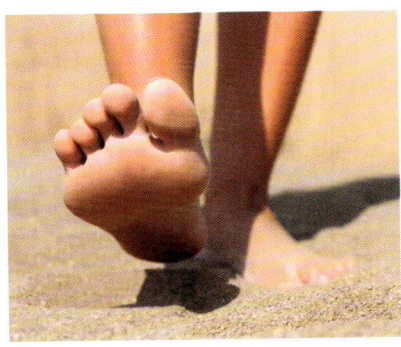

Barfuß gehen auf nackter Erde ist ebenfalls von großem Wert für die Gesundheit. Zunächst einmal ist barfuß gehen an sich eine gute Bewegungsschule, denn Schuhe verändern den Gang des Menschen in eine unnatürliche Richtung und nehmen kleinen Stützmuskeln der Knie- und Fußgelenke Arbeit ab. Wer mehr barfuß geht, fördert eine gesunde

Haltung sowie stabile und elastische Faszien im gesamten Körper. Zusätzlich verbinden wir uns mit dem elektronenüberschüssigen Feld der Erde, wenn wir auf Gras, Waldboden oder Sand barfuß laufen. Elektronen sind Träger der Biophotonen in unserem Körper. Wenn Entzündungen oder chronische Schmerzen in einem Körperbereich vorhanden sind, ist dort auch ein Elektronenmangelgebiet. Die Erde ist immer elektronenüberschüssig und kann uns bei direktem Kontakt auch mit Elektronen versorgen. Also, ruhig mal im Sand und nicht immer auf dem Handtuch am Strand liegen und öfter mit den Füssen die Erde spüren und der Körper wird es mit einem guten Elektronenstatus und damit mit einer besseren Grundlage für Zellordnung durch Biophotonen danken.

Auch die Sonne spielt eine große Rolle in der Herstellung der körpereigenen Ordnung. Idealerweise sollte auf Sonnencreme weitgehend verzichtet werden und die Haut langsam im Frühjahr an Sonne gewöhnt werden. Wenn es die Tagesplanung erlaubt, ist etwas Sonnenlicht auf der Haut das Beste, was wir unserem Körper in dieser Hinsicht schenken können. In Sanatorien, in denen Sonnenbadkuren erfolgreich zur Behandlung von Tuberkulose und anderen Krankheiten eingesetzt wurden, hat man die Patienten in den ersten Wochen immer der Morgensonne ausgesetzt. Wenn eine gewisse Gewöhnung nach einigen Wochen vorhanden ist, kann man langsam die Zeit steigern, in der man sich der Mittagssonne aussetzt, die dann sehr heilsam sein kann, wenn man sich ihr nicht plötzlich in hoher Dosis aussetzt.

Sonnenlicht produziert Vitamin D und optimiert den Hormonhaushalt. Es hat auch eine direkte ordnende Wirkung auf die Biophotonen in unseren Zellen. Ein Übermaß schadet natürlich, aber in diesem Fall schützt auch Sonnencreme nicht vor Hautkrebs, wie oft behauptet wird. Hautkrebs entsteht ohnehin hauptsächlich an Körperstellen, die wenig Sonnenlicht bekommen. Sonnencreme unterdrückt nur die Reaktion eines Sonnenbrands, bietet aber keine gesundheitlichen Vorteile. Sonnencreme blockiert auch die Produktion an Vitamin D, was von großem Nachteil ist. Wer sich angemessen an die Sonne gewöhnt und ein Übermaß an Sonnenstrahlung mit Kleidung und Aufenthalt im Schatten vermeidet, kann die positiven Wirkungen der Sonne optimal nutzen.

Tageslicht in die Augen zu bekommen, ist ebenfalls wichtig für die Gesundheit. Experten für Lichttherapie und Augenfunktionen wie Dr. Jakob Lieberman berichten von zahlreichen Heilungen von Krankheiten einfach dadurch, dass Patienten auf ihre Sonnenbrillen verzichteten. Eine Sonnenbrille sollte nur genutzt werden, wenn dies aus Sicherheitsgründen sinnvoll ist, wie z. B. beim Autofahren in starkem Sonnenlicht. Auch bei Gletscherwanderungen oder beim Skifahren an sonnigen Tagen mag eine Sonnenbrille wichtig sein, damit die Augen nicht überfordert werden. Aber als modisches Accessoire sollte auf die Sonnenbrille lieber verzichtet werden, denn cooles Aussehen verliert schnell seinen Reiz, wenn der Körper von degenerativen Erkrankungen gebeutelt wird.

Bewegung, Biophotonen und das Zytoskelett

Biophotonen benötigen eine physische Struktur, um in Zellen regulierend wirken zu können. Zu Beginn der Biophotonenforschung wurde vor allem die DNA als Sendestation der Biophotonen mit den zahlreichen Zellorganellen und Signalmolekülen der Zelle als Empfänger angesehen. Mittlerweile hat sich in der Molekularbiologie das einseitige Bild von der DNA als alleinige Informationsquelle des Zellgeschehens gewandelt. Die Wissenschaft der Epigenetik zeigt zunehmend auf, dass viele Einflüsse auf DNA einwirken und bestimmen, welche Gene zu welcher Zeit aktiv werden.

Die Forschung des Zellbiologen Donald Ingber von der Harvard Universität hat dabei die besondere Bedeutung des Zytoskelets aufgezeigt, einer Struktur verschiedener Filamente, die jede Zelle durchzieht. Bewegungen des Zytoskelets erzeugen Effekte auf die DNA, die dann Gene an – oder abschalten. Nach den Ergebnissen der Biophotonenforschung ist es sehr wahrscheinlich, dass die Signalübertragungen vom Zytoskelett auf die DNA durch Biophotonen übertragen werden.

Die Mikrobewegungen des Zytoskeletts werden interessanterweise durch Bewegungen des Körpers, die wir willentlich durchführen können, aktiviert. Vielfältige, dem biologischen Design des Körpers entsprechende Bewegungen erzeugen so eine vielfältige und Gen-Aktivierung, die unserem biologischen Design entspricht. Dies könnte eine Erklärung dafür sein, warum beispielsweise sinnvolle Bewegung die Knochendichte erhöht. Entscheidend ist hierbei aber, dass Bewegungen ausgeführt werden, die auch wirklich der Physiologie des Körpers entsprechen.

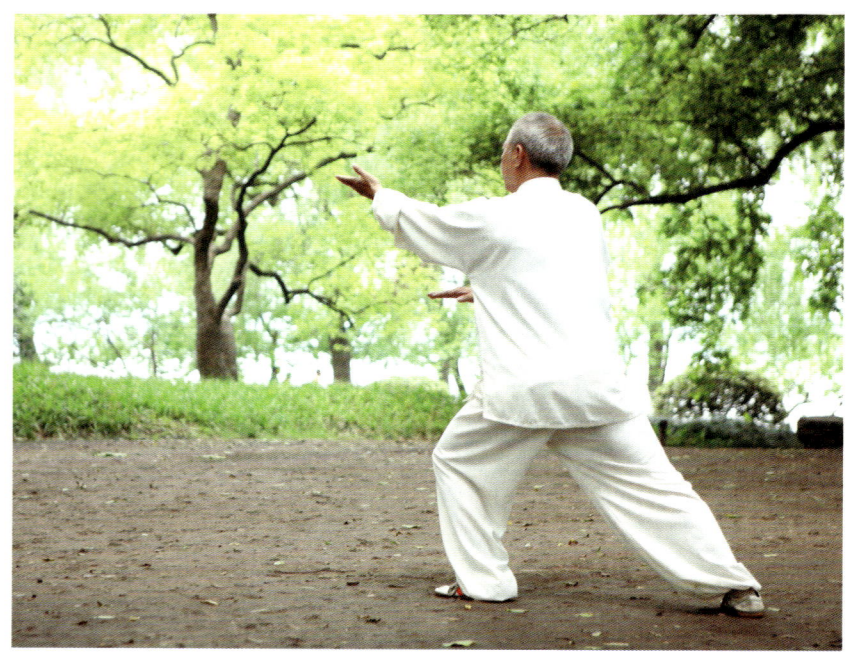

Gehen mit einer guten Körperhaltung, Tai Chi, Chigong, Yoga und Kraftübungen, die mit dem Körpergewicht ausgeführt werden und generell Übungen, die für Koordination und Körpergefühl anspruchsvoll sind, führen dabei zu den besten Wirkungen. Wer an einer Maschine im Fitnessstudio trainiert und dabei weder den Gleichgewichtssinn noch die Koordination beansprucht, kann vielleicht die Muskeln aufbauen, die so gerne auf dem Cover von Illustrierten abgebildet werden, aber ein zellulär gesundes Training ist das nicht. Der wachsende Trend hin zu ganzheitlichen Bewegungssystemen, die das Körpergefühl schulen, wird sich mit Sicherheit positiver auf die Gesundheit der Menschen auswirken, als die auf ein äußeres Erscheinungsbild ausgerichtete Fitnesswelle.

Auch Lachen und der Einsatz der Stimme haben positive Auswirkungen auf das Zytoskelett und seine regulierende Wirkung auf die Gene. Summen, Singen und Tönen können therapeutische Wirkung entfalten, weil Schallwellen das Zytoskelett in Schwingung versetzen. Die Wirkung des befreienden Lachens ist uns allen sicher aus eigener Erfahrung gut bekannt. Lachyoga und andere Formen von

Lachtraining haben nachweislich hervorragende Wirkungen auf die Aktivierung der Selbstheilungskräfte und natürlich des emotionalen Wohlbefindens. Das wohltuende Chaos der Atmung und der Stimme beim Lachen wirkt offenbar wie ein Reset für das Zytoskelett, so dass eingefahrene Muster der Zellorganisation unterbrochen werden und eine Neuordnung möglich wird. Auf diese Weise kann auch Lachen dazu beitragen, dass Biophotonen eine höhere Kohärenz erreichen.

Harmonischer Umgang mit Emotionen

Unser emotionaler Zustand wirkt sich bekannter weise erheblich auf unsere körperliche Gesundheit aus. Emotionen sind Energien, die in einem gewissen Ausmaß durch moderne wissenschaftliche Methoden gemessen werden können. Diese elektromagnetischen Energiewellen können direkt auf Biophotonen einwirken, weil diese eine Brücke zwischen reiner Energie und Materie darstellen. Außerdem ziehen Emotionen immer unwillkürliche Muster der Spannung und Entspannung und subtiler Veränderung in der Körperhaltung nach sich. Auf diese Weise wirkt unser emotionaler Zustand auf das Zytoskelett ein, das wiederum die Resonanz der Biophotonen zwischen Zellorganellen und DNA strukturiert.

Es ist an dieser Stelle wichtig anzuerkennen, dass der große Teil unserer Emotionen unbewusst ist. Wären die Tore zu unserem Unbewussten einfach offen, wären wir mit der Fülle an gespeicherten Erlebnissen und emotionalen Reaktionen darauf überfordert. Der unbewusste Teil unserer Psyche ist nur sehr geringfügig durch bewusste Gedanken beeinflussbar. Natürlich können auch mentale Methoden wie geführte Bilderreisen, mental induzierte Entspannung etc. mit positiven Effekten genutzt werden. Aber eine in auf dem Selbsthilfemarkt beliebte Vorstellung von einer Programmierung des Unbewussten durch mentale Vorstellungen ist zum großen Teil eine Illusion.

Unbewusste emotionale Prägungen können bereits in der frühesten Zeit unseres Lebens entstehen, bevor wir überhaupt eine Fähigkeit zum zielorientierten Denken haben. Daher kann zielorientiertes Denken diese Prägungen auch nicht verändern. Eine generell optimistische, positive Haltung zum Leben ist sicher sehr wertvoll. Gleichzeitig gehört es auch zum menschlichen Leben, dass manche Ereignisse emotionale Spuren von Schmerz, Trauer, Angst, Wut etc. hinterlassen, die in unserem Körper gespeichert werden. Diese emotionalen Realitäten sind nicht durch bewusstes Denken entstanden und können deshalb auch nicht durch bewusstes Denken aufgelöst werden.

Natürlich kann sich der Mensch eine positive Fassade zulegen, die andere Wirklichkeiten verbirgt. Doch das was nicht diesem positiven Erscheinungsbild entspricht, führt dann zu unwillkürlichen Spannungen in Muskeln und subtilen Veränderungen in der Körperhaltung. Dadurch wird das Zytoskelett in einen disharmonischen Zustand gebracht, der wiederum die Kohärenz der Biophotonen stört. Wegen der durch versteckte Emotionen verursachten Veränderungen in der Muskelspannung ist es ja auch geschulten Personen so gut möglich, durch Körpersprache und Mimik bei anderen Menschen den tatsächlichen emotionalen Zustand zu erkennen, selbst wenn diese ihn nicht wahrhaben wollen.

Für einen gesunden Umgang mit Emotionen ist Authentizität die Basis. Es ist nicht immer leicht und ganz sicher nicht immer bequem, anzuerkennen, dass in unserer tieferen Psyche alle möglichen Emotionen und Wahrnehmungen vom Leben liegen, die vielleicht nicht einem idealisierten Selbstbild entsprechen. Aber es sind in vielen Fällen genau diese Selbstbilder, so positiv sie auch erscheinen mögen, die innere Spannung erzeugen, wenn wir in uns Realitäten tragen, die ihnen nicht entsprechen. Wahrscheinlich streben viele Menschen vor allem deshalb ein bestimmtes Selbstbild an, weil sie tief im Inneren wissen, dass es nicht ihrer Wahrheit entspricht. Die andere Möglichkeit besteht darin, zu erforschen was wir sind, wenn wir uns von Selbstbildern nach und nach lösen und unvoreingenommen dem begegnen, was wir in uns finden.

Eine innere Haltung, die Authentizität über eine positive Fassade stellt, ist natürlich nur ein Fundament emotionaler Gesundheit. Im Körper gespeicherte Emotionen, die im Moment eines bestimmten Ereignisses zu intensiv waren, um verarbeitet zu werden, gehören offenbar zur menschlichen Lebenserfahrung dazu. Therapeutische Unterstützung ist deshalb eine sinnvolle Gesundheitsmaßnahme auch wenn es uns allgemein recht gut geht.

Die alte Idee der Therapie als eine Behandlung schwerer Krankheiten der Seele weicht zunehmend der Erkenntnis, dass die Grenzen zwischen Gesundheit und Krankheit der Seele fließend sind. Natürlich gibt es keine allgemeingültigen Regeln, aber sich auch mit Hilfe von gezielten Methoden um seine seelische

Gesundheit zu kümmern, ist für ein harmonisches Leben im Körper genauso wertvoll, wie gesunde Ernährung und sinnvolle Bewegung. Die Erfahrungen von Menschen, deren Lebensspanne sich dem Ende nähert, können uns helfen, die Bedeutung emotionaler Gesundheit in unserem Leben klarer zu erkennen. Mitarbeiter von Hospizen, die Menschen in ihrem letzten Lebensabschnitt begleiten, sagen übereinstimmend, dass kein Mensch vor seinem Tod auf sein Leben zurückblickt und sich wünscht, größere Karriereziele erreicht zu haben. Niemand sagt auf dem Totenbett „hätte ich doch nur mehr gearbeitet". Viele Menschen dagegen bedauern, dass sie zwischenmenschliche Beziehungen vernachlässigt haben, dass sie sich nicht genug Zeit für die kleinen, kostbaren Dinge des Lebens genommen haben. Emotionale Gesundheit blüht und lebt durch unsere Beziehungen mit Anderen, dadurch, dass wir in unseren Prioritäten menschliche Nähe und die Freude am Leben als wichtiger ansehen, als das Erreichen eines Idealbildes vom Leben mit der perfekten Karrieren, dem perfekten Aussehen, gestylten Fitnessstudio – Körper und anderen Dingen, die uns nicht wirklich erfüllen können.

Lernen von der Natur,
wie der Mensch Biophotonen technisch nutzbar macht

Auf der Basis der Forschung von Prof. Popp haben sich in den letzten Jahrzehnten zahlreiche Forscher an die Arbeit gemacht um Technologien zu entwickeln, die Biophotonen therapeutisch nutzbar machen. Die Nutzung von Materialien und Geräten zur Harmonisierung von feinstofflichen Feldern im Körper ist keinesfalls eine neue Idee. Schon im antiken Ägypten wurden magnetische Substanzen verwendet, um einen höheren Zustand von Ordnung im Körper zu unterstützen. Taoistische Einsiedler suchten oft besonders magnetithaltige Höhlen auf, um Chi oder Lebenskraft durch gezielte Übungen zu kultivieren. Auch Kupferstäbe, die in den Händen gehalten werden, wurden in verschiedenen Kulturen zur Anregung der Selbstheilungskräfte genutzt.

Der alte Brauch des Ausstreuens von Salz in einem neu bezogenen Haus um „böse Geister" zu vertreiben kann seinen Grund darin haben, dass Steinsalz elektromagnetische Felder kohärenter macht und in der vorwissenschaftlichen Zeit vielleicht die Wirkung diskohärenter Felder mit der Idee der bösen Geister erklärt wurde.

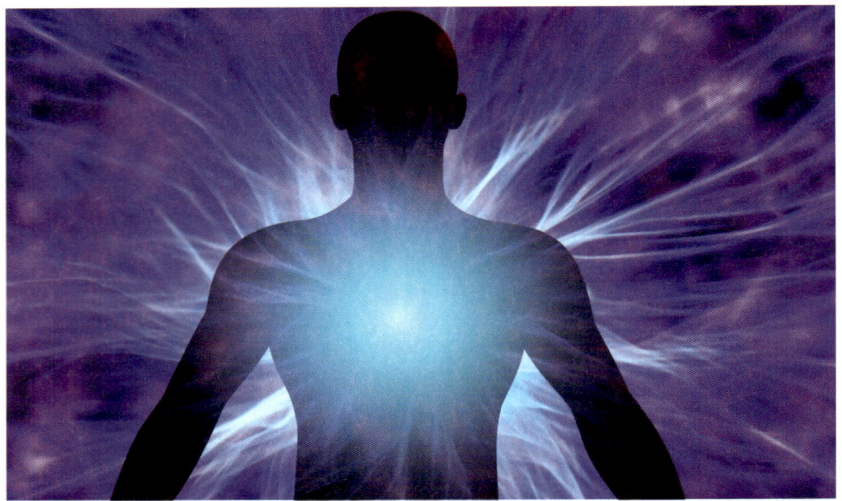

Im Zeitalter der wissenschaftlichen Herangehensweise an das Thema feinstofflicher Energiefelder haben die Biophotonen besonderes Interesse erweckt. Das liegt natürlich an ihrer großen Bedeutung für die Zellorganisation, aber sicher auch daran, dass Photonen wissenschaftlich und technisch gut greifbar sind. Sie können sehr klar durch Frequenzen und messbare Intensität definiert werden, was eine wichtige Basis für eine effektive technische Modulation ist. In der Entwicklung technischer Geräte zur Harmonisierung feinstofflicher Energiefelder des Menschen hat sich im Laufe der Jahre ein Erfahrungsschatz gebildet, der es heutzutage ermöglicht, wirklich effektive Geräte anzubieten. Doch nicht alles, was auf dem großen Markt der Energieprodukte angeboten wird, ist auch notwendigerweise von hoher Qualität. Einige Punkte, die wirklich effektive Technologien dieser Art ausmachen sind folgende:

- Weniger ist mehr. Technisch erzeugte Energiefelder von geringer Intensität aber mit hoher Präzision in der Anwendung haben sich im Laufe der Zeit als deutlich effektiver erwiesen, als Energiefelder von hoher Intensität. Der Körper kann offenbar eine Anregung auf der energetischen Ebene sehr viel besser verwerten, als eine Überflutung. Wenn Geräte vor allem mit Aussagen über massive Intensitäten, wie z. B. astronomisch hohen Bovis-Einheiten oder anderen Parametern für Energiequantität beworben werden, steckt dahinter wahrscheinlich ein sehr begrenztes Verständnis von Lebensenergie.

- Kombination von Frequenzen. Lebensprozesse werden durch ein Zusammenspiel von Biophotonen und anderen Energiesignalen auf verschiedenen Frequenzebenen organisiert. Einzelne Energiefrequenzen sagen noch wenig über den Zustand eines Organismus aus. So können z.B. meditative Erlebnisse eines universalen Mitgefühls und ein epileptischer Anfall ein ähnliches Frequenzmuster in einem EEG anzeigen. Wenn man aber das Spektrum der untersuchten Frequenzen erweitert, wird deutlich, dass sich diese beiden neurologischen Zustände sehr wohl dadurch unterscheiden, mit welchen Frequenzen die quantitativ stärkste Frequenz zusammen erscheint. Hilfreiche Technologien zur Harmonisierung der Lebensenergie beruhen aus akribischer Forschung zur Kombination verschiedener Frequenzen, die erst im Zusammenspiel optimale Ergebnisse erzielen.

- Differenzierte Programme für verschiedene körperliche Funktionen. Lebensenergie unterliegt ganz verschiedenen Zuständen im Körper, je nach Organ oder physiologischer Funktion, die sie organisiert. Die traditionell chinesische Medizin spricht von Wandlungsphasen der Lebensenergie. Eine gewisse Kenntnis der differenzierten Energiequalitäten ist für therapeutische Interventionen wichtig, denn eine Entzündung in einem Gelenk benötigt ganz andere Energiemuster zur Heilung, als die Unterfunktion einer Drüse. In guten Geräten zur Stärkung der Lebensenergie sollten deshalb verschiedene Frequenzprogramme für verschiedene physiologische Funktionen angeboten werden. Ein Beispiel hierfür ist das Bio-Photon-Light Plus, das in diesem Buch auch vorgestellt wird.

Gesunde Mitochondrien in der heutigen Zeit

Ein weiterer Punkt, der in der Auswahl technischer Geräte zur Harmonisierung der Biophotonen wichtig ist, verdient besondere Beachtung: Heutzutage ist es ausgesprochen sinnvoll, Hilfsmittel in Anspruch zu nehmen, die gezielt die Funktion der Mitochondrien unterstützen. Die Mitochondrien sind Kraftwerke unserer Zellen, die unsere physische Lebensenergie für Bewegung, Körperwärme und organische Funktionen erzeugen. Obwohl Mitochondrien als Zellorganellen bezeichnet werden, sind sie im Grunde eigenständige Lebewesen, die mit unseren Zellen eine Symbiose eingehen. Sie verfügen über eine eigene DNA und sind in der Evolution wohl einmal eine eigene Bakterienart gewesen, die sich mit komplexeren Zellen zu einer Lebensgemeinschaft zusammen geschlossen hat.

In der heutigen Zeit geht es den Mitochondrien in den Zellen vieler Menschen nicht gut. Die Fülle der Umweltgifte, unnatürliche Ernährung, Elektrosmog und auch die mentale Reizüberflutung des Informationszeitalters bringen die Mitochondrien oftmals in eine Stoffwechsellage, die als nitrosativer Stress bezeichnet wird. Liegt nitrosativer Stress vor, kann der Mensch noch eine ganze Weile im Leben aktiv sein und nicht unbedingt die Symptome eines klar definierten Krankheitsbildes aufzeigen. Aber das Wohlbefinden schwindet, der Mensch fühlt sich mehr funktionierend als wirklich lebendig, die Libido ist vermindert, man wacht am Morgen nicht wirklich erholt auf und das Leben verliert seinen Zauber. Dies ist der Produktion toxischer Stickstoffverbindungen geschuldet, die bei nitrosativem Stress vermehrt auftreten. Irgendwann führt diese Stoffwechsellage zu Burnout, Depression, Fibromyalgie, Reizdarm oder einer anderen Erkrankung. Nitrosativer Stress ist definitiv ein Phänomen, das in den letzten 20 Jahren rapide zugenommen hat. Pioniere der Mitochondrienforschung wie Dr. Kremer haben aufgezeigt, dass eine Regeneration der Mitochondrien eine der wichtigsten Gesundheitsmaßnahmen des modernen Menschen darstellt.

Zu einer gesunden Mitochondrienfunktion gelangt man natürlich auch durch einen gesundheitsbewussten Lebensstil. Eine natürliche Ernährung, natürliche Bewegung und einfach auch mal Zeit zum Sein ohne äußere Reize sind wichtige Eckpfeiler eines solchen Lebensstils. Permanent erreichbar zu sein und von einer SMS zum sozialen Netzwerk im Internet zu wechseln, dabei dauernd unterschwellig mit Werbung bombardiert zu werden, ist sehr viel anstrengender, als es die meisten Menschen realisieren.

Der moderne Mensch des 21. Jahrhunderts, der viele Stunden am Tag im Internet verbringt, wird in zwei Monaten mit so vielen Informationen konfrontiert, wie sie ein Mensch im 18. Jahrhundert in einer Lebensspanne erfahren hat. Diese hektische Überflutung des Nervensystems mit Reizen kann die Mitochondrien in Dauerstress versetzen. Zeit zum Nichtstun ist gerade heutzutage gesundheitlich sehr wertvoll.

Zusätzlich zu einem gesunden Lebensstil ist eine Unterstützung mit technologisch modulierten, präzisen Frequenzen zur Harmonisierung der Mitochondrienfunktion sehr empfehlenswert. Zu diesem Zweck habe ich die beiden

Happy Brain-Nahrungsergänzungsmittel *Sun und Moon* konzipiert (Bezugs-quelle: 07529 - 973 730). Es ist einfach den wenigsten Menschen immer mög-lich, so gut mit ihrer Gesundheit umzugehen, wie es wünschenswert wäre. Manchmal haben wir mehr zu tun, als es für unsere Gesundheit optimal wäre und Umweltbelastungen sind wir alle ausgesetzt. Glücklicherweise hat die bio-physikalische Forschung inzwischen sehr effektive Technologien entwickelt, mit denen wir die gesunde Funktion unserer Mitochondrien unterstützen können. Ich bin davon überzeugt, dass solche Technologien in naher Zukunft zu einem gesundheitsbewussten Lebensstil ebenso dazu gehören werden, wie der Einkauf im Bioladen oder Kurse für Yoga und Entspannungsverfahren.

Text: Christian Dittrich-Opitz

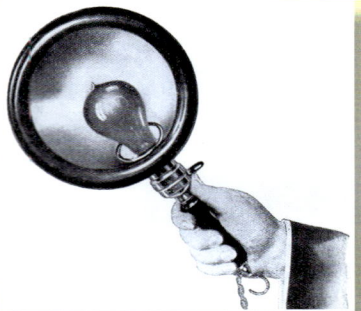
Minon Goldscheider

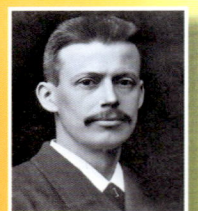
Niels Ryberg Finsen

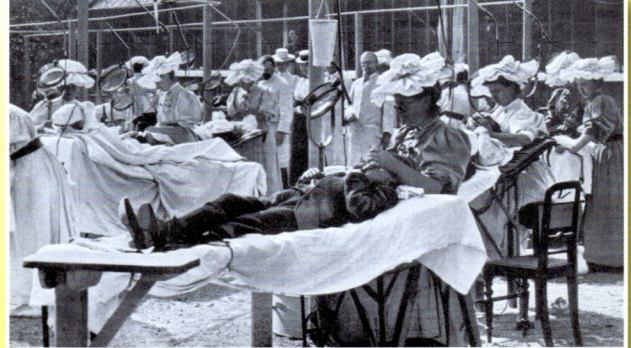
Lichtfeen Finsen

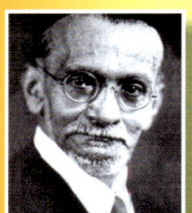
Dinshah P. Ghadiali

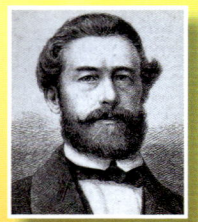
Daniel G. M. Schreber

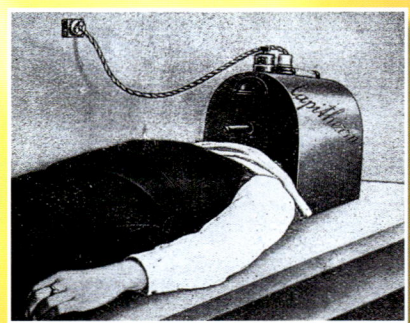
Kopflichtbad

Pioniere der Lichttherapie

Die Geschichte der Lichttherapie hat ihren Ursprung bereits in der Antike.

Schon Hippokrates (ca. 460 v. Chr. bis ca. 375 v. Chr.) hat die Heliotherapie, sprich die Anwendung der Sonne zu Heilzwecken beschrieben. Ebenso der griechische Arzt Herodot (1. Jahrhundert n. Chr.) von dem die Worte überliefert sind: „Das Sonnenbad ist für diejenigen Leute von Bedeutung, die Wiederherstellung benötigen."

Wo beginnen? Wo aufhören? Wir haben in diesem Kapitel das Lebenswerk einiger herausragender Lichtpioniere kurz zusammengefasst. Darunter einige „Sonnenärzte", aber auch Therapeuten, welche Geräte für die Lichttherapie einsetzten.

Niels Ryberg Finsen

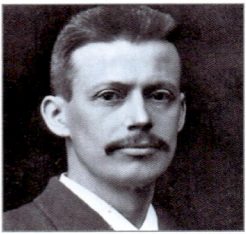

Niels Ryberg Finsen (1860 - 1904)

Bis zum Ende des 19. Jahrhunderts bedeutete Lichttherapie die heilsame Kraft der Sonne zu nutzen. Prof. Finsen gilt als der Begründer der modernen Lichttherapie. Er war der Erste, der systematisch elektrisches Licht in Form der damals üblichen Kohlebogenlampen zur Therapie mit großen Erfolgen einsetzte.

Geboren wurde Finsen im Jahr 1860 in Thorshavn, der Hauptstadt der Färöer Inselgruppe. Die Färöer betrachten sich nicht als Dänen, sondern als eigenständiges Volk, das von den Wikingern abstammt. Finsen studierte Medizin und promovierte im Jahr 1890. Acht Jahre später wurde ihm die Professorenwürde verliehen.

Seine Forschungen, seine Heilerfolge und auch die spätere Verleihung des Medizin-Nobelpreis waren eng mit der Krankheit Tuberkulose verknüpft. Zu Beginn des Industriezeitalters war diese Infektionskrankheit, die auch „Schwindsucht" oder „die weiße Pest" genannt wurde, die große Geißel der Menschheit. Um 1900 starb in Deutschland jeder siebte Erwachsene an Tuberkulose. In der Altersgruppe der 15 bis 40-Jährigen war sogar jeder zweite Todesfall auf diese gefürchtete Krankheit zurückzuführen. Tuberkulose (kurz Tb oder Tbc) ist eine bakterielle Infektionskrankheit. Der Begriff ist vom lateinischen „tuberculum" abgeleitet, was „kleiner Höcker, kleines Knötchen" bedeutet.

Es ist keine Erkrankung der Neuzeit. Schon in den Knochen ägyptischer Mumien von 3000 bis 2400 vor Christus fand man tuberkulöse Zerstörungen. Nach schriftlichen Überlieferungen gibt es Hinweise auf eine Tuberkulosepidemie in Indien um 1300 v. Chr. Friedrich Schiller und Franz Kafka starben an Tuberkulose. Auch in der Literatur der damaligen Zeit spielte Tuberkulose eine große Rolle, etwa in Romanen von Tolstoi oder Alexandre Dumas. Das bekannteste Beispiel ist Thomas Manns Zauberberg, der 1924 erschien. Der weltbekannte Roman spielt in einer Lungenheilanstalt in dem Höhenluftkurort Davos.

Die Infektionskrankheit betraf Reiche und Arme. Letztere jedoch ungleich mehr. In den Mietskasernen der aufstrebenden Industriestädte breitete sich Tuberkulose stark aus. Die Lohnsklaven des 19. Jahrhunderts lebten zumeist in beengten, unhygienischen, feuchten und lichtarmen Wohnverhältnissen. Prinzipiell kann das Mycobacterium tuberculosis nahezu jedes Organ schädigen. Am häufigsten sind jedoch die Knochen, das Nervengewebe, die Lunge und die Haut betroffen. Hauttuberkulose wird auch als *Lupus vulgaris* bezeichnet. Über viele Jahrhunderte waren Ärzte rat- und hilflos, was die Behandlung der Tuberkulose betraf.

Es war ein Meilenstein in der Medizingeschichte, als Robert Koch im Jahr 1882 die Ursache der Erkrankung, den Erreger Mycobacterium tuberculosis erkannte und beschrieb. Für diese wichtige Entdeckung erhielt Koch 1905 den Medizin-Nobelpreis. Ein Heilmittel gab es zu dieser Zeit noch nicht. Antibiotika wurden erst seit 1928 eingesetzt. Ausgemerzt sind die Erreger bis heute nicht, ein Drittel der Weltbevölkerung ist infiziert. Nach dem *Global tuberculosis report* der Weltgesundheitsorganisation (WHO) starben 2014 etwa 1,5 Millionen Menschen an Tuberkulose.

Zurück zu Niels R. Finsen. Was veranlasste den Arzt, der in einer sonnenarmen Gegend aufwuchs, sich mit der Heilkraft des Lichtes zu beschäftigen? Er litt schon als Jugendlicher selbst unter einer schweren Krankheit. Diese äußerte sich in allgemeiner Schwäche, Atemnot, Herzrhythmusstörungen und einer vergrößerten Leber. Sein Leiden hatte zur Folge, dass er zehn Jahre für sein Medizinstudium benötigte und relativ jung im Alter von nur 44 Jahren verstarb. Die Antwort auf die Frage, warum er ein großes Interesse am Licht und seiner Wirkung entwickelte, kann man vielleicht aus den Briefen an seine spätere Frau entnehmen. An sie schrieb er im Jahr 1891: *„Weshalb es mir besser geht? Ja, ich glaube nun, dass das gute Wetter und die Sonne und der Umstand, dass ich mehr draußen an der Luft bin, die Hauptgründe sind."* Ein Jahr später ließ er sie wissen: *„Wenn ich recht an Sonne und Luft komme, so bin ich oberauf."*

An anderer Stelle beschreibt er, wie er eine Katze beobachtete, die sich auf einem Dach sonnte. Offensichtlich tat das dem Tier sehr gut. Kurz darauf lag sie im Schatten, worauf sich die Katze wiederum in den Sonnenschein flüchtete. Dies wiederholte sich etliche Male. *„Dabei kam mir der erste Gedanke an Sonnenbäder oder Lichtbäder",* schrieb Finsen wörtlich. Im Winter 1895 setzte er erstmals eine starke Lampe bei einem Patienten ein. Es war ein Ingenieur, der bereits seit geraumer Zeit im Gesicht an Lupus vulgaris (Hauttuberkulose) litt.

Dr. Andreas Lentner schreibt in seinem Buch „Geschichte der Lichttherapie": „Als Ort für die Behandlung wählte Finsen das Elektrizitätswerk von Kopenhagen, wo ihm eine starke Kohlenbogenlampe zur Verfügung stand. Dort bestrahlte er von Mitte November 1895 bis zum Beginn des folgenden Jahres mittels einer 20-Ampère-Bogenlichtlampe das Gesicht des Ingenieurs, das im Januar dann vollständig abgeheilt war. Die Wahl des Lupus vulgaris als Indikation für Finsens Lichtbehandlung geschah keineswegs zufällig. Der bakterielle Charakter der Tuberkulose war durch die Arbeiten Robert Kochs (1842-1917) bekannt. Bekannt war ebenfalls die bakterizide Wirkung des Lichtes, seit die Engländer Arthur Henry Downes (1851-1938) und Thomas Porter Blunt (1842-1929) ihre Untersuchungen publiziert hatten. Wenn es auch ein Fehlschluss war, dass das Licht in der Haut die Tuberkulosebakterien abtöten könnte, war es jedoch eine Annahme, die die experimentelle Therapie belebte. Tatsächlich führt ja bekanntlich die durch die UV-Bestrahlung ausgelöste Entzündungsreaktion der Haut zur Abheilung der lupösen Bezirke."

Die Erfolge, die Finsen mit seiner Behandlung erzielte, waren spektakulär. Schnell sprach es sich herum, dass es eine neue, nichtinvasive Behandlung der ansonsten schwer therapierbaren Hauttuberkulose gab. Aus vielen verschiedenen Ländern kamen Ärzte, um seine Methode zu sehen und sie in ihren Ländern einzuführen. Selbst aus Russland schickte bereits im Jahre 1899 die Zarin zwei Ärzte, die in der Folgezeit in St. Petersburg (heute Leningrad) ein Lichtinstitut errichten sollten.

Der Durchbruch gelang Finsen jedoch erst im Jahre 1900. Auf der Weltausstellung in Paris, einer primär nicht medizinischen Veranstaltung, konnte er im sogenannten dänischen Pavillon mittels Fotos, Plänen und einer in Funktion befindlichen Bestrahlungslampe seine Methode demonstrieren. Auf dem gleichzeitig stattfindenden medizinischen Kongress wurden sogar Patienten von Finsen gezeigt. Die so schlagartig weltweit bekannt gemachte Finsen-Lichtheilmethode begann von da an ihren Siegeszug durch die internationalen Kliniken und sollte erst durch die Einführung der Tuberkulostatika Jahrzehnte später gestoppt werden."

Im Jahr 1896 gründete Finsen ein Lichtinstitut in Kopenhagen. Da er selber nicht über die nötigen Mittel verfügte, suchte er für seine Forschungsprojekte Sponsoren. Zwei Unternehmer, die als Mäzene der Wissenschaft in Kopenhagen bekannt waren, unterstützten ihn dabei finanziell. Ebenso floss Geld von der Carlsberg-Stiftung, die aus der gleichnamigen Brauerei hervorging. Auch der dänische Staat steuerte 20.000 Kronen bei.

Die Zahl der Patienten stieg rasant, so dass seine Forschungseinrichtung ständig erweitert werden musste. Im Jahr 1896 behandelte Finsen 15 Patienten. Im Jahr darauf waren es bereits 97 und im Jahr 1898 sage und schreibe 221 Patienten, überwiegend mit Hauttuberkulose. Da diese an den verschiedensten Hautstellen lupöse Bezirke aufwiesen, waren oft 50 oder mehr Bestrahlungen erforderlich. Das nachfolgende Bild gibt einen Eindruck über die Lichttherapie zur damaligen Zeit.

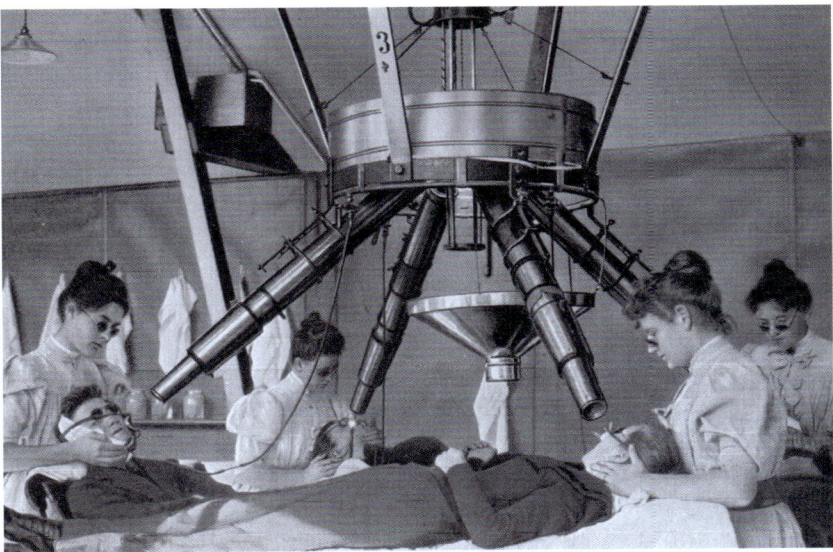

Im Jahr 1904 veröffentlichte Prof. Finsen dann „Resultate der Lichtbehandlung bei unseren ersten 800 Fällen von Lupus vulgaris". Aus ganz Europa und auch aus Russland kamen Patienten nach Kopenhagen, um sich mit Lichttherapie behandeln zu lassen. Für seine bahnbrechenden Erfolge und für seine Forschungsarbeiten verlieh man ihm, wie bereits erwähnt, anno 1903 den Medizin-Nobel-preis. Darüber hinaus wurde er zum Ritter geschlagen und von der Universität von Edinburgh ausgezeichnet. Er war Ehrenmitglied vieler internationaler medizinischer Gesellschaften. Seit 1910 steht in Kopenhagen ein Finsen-Denkmal. Niels Ryberg Finsen starb am 24. September 1904 auf der Höhe seines wissenschaftlichen Ruhmes. Er wird zu Recht als der Begründer der modernen wissenschaftlichen Lichttherapie geehrt.

Auguste Rollier

Auguste Rollier, geboren 1874 in der französischen Schweiz, gilt als Pionier der Heliotherapie. Beeindruckt von den Erfolgen, die Finsen mit Licht erzielte, begann Rollier mehr und mehr mit Sonnenlicht zu therapieren. Eigentlich war er Chirurg. Das schwere Schicksal eines Schulkammeraden, der an Knochentuberkulose erkrankte und nach zahlreichen Operationen und Amputationen Selbstmord beging, veranlasste Rollier dazu, seine chirurgische Karriere zu beenden. Er eröffnete 1903, im schon seinerzeit als Luftkurort bekannten Schweizer Bergdorf Leysin, eine Klinik. Dort widmete er sich primär der Behandlung von Knochentuberkulose.

Eine seiner ersten Patientinnen war seine Verlobte Jeanne-Sophie Giauque, die ebenfalls an Knochentuberkulose litt. Mit seiner Höhenluft- und Sonnenbehandlung konnte er enorme Erfolge erzielen. Der Arzt Alexander Wunsch schreibt: *„Rollier kann aus heutiger Sicht als der Großmeister der Heliotherapie gelten, da er es mit seinem ganzheitlichen Behandlungskonzept vollbrachte, die Tuberkulose durch den Einsatz klimatischer Reize und Sonnenlicht zur Ausheilung zu bringen…*
Rollier hatte erkannt, dass die Heliotherapie eine ganzheitliche Alternative zur chirurgisch-operativen Vorgehensweise darstellte, wenn er die Patienten nur nach einem ausgeklügelten Schema sehr langsam an die Sonne gewöhnte, was sich gerade bei schweren Fällen als eine hohe Kunst herausstellte.“

Rollier konnte aufgrund seiner medizinischen Erfolge ein kleines Imperium aufbauen. Auf seinem beruflichen Höhepunkt betrieb er um das Jahr 1940 insgesamt 18 Kliniken. Ein Aufenthalt in der Schweiz war schon damals recht teuer. Da Tuberkulose jedoch eher in den ärmeren Bevölkerungsschichten auftrat, schuf Rollier für seine Patienten die Möglichkeit, Geld zu verdienen. Je nach Schwere der Erkrankung konnten sie neben den Anwendungen noch handwerklich tätig sein. Wer weiß – vielleicht war auch dies neben den heilgymnastischen Methoden ein Teil der Therapie.

Neben den verschiedenen Formen der Tuberkulose behandelte Rollier u. a. auch Patienten mit Rachitis, Windpocken und infizierte Wunden und Psoriasis. In einer seiner vielen Veröffentlichungen schrieb er: *„Der Psoriasis-Schub wird in einigen Wochen durch Aussetzen an die Sonne ausgelöscht, ohne dass man lokale oder interne Medikamente benötigt. Das gleiche gilt für andere Dermatosen wie Pityriasis, Ichthyosis, Ekzem usw. Die Akne-Ausbrüche, die im Pubertätsalter so häufig sind, verringern sich und verschwinden schließlich auf der pigmentierten Haut.“*

Aus den Büchern von Rollier geht hervor, dass er den UV-Anteil des Sonnenlichtes für die Heilerfolge ausmachte . Die Heliotherapie wurde vom späten 19. bis Mitte des 20. Jahrhunderts als die wirksamste Behandlung gegen Infektionskrankheiten angesehen. Damit nicht genug. Zurzeit von Rollier kannte man 165 verschiedene Krankheiten, für die sich Sonnenlicht als hilfreiche Behandlung herausstellte. Rollier mahnte jedoch trotz allen Erfolgen das Sonnenbaden nicht zu übertreiben: *„Mehr und mehr lässt der Instinkt der Menschen in jedem Sommer die Verehrer der Sonne an die Ufer der Seen und Flüsse, an den Strand und in das Gebirge strömen. Sie breiten sich dort bunt durcheinander aus und lassen sich von der Sonne zu oft ohne Regel und ohne Maß bescheinen, da sie nichts von der Dosierung der Sonne kennen. Oft weiß das Publikum nicht genug oder lernt erst durch Schaden, dass das Sonnenbad eine zweischneidige Waffe ist und dass es falsch oder im Übermaß genommen weit gefährlicher als heilsam ist.“*

Das schrieb der erfahrene Arzt bereits um 1950. Hätte er den Sonnenkult auf Mallorca, der Costa Blanca, in Italien etc. in den Jahrzehnten danach mitbekommen, wäre er sicherlich schockiert gewesen. Ebenso wie Finsen erhielt Rollier viele Auszeichnungen, wie 1917 die Ehrendoktorwürde der Universität Lausanne und 1944 die der Universität Bern. In Lausanne war er auch als Honorarprofessor tätig. 1923 wurde er zum Ehrenmitglied der *American Clinical and Climatological Association* ernannt. Er starb am 30. Oktober 1954 im Alter von 70 Jahren.

Oskar Bernhard

Den Arzt Oskar Bernhard kann man in einem Atemzug mit Auguste Rollier nennen. Sie waren Zeitgenossen und beide waren Assistenten beim Berner Chirurgen und Nobelpreisträger Theodor Kocher. Bernhard hat sogar noch von Rollier Knochentuberkulose mit Heliotherapie behandelt.

Rollier hatte zwar mit seinen vielen Kliniken die erfolgreiche Methode der Sonnenlichtbehandlung im großen Stil angewendet, jedoch gebührt Oskar Bernhard die Ehre, der eigentliche Pionier der Heliotherapie in der Neuzeit zu sein. Rollier hat auch in vielen Publikationen darauf hingewiesen, dass der Begründer der Sonnenlichttherapie nicht er, sondern Bernhard sei.

Geboren wurde Oskar Bernhard im Jahr 1861 in Samedan (Graubünden). Sein Vater war Apotheker und Hersteller eines Kräuterlikörs, der sowohl als Genusswie auch als Heilmittel galt. Noch heute ist in der Schweiz der IVA-Likör erhältlich. Oskar Bernhard studierte von 1880 bis 1886 Medizin in Zürich, Heidelberg und Bern. Bernhard war sehr naturverbunden und machte mit 18 Jahren das Bergführerpatent. In einem Artikel einer Schweizer Zeitschrift kann man lesen, dass ihm die Idee zur Heliotherapie bei der Trockenfleischherstellung gekommen sei. Dort nutzt man ebenfalls die bakterizide Wirkung der Sonne – genauer gesagt des UV-Lichtes.

Der erste Patient, den Bernhard mit Sonnenlicht behandelte, war ein bei einer Messerstecherei schwer verletzter Italiener. Nach einer Bauchoperation war die Wunde aufgeplatzt und infiziert. Damals gab es noch keine Antibiotika und infizierte Wunden waren häufig und problematisch. Als alle desinfizierenden Maßnahmen keinen Erfolg zeigten, verordnete er das Licht der Hochgebirgssonne. Das Ergebnis war verblüffend: *„Schon nach der ersten ½-stündigen Bestrahlung war eine deutliche Besserung zu beobachten und die Wunde bot einen ganz anderen Anblick. Die Granulationen wurden zusehends normaler und kräftiger und die enorme Wunde überhäutete sich unter dieser Behandlung rasch"*, schrieb Bernhard im Jahr 1902.

In Folge dieser spektakulären und raschen Wundheilung begann er dann Knochentuberkulose mit der Hochgebirgssonne zu behandeln. Anfänglich wurden in seiner Praxis nur die erkrankten Knochenpartien und Gelenke mittels Gipsfenster dem Sonnenlicht ausgesetzt. Später erfolgte eine Ganzkörperbesonnung. Auch ihm war bewusst, dass eine übermäßige Sonnenbestrahlung nicht harmlos ist. Daher steigerte auch er die Expositionszeit langsam und behutsam.

Im Jahr 1907 zog Oskar Bernhard von Samedan nach St. Moritz. Da er weltweit einen guten Ruf hatte, behandelte er auch viele Berühmtheiten der dortigen Nobelhotels. Bernhard und Rollier haben viel dazu beigetragen, dass die Heliotherapie in der Medizin zu Beginn des 19. Jahrhunderts hoch anerkannt war. Aus den Archivbeständen des Nobelinstitutes ist ersichtlich, das Oskar Bernhard zwischen 1920 und 1932 sechsmal für den Medizin-Nobelpreis nominiert worden war. Auch Auguste Rollier wurde sechsmal nominiert. Beiden war die hohe Auszeichnung jedoch nie vergönnt.

Oskar Bernhard verband übrigens eine enge Freundschaft mit dem berühmten Maler Giovanni Segantini. Er war dessen Mäzen und Arzt. Er stand dem begnadeten Maler bei, als dieser aufgrund einer perforierten Blinddarmentzündung fünf Tage und Nächte mit dem Tode rang und auf diese tragische Weise verstarb. Der Heliotherapeut war dann später Initiant des Segantini-Museums in St. Moritz. Oskar Bernhard verstarb 78-jährig im Jahr 1939.

Arnold Rikli

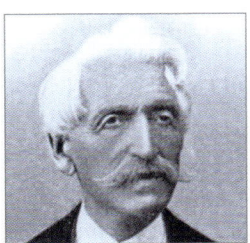

Dieser Pionier der Lichttherapie wurde 1823 geboren. Wie der Name vermuten lässt, war er Schweizer. Er wurde später als der „Sonnendoktor" bekannt, obwohl er nie Medizin studierte. Heute wäre er vermutlich Heilpraktiker. Seine Heilkunst war einfach und doch sehr wirkungsvoll: Wasser, Luft, Licht und naturbelassene Ernährung.

Arnold Rikli (1823 - 1906)

Arnold's Vater besaß eine Färberei. Die sollte der Spross auch später mal übernehmen. Doch sein Lebensweg schlug eine andere Richtung ein. Wie Sebastian Kneipp und andere Naturheiler, heilte sich Arnold Rikli selbst erfolgreich von einer Krankheit. Aus Interesse für Naturheilkunde wurde Hingabe. Im Alter von 31 Jahren gründete er 1854 in Veldes (damals Österreich, heute Slowenien) eine Heilanstalt. „Klinik" wäre maßlos übertrieben, denn die Unterkünfte für Patienten waren luftige Holzhütten mit spartanischer Einrichtung.

Schon zu Beginn des Industriezeitalters war Rikli´s Devise: „Zurück zur Natur". So sah dann auch der Tagesablauf beim „Sonnendoktor" aus: *Die Patienten standen morgens zum Sonnenaufgang auf, je nach Jahreszeit zwischen 4 und 8 Uhr und bereiteten sich auf das erste Luftbad vor. Als Verpflegung erhielten sie frische Milch, ein Stück Grau- oder Vollkornbrot sowie etwas Honig. Leicht bekleidet erreichte man dann den Fuß eines Hügels, auf dessen Höhe das Luftbad eingenommen wurde. Während des Aufstiegs entledigte man sich nach und nach ganz der Kleidung, bis man am Gipfel völlig entkleidet ankam. Nach Einnahme des mageren Frühstücks wurde einige Zeit mit Spielen und Lesen verbracht, bis man sich langsam ankleidend wieder zu den Wohnhütten zurückkehrte. Dort bereiteten sich die Patienten dann zum ersten Sonnenbad des Tages vor, das in der Regel zwischen 10 und 13 Uhr eingenommen wurde. Dieses Sonnenbad wurde auf dem Dach eines Holzhauses durchgeführt. Die Patienten lagen dazu in einer langen Reihe, der Kopf als einziger Körperteil von der Sonne geschützt. Die Sonnenbäder dauerten zwischen 20 und 60 Minuten, danach verblieb man noch eine Weile in der Sonne, jedoch nun in große Tücher gehüllt."*

Mittags gab es dann noch ein Wasser- oder Dampfbad und ein zweites Sonnenbad. Das Essen war auch am Rest des Tages vegetarisch und spartanisch. Auch Alkohol war tabu. Bei Sonnenuntergang ging man zu Bett – ganz im Rhythmus der Natur. Tagsüber war Barfußlaufen angesagt. Die Patienten die sich dem Pionier der Naturheilbewegung (im wahrsten Sinne des Wortes) anvertrauten, kamen u. a. aus England, Italien, der Schweiz und sogar aus Amerika. Die Krankheitsbilder waren sehr unterschiedlich: Melancholie, Gastritis, Leber- und Darmerkrankungen, Asthma, Adipositas, geistige und körperliche Erschöpfungszustände, Anämie und Frauenkrankheiten. Scheinbar gab es für die „Kur-Natur" mit viel Sonnenlicht kaum Einschränkungen. In Rikli´s Kuranstalt traf man auch Unternehmer und Künstler. Zu Rikli´s „Schülern" gehörte auch der Maler und Sozialreformer Karl Wilhelm Diefenbach. Dieser gründete später in Wien eine Landkommune nach den Prinzipien von Rikli.

Es war die Zeit der Reformbewegung. Einfache vegetarische Kost war angesagt. Die Obstbau-Genossenschaft Eden und die heutigen Reformhäuser sind Überbleibsel aus dieser Zeit. Im Jahr 1883 wurde der erste Naturheilverein gegründet. 30 Jahre später gab es bereits 885 Vereine mit insgesamt rund 148.000 Mitgliedern. Der Verband besaß einen Verlag, der die Zeitschrift „Der Naturarzt" herausgab. Die Pioniere der Naturheilbewegung waren oftmals medizinische Laien. Kneipp war bekanntlich Priester, Vinzens Prießnitz und Johann Schroth (die Schroth-Kur gibt es noch heute) waren Landwirte.

Wesentliches Merkmal der Naturheilkunde war und ist die Überzeugung, dass der Körper über Selbstheilungskräfte verfügt. Diese müssen durch naturgemäße Lebensweise – u. a. mit Sonnenlicht - lediglich angeregt und unterstützt werden. Schon Paracelsus war davon überzeugt, dass wir einen „inneren Arzt" haben.

Arnold Rikli hat zu Lebzeiten viele Impulse gesetzt. In ganz Europa entstanden Kliniken, wo das Lichtbad ein wesentlicher Bestandteil der Therapie war. Rikli gehörte zu den Wegbereitern einer Alternativkultur. Noch heute wird von einer Stiftung der „Arnold Rikli-Preis" verliehen. Forscher, die sich mit den Wirkungen der Sonne auf den Menschen befassen, können für diese Auszeichnung nominiert werden. Es werden internationale Forscher ausgezeichnet. Zu den bisherigen Preisträgern gehören unter anderem Mediziner, Epidemiologen und Physiker.

Daniel Gottlob Moritz Schreber

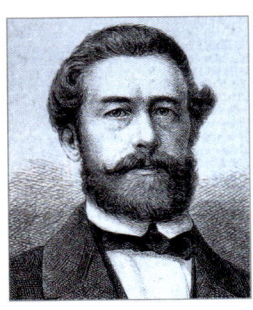

Daniel Gottlob Moritz Schreber
(1808 - 1861)

Der Leipziger Arzt war Anfang des 19. Jahrhunderts ein früher Vertreter des therapeutischen Sonnenbadens. Wenn Sie jetzt denken „Irgendwie kommt mir der Name Schreber in Verbindung mit Luft und Sonne bekannt vor", liegen Sie goldrichtig. Nach ihm wurden die einstmals so beliebten Schreber-Gärten benannt.

Schreber erblickte das Licht der Welt im Jahr 1808. Sein Vater war Anwalt. Moritz, so sein Rufname, studierte Medizin in Leipzig. Danach war er einige

Jahre Leibarzt eines russischen Adligen und begleitete diesen auf Reisen durch mehrere Länder Europas. Anschließend wurde er Privatdozent in Leipzig und übernahm dort auch eine orthopädische Klinik.

Schreber war in seiner Kindheit oft kränklich. Gleichzeitig hatte er am eigenen Leibe erfahren, wie gut körperliche Übungen für die Gesundheit sind. Heute wäre er ein Fitnessguru. Er zählte 1845 zu den Mitbegründern des Leipziger Turnvereins. Unter seiner Anleitung wurden Stubenhocker wie Beamte, Rechtsanwälte und Professoren körperlich fit. Im Jahr 1855 veröffentlichte er das Buch „Die ärztliche Zimmergymnastik". Es wurde zum Bestseller und ist heute noch erhältlich. Der Untertitel war etwas sperrig: „System der ohne Gerät und Beistand überall ausführbaren heilgymnastischen Freiübungen als Mittel der Gesundheit und Lebenstüchtigkeit für beide Geschlechter, jedes Alters und alle Gebrauchszwecke". Heute würde man schreiben „Fit ohne Geräte", „Fit for fun" oder so ähnlich.

Durch Schriften der alten Griechen und Römer wurde er dazu inspiriert, Sonnenbäder in sein therapeutisches Repertoire mit einzubeziehen. Drei Jahre nach seinem „Fitnessbuch" publizierte er einen Artikel mit dem Titel: „Über die Anwendung der Sonnenbäder zu Heilzwecken, insbesondere gegen gewisse chronische Krankheiten des kindlichen Alters".

Darin berichtet er: „*Ich habe die Sonnenbäder in verschiedenen Fällen angewendet und zwar immer mit sichtlichem Erfolg, namentlich bei scrofulöser Dyskrasie, Atrophie und kümmerlicher Gesamtentwicklung ohne bestimmtes Organleiden, Anämie bei Konstitutionen mit welkem oder auch bleich-pastösem Hautorganen, sowie örtlich als Unterstützungsmittel zur Zurückbildung torpider Geschwülste, Knochenauftreibungen und dergleichen*".

Der Leipziger Arzt gab genaue Anweisungen wie das Sonnenbad durchgeführt werden sollte. Er ahnte, spürte oder wusste, dass die Wintersonne nicht die gleiche Heilkraft wie jene im Sommer hat. Und das obwohl weder Vitamin D3 noch UV-B-Strahlen damals bekannt waren. Er betonte, dass in unseren Breiten die Sonne am wirksamsten zwischen März und Oktober sei. Im Hochsommer sollte die Dauer eines Sonnenbades nur zwischen 10 und 30 Minuten liegen, um einen Sonnenbrand zu vermeiden. So wie alle anderen Pioniere auch, war er seiner Zeit weit voraus. Auch wenn er für seine damaligen pädagogischen Ansichten heute kritisiert wird, waren und sind seine Anweisungen zur Heliotherapie sicherlich richtungsweisend. Seinem vielfältigen Wirken wurde im Alter von 53 Jahren ein plötzliches Ende gesetzt. Er verstarb 1861 an einer akuten Blinddarmentzündung. Seine Impulse für die Naturheilkunde und körperliche Fitness wirken jedoch bis heute nach.

Dinshah P. Ghadiali

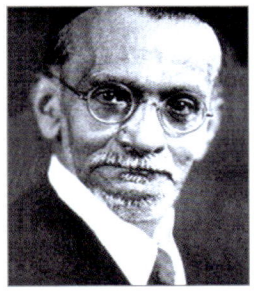

Dinshah P. Ghadiali (1873 - 1966)

Gegen Ende des 19. Jahrhunderts stand die Lichttherapie hoch im Kurs. Schon damals gab es in den USA Pioniere, die Sonnenlicht mit Farben kombinierten.

Augustus Pleasonton (1808 – 1894) erforschte in seinem Gewächshaus die Wirkung von blauem Licht auf das Wachstum von Weintrauben. Später hatte er auch Erfolg bei Tieren und Menschen mit blauem Licht. Der Arzt Seth Pancoast (1823 – 1889) ging noch einen Schritt weiter. Ihm war bewusst, dass das autonome Nervensystem mit Sympathikus und Parasympathikus im Gleichgewicht sein muss. Er behandelte Patienten, die Regeneration und Entspannung nötig hatten, mit der Farbe Blau (für den parasympathischen Anteil). Patienten mit niedrigem Blutdruck und Antriebsschwäche bekamen hingegen rotes Licht verordnet.

Edwin Dwight Babbitt (1828 – 1905) entwickelte eine Reihe von Gerätschaften, um Sonnenlicht in Farblicht zu verwandeln. Er orientierte sich hauptsächlich am Farbkreis von Goethe. Im Jahr 1878 veröffentlichte Babbitt das umfangreiche Buch *The Principles of Light and Color*. Die drei Urväter der Farblichttherapie Pleasonton, Pancoast und Babbitt waren auf die Sonne als Lichtquelle angewiesen. Elektrisches Licht existierte noch nicht, als sie praktizierten.

Der Erste, der elektrisches Licht für eine wissenschaftlich begründete Farbtherapie nutzte, war der indische Erfinder und Heilkundige Dinshah P. Ghadiali (1873 – 1966). Die Geburtsstunde von Spektro-Chrom fällt in das Jahr 1897, als Dinshah der Tochter eines Arbeitskollegen mit Farblicht das Leben rettete. Die junge Frau hatte eine schwere Durchfallerkrankung, die auf keine gängige Behandlung ansprach. Durch den massiven Flüssigkeitsverlust war die Erkrankung bereits lebensbedrohlich geworden. Dinshah verwendete eine Kerosinlampe mit einem indigofarbenen Filter und führte damit Bestrahlungen direkt auf die Haut durch. Außerdem füllte er Milch in eine indigofarbene Flasche, bestrahlte diese mit Licht und gab der Patientin die so behandelte Milch zu trinken. Auf diese Art behandelt, erholte sich die junge Frau in kürzester Zeit. Dies war das erste, aber nicht das letzte Mal, dass Dinshahs Farblicht Leben rettete: Etwa 25 Jahre später wurde ein weiterer spektakulärer Fall dokumentiert, der weiter unten dargestellt ist.

Dinshah hatte von 1897 bis 1920 intensiv geforscht. Er wollte auf wissenschaftlicher Ebene verstehen, warum „einfaches Farblicht" so tiefgreifende Wirkungen haben kann. Dies führte ihn zur Entwicklung der Spektro-Chrom-Methode, einem stimmigen Therapiesystem, das mit farbigem Licht arbeitet. Die Bezeichnung Spektro-Chrom leitet sich dabei aus dem lateinischen Wort *spektrum* (= Erscheinung) und dem griechischen Begriff *chroma* für Farbe ab. Der Spektro-Chrom-Farbkreis besteht aus 12 verschiedenen Farben, die von Dinshah genau definiert und systematisch angeordnet wurden (Abb. 1). Er entwickelte auch die ersten Projektoren für die Erzeugung der Spektro-Chrom-Farben. Alle Geräte arbeiteten mit elektrischem Glühlicht und speziell abgestimmten Farbfiltern.

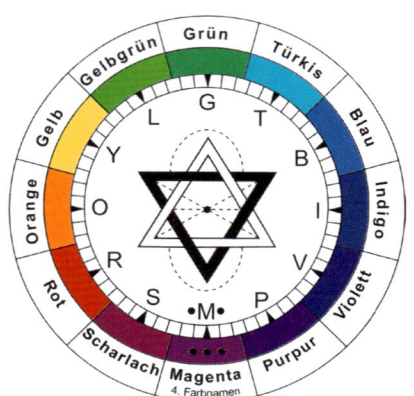

Abbildung 1:
Der Spektro-Chrom-Farbkreis mit den 12 Einzelfarben. Die neun Farben von Rot über Grün bis Violett kommen im Regenbogenspektrum vor.
Die Farben Purpur, Magenta und Scharlach sind dagegen Mischungen aus Rot und Violett.

Ab 1920 führte Dinshah zahlreiche Ausbildungskurse durch und brachte auch viele Ärzte mit Spektro-Chrom in Kontakt.

Eine herausragende Absolventin war die chirurgische Oberärztin Dr. Kate Baldwin. Sie war von der Spektro-Chrom-Methode so begeistert, dass sie diese auf ihrer Krankenstation im Frauenhospital in Philadelphia einführte. Dort wurde 1923 ein neunjähriges Mädchen mit schwersten Verbrennungen eingeliefert. Da mehr als zwei Drittel der Körperoberfläche drittgradig verbrannt waren, bestand höchste Lebensgefahr. Die anderen Ärzte sahen keine Behandlungsmöglichkeit und hatten das Kind bereits aufgegeben. Daher wurde das Mädchen zu Dr. Baldwin gebracht. Sie behandelte die kleine Patientin nur mit der Spektro-Chrom-Methode: Die folgenden Abbildungen zeugen von dem erstaunlichen Heilungsverlauf und belegen eindrücklich, dass das Kind vollständig geheilt wurde – selbst aus heutiger Sicht ein medizinisches Wunder!

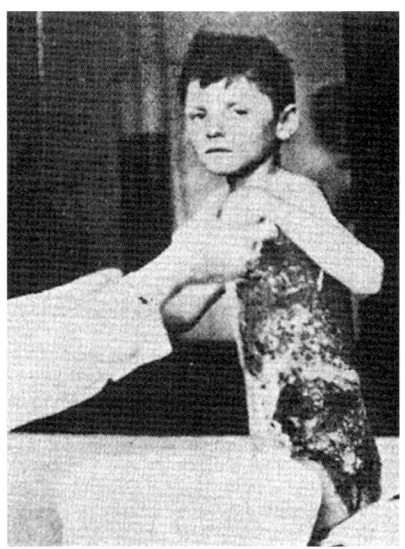 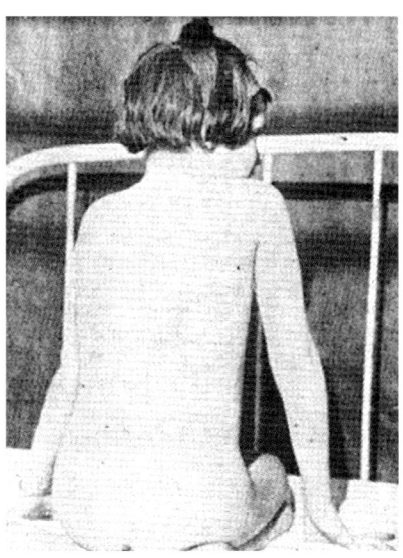

Großflächige Verbrennungen 3. Grades bei einem 9-jährigen Kind, etwa zwei Wochen nach der Einweisung ins Krankenhaus. Die Behandlung erfolgte ausschließlich durch Bestrahlungen mit Spektro-Chrom-Farblicht.

Das selbe Kind ca. 18 Monate nach dem Unfall. Die Verbrennungswunden sind vollständig und ohne Narbenbildung verheilt.

Bei einem Ärztekongress im Jahr 1926 fasste Dr. Kate Baldwin ihre Erfahrungen folgendermaßen zusammen: „*Die Anwendung von Farben bei der Behandlung von Verbrennungen wäre es wert, von jedem Mitglied des Medizinerstandes eingehend untersucht zu werden. Dem Verbrennungsgefühl, das die zerstörenden Kräfte verursachen, lässt sich bereits nach 20 bis 30 Minuten so entgegenwirken, dass es sich völlig legt und auch nicht wiederkehrt. Verbrennungen werden durch zerstörerisches Wirken auf der roten Seite des Spektrums verursacht, hauptsächlich durch Wasserstoff. Wenn man nun Sauerstoff anwendet und damit die blaue Seite des Spektrums nutzt, so ist bereits viel getan, um die Nervenbelastung zu reduzieren. Ferner wird der Heilvorgang beschleunigt, und die entstehenden Gewebe sind weich und dehnbar... Es steht außer Frage, dass Licht und Farbe wichtige therapeutische Mittel sind. Ihre Einführung und Verwendung brächte gewiss nur Vorteile - dem Medizinerstand so sehr wie dem Patienten.*"

Anders als bei vielen anderen Farbtherapiesystemen wird das Spektro-Chrom-Farblicht meistens großflächig auf die Haut gestrahlt. Dabei liegt der Patient in einem abgedunkelten, warmen Raum. Die Behandlungen dauern 20 bis 60 Minuten und werden 2-mal am Tag durchgeführt. Es gibt Bestrahlungspläne für über 300 diagnostizierte Krankheitsbilder, die in dem Buch von Darius Dinshah aufgelistet sind, einem Sohn von Dinshah Ghadiali. Es trägt den Titel: „*Es werde Licht – Praktischer Leitfaden für Dinshahs 12-Farben-Chromotherapie*" und ist aktuell in der 3. Auflage erhältlich. Außerdem sind alle Bestrahlungspläne auch auf der Website www.spektrochrom.de kostenlos zugänglich.

Die klassische Spektro-Chrom-Methode funktioniert nur mit Glühlampen. Diese geben ein definiertes, kontinuierliches Lichtspektrum ab. In zwei Aspekten ist das elektrische Glühlicht dem Sonnenlicht überlegen: Je nach Tageszeit verändert sich nämlich die Zusammensetzung des Sonnenlichtes erheblich (morgens und abends mehr Rotanteile, mittags mehr Blauanteile). Außerdem steht es nicht rund um die Uhr zur Verfügung. Heute sind aufgrund der Gesetzgebung in der EU nur noch Halogenglühlampen verfügbar. Sie strahlen neben dem sichtbaren Licht auch noch die unsichtbaren Nah-Infrarot-Anteile ab. Diese wirken regulierend auf wichtige Stoffwechselvorgänge in den Körperzellen. Vor die Lampen werden spezielle Farbfilter gesetzt. Die Filtereigenschaften sind genau definiert und im Buch von Darius Dinshah beschrieben. Die Technologie der heute so beliebten Leuchtdioden (LEDs) eignet sich übrigens NICHT für die Erzeugung von Spektro-Chrom-Farben, da hier viele wichtige Wellenlängen fehlen. Dies gilt sowohl für die Kombination von weißen LEDs mit Farbfiltern als auch für die Verwendung von farbigen LEDs. Letztere verwenden nur die drei Grundfarben Rot, Grün und Blau. Alle Zwischenfarben, die durch deren Mischung entstehen, werden dem Auge nur vorgetäuscht.

Der bekannteste deutsche Vertreter der Spektro-Chrom-Methode ist der Heidelberger Arzt Alexander Wunsch. Er verfügt über mehr als zwei Jahrzehnte Erfahrung mit diesem überlegenen Therapiesystem. In einer Abhandlung über die Dinshah-Farblicht-Therapie schreibt er: *„Es gibt im menschlichen Körper zwei Empfangsorgane für Licht, die sich in der Embryonalentwicklung sogar aus demselben Keimblatt gebildet haben – nämlich Augen und Haut. Goethe, der sich sehr intensiv mit der sinnlichen Wahrnehmung der Farben durch die Augen befasst hat, stellte immer wieder heraus, dass die Farben, wie wir sie sehen, nur in Zusammenhang mit den Augen verstanden werden können. Farbe ist also nichts Absolutes, Losgelöstes, sondern ein eng an das menschliche Auge gekoppeltes Phänomen. Außerhalb der Wahrnehmung durch das Auge gibt es also eigentlich keine Farben, sondern nur Wellenlängen – das trifft eben auch für die Haut zu. Wenn wir also die Wirkung der Farben auf den Körper betrachten wollen, kommen wir mit dem Farbkreis nach Goethe nicht zurecht, da dieser nur für das Auge anwendbar ist. Andererseits ist auch der physikalische Ansatz, also das Regenbogenspektrum nach Newton, nicht ausreichend, da ein Teil der Farbwirkungen auf den Organismus eben auch über die Augen vermittelt werden. Was wir also brauchen, ist ein Farbsystem, das sowohl physiologische als auch physikalische Eigenschaften in sich vereint. Genau dies trifft für den Spektro-Chrom-Farbkreis zu. Kein anderes therapeutisches Farbsystem ist logischer und physiologischer aufgebaut als die Spektro-Chrom-Methode. Der Spektro-Chrom-Farbkreis ist dabei ein verlässlicher Kompass für die therapeutischen Farbwirkungen. “*

Alexander Wunsch, der viel zum Thema Licht veröffentlicht hat (z. B. hier: www.vimeo.com/alexanderwunsch), entwickelte auch spezielle Spektro-Chrom-Farbbrillen. Das Kapitel ab Seite 156 in diesem Buch ist dieser effektiven und preiswerten Farb-Licht-Therapie gewidmet, die überall verwendet werden kann und sich auch optimal mit der klassischen Spektro-Chrom-Methode kombinieren lässt.

Prof. Dr. Michael F. Holick

Heliotherapie geriet im 20. Jahrhundert weitgehendst in Vergessenheit. Wozu noch Patienten täglich ein Sonnenbad verordnen, wenn es zigtausend Medikamente gibt?

Michael Holick, geboren 1946, seines Zeichens Arzt und Biochemiker widmet sein Leben der Vitamin-D-Forschung. Man kann ihn zu Recht als Pionier bezeichnen. Er erkannte, dass Vitamin D₃ nicht nur vor Osteoporose schützt, wie man früher glaubte, sondern noch vor Dutzenden weiteren Leiden wie Autoimmunerkrankungen, Parkinson, Diabetes, Multiple Sklerose, Herzerkrankungen, Schlaganfall und Krebs.

„Jeder Mensch sollte seinen Vitamin-D-Spiegel kennen", so der Autor von mehr als 400 wissenschaftlichen Publikationen. Seine Artikel werden in den führenden Medizin-Fachzeitschriften veröffentlicht, wie zum Beispiel *The Lancet oder das New England Journal of Medicine und Science*. Sein wissenschaftliches Schaffen weckte und steigerte das Bewusstsein der Ärzteschaft für den weit verbreiteten Vitamin-D-Mangel. All die vielen Sachbücher über Vitamin D gäbe es heute ohne die Forschungsarbeiten von Michael Holick nicht. Auf Deutsch gibt es leider nur zwei Titel. Das eine hat er mit Mark Jenkins geschrieben und trägt den Titel „Schützendes Sonnenlicht – Die heilsamen Kräfte der Sonne" (Haug Sachbuch 2005). Beim zweiten Buch ist der Apotheker Uwe Gröber Co-Autor. Der Titel ist schlicht und einfach „Vitamin D".

Holick ist es zu verdanken, dass die Sonne heute nicht mehr als der böse Feind angesehen wird, der Hautkrebs verursacht. Natürlich rät auch er zum maßvollen Sonnenbaden und dabei Faktoren wie Tageszeit, Jahreszeit und Hautpigmentierung zu berücksichtigen. Prof. Holick schreibt: *„Ich befürworte den gesunden Menschenverstand. Leider kommt er im Umgang des modernen Amerikaners mit seiner Gesundheit oft zu kurz... Anscheinend hat unsere Gesellschaft kein Gespür für die goldene Mitte, sie kennt nur die Extreme. Keine Angst – Sie werden nicht sterben, nur weil Sie in der Sonne gewesen sind. Die UV-B-Strahlen im Sonnenlicht sind nämlich ein wesentlicher Gesundheitsfaktor. Die Annahme, wir müssten uns ständig vor der Sonne schützen, ist missverständlich und ungesund. Diese Son-*

nenphobie erklärt, warum so viele Menschen unter Erkrankungen leiden, die mit Sonnenmangel zusammenhängen."

Holick kritisiert, dass die offiziellen Empfehlungen für die Zufuhr längst überholt sind. Er empfiehlt mindestens 1.000 I.E. Vitamin D3 für jeden, der älter als ein Jahr ist. Er konnte auch zeigen, dass selbst 10.000 I.E. pro Tag über Monate nicht toxisch wirken. Der renommierte Arzt weist auch darauf hin, dass es mit zunehmendem Alter für den Körper schwieriger wird, Sonnenlicht in Vitamin D umzuwandeln. *„Studien, an denen ich mitgewirkt habe, ergaben dass die Hälfte der über 65-jährigen Amerikaner an Vitamin-D-Mangel leidet."*

In seinem Buch schützendes Sonnenlicht geht Holick sehr ausführlich auf das Thema Hautkrebs ein. *„Es ist wissenschaftlich erwiesen: Wer sich regelmäßig maßvoll der Sonne aussetzt, läuft weniger Gefahr ein malignes Melanom zu entwickeln."* Wie kommt es, dass die Melanomraten in den vergangenen 50 Jahren jährlich um rund zwei Prozent gestiegen sind? Seine Antwort klingt für viele überraschend: *„Es könnte daran liegen, dass die Menschen während der Arbeitszeit weniger der Sonne ausgesetzt sind. Ein Risiko für Melanom ist Sonnenbrand. Da die Menschen heutzutage weniger im Freien arbeiten – das gilt für junge wie für alte Menschen gleichermaßen – und deshalb nicht so regelmäßig der Sonne ausgesetzt sind wie frühere Generationen, ist ihr Risiko für Sonnenbrand statt Sonnenbräune erhöht, wenn sie sich doch einmal im Freien aufhalten. Noch erstaunlicher werden sie vielleicht eine weitere Erklärung für den Anstieg von Melanomen finden: Die in den 1950er Jahren beginnende Nutzung von Sonnencremes."*

Er ist nicht generell gegen die Verwendung von Sonnencremes, weist aber darauf hin, dass man lange Zeit nur solche produzierte, die vor UV-B-Strahlung schützen. Heute ist man mit den gängigen Cremes zwar auch vor UV-A geschützt, doch dafür gibt es andere Problematiken wie Nano-Technologie und bedenkliche Zusatzstoffe, die möglicherweise Krebs auslösen können. Es lohnt sich, die Bücher von Prof. Holick zu lesen. Auf Youtube findet man auch Vorträge von ihm – ebenso wie einige Interviews. Der Arzt ist Träger von zahlreichen nationalen und internationalen Auszeichnungen. Ihm ist es zu verdanken, dass das maßvolle Sonnenbaden heute auch auf wissenschaftlicher Ebene rehabilitiert wird und eine Renaissance erlebt.

Text: Gregor Wilz nach Informationen von Dr. med. Andreas Leutner „Geschichte der Lichttherapie".

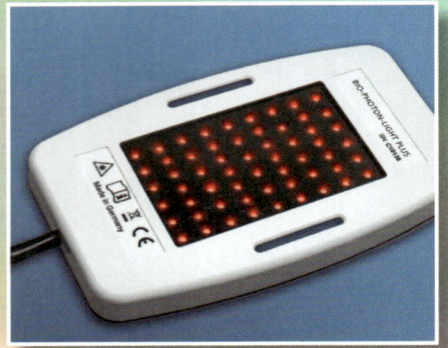

Bio-Photon-Light Plus

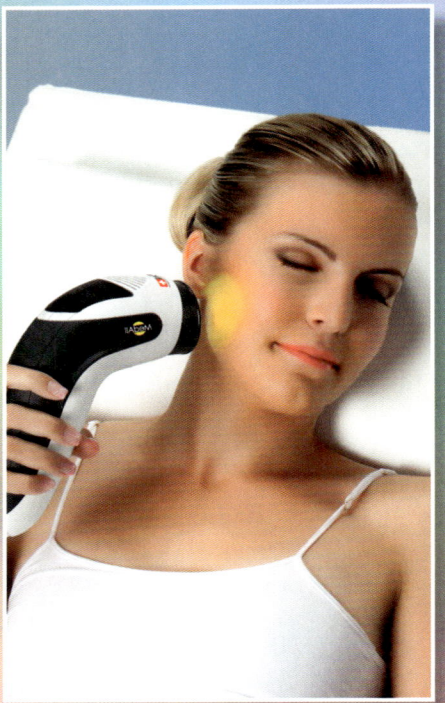

Bioptron MedAll

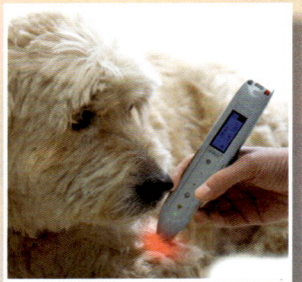

Laserbehandlung

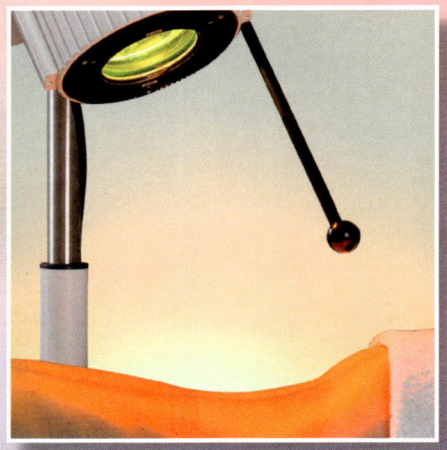

wIRA-Strahler

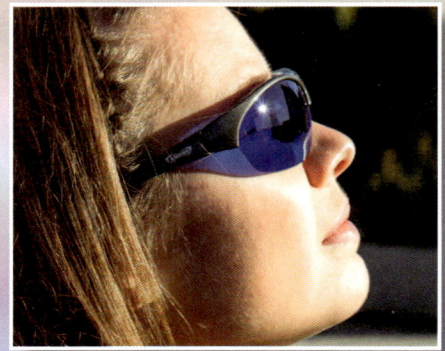

Farbbrille Spektro-Chrom

Lichttherapien
Für die Praxis & die Heimanwendung

In diesem Kapitel stellen wir Ihnen verschiedene Formen der Lichttherapie vor. Geräte, die für die Naturheilpraxis und für Zuhause geeignet sind, haben einen etwas größeren Rahmen bekommen. Sie lernen auf den fo genden Seiten die vielfältigen Einsatzmöglichkeiten der Lichttherapie kennen.

Es gibt kaum ein Symptom oder eine Erkrankung, bei der die Behandlung mit Licht nicht schon Erfolge gezeigt hat. Trotzdem ist es natürlich in den meisten Fällen ratsam, die Lichttherapie mit anderen bewährten Therapien zu kombinieren. So entsteht ein wertvoller Synergie-Effekt, der die Heilung beschleunigen kann.

Bioptron: Effektive Lichttherapie für Zuhause und in der Klinik

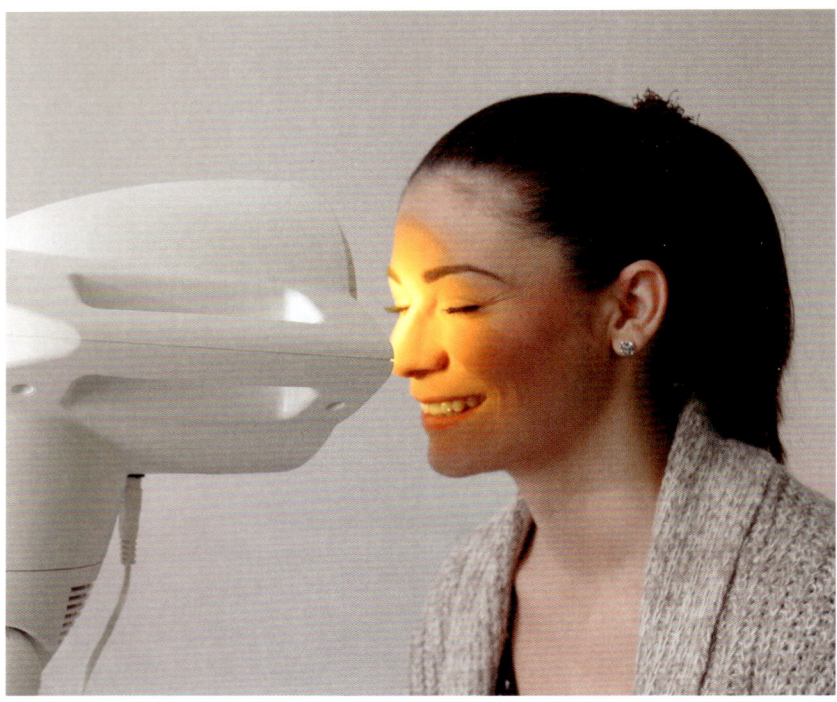

Unter den vielen Lichttherapie-Geräten, die es für die Heimanwendung und für die therapeutische Praxis gibt, hebt sich eines positiv hervor: das Bioptron. Es gibt davon drei verschiedene Größen, je nach Einsatzbereich. Die Technologie ist jedoch bei allen gleich, lediglich die Behandlungsfläche variiert.

Bereits Anfang der 1980-er Jahre hatte ein Team von Wissenschaftlern die Idee zur Entwicklung einer Lichtquelle, die mit der vollständigen Bandbreite des sichtbaren Lichtes in Kombination mit heilender und in die Tiefe wirkender Infrarotstrahlung arbeitet. Ein Lichttherapie-Gerät, das sich nahe am Spektrum der Sonne orientiert. „So natürlich wie möglich", war die Devise. Dabei hatte man von Anfang an die Zielsetzung die UV-Strahlung herauszufiltern. Schon damals war bekannt, dass UV-Strahlung in geringer Dosierung zwar auch positive Effekte hat, bei längerer Anwendungsdauer aber schaden kann (Sonnenbrand, vorzeitige Hautalterung, Hautkrebs etc.).

Kein Zweifel: Die Sonne in Maßen genossen ist die beste und preiswerteste Lichttherapie. Doch was machen wir im Herbst oder Winter, wenn die Sonne oft tagelang nicht scheint? Oder die Sonne strahlt am Firmament und wir sitzen im Büro.... oder Menschen in Kliniken oder Altersheimen? Kinder, die tagsüber die Schulbank drücken und nachmittags noch büffeln?

Ein Bioptron-Gerät sollte in jedem Privathaushalt, in jedem Altenheim und in jeder Praxis vorhanden sein. Die Anschaffungskosten sind überschaubar und die Vorteile enorm. Es werden regenerative, regulative und reparative Prozesse im gesamten Organismus stimuliert. Das Immunsystem wird gestärkt. Die Wundheilung wird durch Bioptron gefördert. Bei allen Arten von Hautproblemen – angefangen von Akne in der Pubertät über Neurodermitis bis hin zu Basaliomen liegen klinische Beweise für die Wirksamkeit vor. Da das Gerät auch über den Infrarotbereich verfügt, findet es in der Rheumatologie, in der Sportmedizin und zur Behandlung von Schmerzen und Muskelverspannungen eine breite Anwendung.

Die Behandlungszeiten sind sehr kurz. In der Regel genügen zwei mal zehn Minuten pro Tag. Die Handhabung ist kinderleicht: Einschalten, Behandlungszeit einstellen und die betroffene Körperfläche (zum Beispiel Kniegelenk) bestrahlen. Die Behandlung ist sicher und im Gegensatz zu starken Lasergeräten nicht invasiv. Nebenwirkungen sind nicht bekannt.

Einzigartige Technologie

Um die Technik von Bioptron zu verstehen, müssen wir einen kleinen Ausflug in die Physik machen. Keine Angst, es ist relativ einfach zu verstehen. Das Licht wird durch eine Halogenlampe erzeugt. Dieses Licht ist ebenso wie die Sonne und die gute alte Glühlampe polychromatisch. Poly bedeutet ‚viel‘ und chromatisch „farbig“. Wir haben hier also das ganze Farbspektrum von Blau über Grün zu Gelb, Orange und Rot.

Farben an sich haben eine heilende Wirkung. Das wird im Buch an anderer Stelle bereits beschrieben. Auch wenn das Licht von Bioptron sonnengelb leuchtet, beinhaltet es doch alle Farben. Dazu kommt noch der wichtige Infrarotbereich. Dieser liegt oberhalb des sichtbaren Teils des Spektrums. Bioptron deckt die Wellenlängen von 480 bis 3.400 nm (Nanometer) ab. Ab 780 nm beginnt der Infrarotbereich. Dieser wirkt bis in das subkutane Gewebe mit einer Eindringtiefe von rund sechs Millimeter.

Bioptron-Licht ist polarisiertes Licht. Das bedeutet: Seine Lichtwellen schwingen (oszillieren) in parallelen Ebenen. Das polarisierte Licht wird mithilfe einer weiterentwickelten Version des Mehrebenen-Spiegelsystems nach Brewster erzeugt. Sir David Brewster war der Physiker, der dieses Verfahren entdeckt hat. Durch die Polarisation wird das Licht fokussiert, in eine Richtung gelenkt und dadurch sehr effektiv. Durch das integrierte Mehrschicht-Spiegelsystem wird ein Polarisationsgrad von 95 Prozent erreicht.

Im Gegensatz zu Laser-Licht ist Bioptron ein phasenverschobenes Licht. Das bedeutet die Lichtwellen sind nicht synchron. Die Energiedichte ist gering aber von einer konstanten Intensität. Diese physikalischen Eigenschaften bewirken in der Summe unter anderem folgende biologische Wirkungen:

- Stimulierung und Aktivierung der ATP-Produktion
  (ATP ist unsere „Energiewährung", der Treibstoff für unsere Zellen)

- Verstärkung der Phagozytose

- Verbesserung der Mikrozirkulation

- Aktivierung wichtiger spezifischer Enzyme,
  die an der Zellregenerierung beteiligt sind

- Aktivierung des Lymphsystems

- Förderung die Muskelentspannung

- Befreiung oder Linderung von Schmerzen

- Förderung der Wundheilung

- Anregung der Fibroblasten-Aktivität

- Steigerung der Kollagenproduktion

Optimierung der Wundheilung

Wundheilung ist ein wichtiges Einsatzgebiet der Bioptron-Geräte. Hier gibt es auch aus ärztlichen Praxen unzählige Fälle, dass dies hervorragend funktioniert. Wundheilung ist ein breites Feld. Das beginnt mit Schnittwunden, Operationen, sowie Traumata (Unfällen). Auch bei Verbrennungen ersten und zweiten Grades, können konservative Behandlungsmethoden mit der Bioptron-Lichttherapie kombiniert werden. Bilder von tiefen Verbrennungen und posttraumatischen Wunden sind gruselig. Die möchten wir Ihnen ersparen. Für Ärzte und Heilpraktiker hat die Firma Quintessence jedoch jede Menge Bildmaterial, das zeigt, wie sich innerhalb weniger Wochen bis Monate das Hautbild enorm verbessert.

Auch klinische Studien haben gezeigt, dass der regelmäßige Einsatz von Bioptron nach einer Verletzung die Zeit, die für die völlige Epithelisation der geschädigten Haut erforderlich ist, erheblich verringern kann. Gleichzeitig wird das Risiko für die Ausbildung funktional und ästhetisch inakzeptabler Narben deutlich reduziert. Dekubitus (Wundliegen) ist bei älteren, bettlägerigen Menschen relativ weit verbreitet. Überhaupt ist die Wundheilung bei Personen im fortgeschrittenen Alter meist deutlich schlechter. Deshalb sollte in jedem Altenheim standardmäßig ein Bioptron-Gerät vorhanden sein. Klinische Studien haben die Wirksamkeit der Therapie mit Bioptron-Licht bei der Heilung von Dekubitalulzera ersten, zweiten und dritten Grades belegt. Wenn die konventionelle Therapie durch eine Behandlung mit polarisiertem Licht ergänzt wurde, traten innerhalb von eins bis zwei Wochen rasche Änderungen im Erscheinungsbild und der Größe der Ulzera auf. Bei der Hälfte der Fälle konnte eine vollständige Heilung verzeichnet werden, bei den anderen 50 Prozent immerhin eine beschleunigte partielle Heilung.

Beim Diabetes mellitus kommt es im fortgeschrittenem Stadium häufig zum diabetischen Fuß. Mediziner sprechen von Ulcera cruris. Ein Ulcus (Mehrzahl Ulcera) zu Deutsch Geschwür, bezeichnet einen tiefliegenden Substanzdefekt der Haut oder einer Schleimhaut, der nicht traumatischer, sondern infektiöser, ischämischer oder immunologischer Herkunft ist. Der hohe Zuckergehalt im Zwischenzellgewebe bei Diabetikern begünstigt bakterielle Infektionen mit Ausbildung einer feuchten Gangrän. Auch hier verzichten wir bewusst auf Bilder, um Sie nicht zu schockieren. Es gibt jedoch für interessierte Therapeuten sehr anschauliches Bildmaterial von Bioptron, welches die Wundheilung nach einigen Monaten Lichttherapie sehr gut dokumentiert.

Beingeschwüre (offene Beine) kommen nicht nur bei Diabetikern vor. Rund ein bis vier Prozent der Patienten ab einem Alter von 70 Jahren leiden darunter. Venöse Beingeschwüre entstehen häufig durch das Versagen des venösen Systems in den Beinen. Venen sind die Blutgefäße, die das Blut zum Herzen zurücktransportieren. Funktionstüchtige Venenklappen sind hier von großer Bedeutung. Sind die Venenklappen schwach, fließt das Blut aus den tiefen Venen in die oberflächlichen Venen zurück. Dies führt zu einem Blutstau in den oberflächlichen Venen, der sich verlangsamt und schließlich zum Erliegen kommen kann. Dies führt zu Stoffwechselstörungen im angrenzenden Hautbereich. Als Folge davon bildet sich die Haut zurück, sodass vermehrt Entzündungen und schließlich Geschwüre auftreten können.

Besenreißer und Krampfadern sind die ersten Anzeichen, dass man etwas für sein Gefäßsystem tun sollte. Bewegung und gute Ernährung sind das A und O. Bewegung muss nicht Leistungssport bedeuten. Es genügt, wenn Sie wandern, Nordic-Walking machen oder täglich Trampolin springen.

In der Ernährung sind sekundäre Pflanzenstoffe wichtig, vor allem das OPC aus den Weintrauben und anti-entzündliche Stoffe wie das Curcumin aus der Kurkumawurzel. Gut für die Venen sind auch das Rutin, welches im Buchweizen vorkommt und Omega-3-Fettsäuren, die ebenfalls Entzündungen lindern. Für die äußerliche Behandlung von Krampfadern haben sich Cremes mit Rosskastanienextrakt bewährt. Man sollte alles tun, um venöse Beingeschwüre bereits bei den ersten Anzeichen zu verhindern. Auch hier ist das Bioptron-Licht hervorragend geeignet. Sogar wenn venöse Beingeschwüre mit allen unangenehmen Begleiterscheinungen wie Wundheilungsstörungen, Schmerzen und eingeschränkter Beweglichkeit vorliegen, gibt es mit polarisiertem Licht erstaunliche Heilerfolge.

An dieser Stelle einige grundlegende Fakten über die normale Wundheilung: Das Ganze ist ein sehr komplexer Vorgang, der aus unterschiedlichen Ereignissen besteht und in drei überlappenden Phasen abläuft. Erstens Inflammation (Entzündung), zweitens Proliferation, d. h. Bildung von Granulationsgewebe, und drittens Gewebeneubildung. Der Prozess der Wundheilung erfordert das Zusammenwirken der Zellen in der Dermis (unterer Teil der Haut) und der Epidermis (oberer Teil der Haut) sowie die Aktivität chemischer Botenstoffe, die von den Entzündungszellen, Fibroblasten und Keratinozyten freigesetzt werden. Bereits im Kapitel über die Pioniere der Lichttherapie wurde beschrieben, dass Sonnenlicht in Maßen Wundheilung fördert. In der Neuzeit war es in den 1970er-Jahren Professor Mester in Ungarn, der Lichttherapie zur Beschleunigung der Wundheilung einsetzte.

Im Wesentlichen sind es drei Gründe, warum Bioptron in der Wundheilung so gut funktioniert durch:

1. Stimulation und Modulation der reparativen und regenerativen Prozesse
2. Die entzündungshemmende Wirkung
3. Die Stärkung des körpereigenen Abwehrsystems

Die Bioptron-Lichttherapie wird auch seit vielen Jahren erfolgreich in der Behandlung von Verbrennungen ersten und zweiten Grades eingesetzt. Ein Sonnenbrand kann bei Menschen mit sehr heller, empfindlicher Haut bereits nach 10 bis 15 Minuten auftreten. Hier handelt es sich meist um eine Verbrennung ersten Grades. Erstgradige Verbrennungen sind normalerweise gekennzeichnet durch eine Rötung der Haut, eine leichte Schwellung, geringfügige Schmerzen und leichte Beschwerden.

Die Symptome verschwinden meist nach wenigen Tagen, ohne Narben zu hinterlassen. Man sagt jedoch: „die Haut vergisst nichts". Es gilt demnach durch entsprechende Kleidung, Aufenthalt im Schatten und der Verwendung einer nicht-toxischen Sonnencreme, die Rötung der Haut zu vermeiden.

Durch Kontakt mit heißen Herdplatten, heißen Flüssigkeiten und offenem Feuer oder Glut, können Verbrennungen zweiten und dritten Grades entstehen. Die Verbrennungen zweiten Grades werden nochmal in oberflächliche und tief zweitgradige Verbrennungen unterteilt. Bei der ersteren sind nur der obere Teil der Haut (Epidermis) und ein oberflächlicher Teil der Dermis geschädigt. Hier sind normalerweise keine langfristigen Schäden zu erwarten, denn Haarfollikel, Schweißdrüsen und Nervenenden sind nicht betroffen. Die geschädigte Haut kann sich meist innerhalb von zwei Wochen regenerieren. Tief zweitgradige Verbrennungen sind dagegen sehr viel schwerwiegender. Diese Wunden verlangen ebenso wie Verbrennungen dritten Grades häufig eine chirurgische Entfernung des toten Gewebes und eine Hauttransplantation. Mehr als 50 Prozent der Verbrennungen sind tief zweitgradige oder volldermale Verbrennungswunden. Bei erstgradigen und oberflächlich zweitgradigen Verbrennungen ist es immer sinnvoll Bioptron zur schnelleren Genesung mit einzusetzen. Mehrerer Studien zeigen, dass die routinemäßige Verwendung der Bioptron-Lichttherapie in solchen Fällen zur vollständigen Epithelisierung (Regeneration der Haut) führt. Die Heilungsphase kann unter der Behandlung mit polarisiertem Licht erheblich verkürzt werden. Auch das Risiko von funktionell und ästhetisch störenden Narben wird deutlich verringert.

An dieser Stelle eine wichtige Information: Narben, die über Meridianen verlaufen, können auch zu Störungen der entsprechenden Organe führen. In der Naturheilkunde hat sich hier am Besten die sogenannte Neuraltherapie nach Huneke bewährt. Dabei spritzt man einfach das lokale Anästhetikum Procain in die Narbe. Ärzte und Heilpraktiker, die dieses bewährte Verfahren anwenden, berichten oft über das „Sekunden-Phänomen". Das bedeutet, dass chronische Beschwerden, die seit Jahren bestehen, sofort nach dem Anspritzen der Narbe mit Procain verschwinden können – innerhalb von wenigen Sekunden. Am besten ist natürlich, wenn erst gar keine Narben entstehen. Ein weiterer Grund, warum in jedem Haushalt zumindest ein kleines Bioptron, das *MedAll* genannt wird, vorhanden sein sollte.

Bioptron zur Schmerzlinderung

„Schmerz ist der Schrei des Körpers nach fließender Energie", sagt man in der Naturheilkunde. Wie kann man Energie wieder zum Fließen bringen? Beispielsweise mit Licht und Wärme. Beides wird durch die Bioptron-Geräte gewährleistet. Rücken-, Schulter- und Nackenschmerzen. Kaum jemand, der noch nie davon betroffen war. Viele klagen sogar über chronische Schmerzen des Bewegungsapparates. Das ist auch der häufigste Grund für Krankschreibungen. Mal abgesehen von dem Leid der Betroffenen entstehen Schäden für die deutsche Wirtschaft im mehrstelligen Millionenbereich. In anderen Ländern sieht es ähnlich aus. „Betriebliche Gesundheitsvorsorge" wird immer wichtiger. Jedes

Unternehmen sollte je nach Größe einen oder mehrere „Wellness-Räume" haben. Darin sollten sich Geräte befinden, welche die Selbstheilung und Regeneration fördern. Natürlich müssen diese auch einfach zu bedienen sein. Die PowerTube von Martin Frischknecht und das Bioptron sind zwei Beispiele für solche universell einsetzbare Geräte, die sehr viel Positives bewirken können – bei geringem Zeit- und Kostenaufwand verglichen mit anderen Therapien.

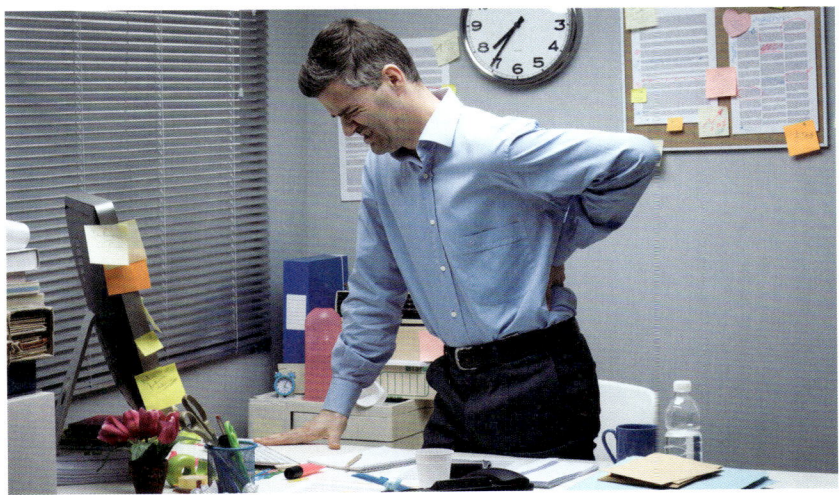

Bei Schmerzen im Bewegungsapparat sollte man selbstverständlich einen guten Orthopäden, Osteopathen oder Physiotherapeuten aufsuchen. Natürlich sind die weiblichen Therapeuten hier mit eingeschlossen. Sie können helfen Blockaden zu lösen und individuelle Übungen zeigen. Lichttherapie kann und sollte immer komplementär mit eingesetzt werden. Ebenso in der Sportmedizin. Sinnvolle Einsatzbereiche sind hier: Verletzungen des Weichteilgewebes sowie von Muskeln, Sehnen und Bändern, als auch Muskelkrämpfe, Verstauchungen, Zerrungen, Prellungen, Sehnenentzündungen, Tennisarm, Bänder- und Muskelrisse oder einfach zur schnelleren Regeneration nach hartem Training oder nach Wettkämpfen.

Lichttherapie kann ebenso eine sinnvolle begleitende Behandlungsform zur Schmerzlinderung und zur Verbesserung der Lebensqualität bei Patienten mit chronisch rheumatoider Arthritis sein. Es handelt sich hierbei um eine multisystemische Erkrankung. Obwohl es zahlreiche Symptome gibt, sind die dauerhafte Entzündung der Gelenke, die eine Zerstörung der Knorpelschichten und Knochenerosion sowie anschließend permanente Gelenkdeformationen charakteristische Merkmale dieser Form von Arthritis. Der Naturheilkundler schaut zunächst nach den möglichen Ursachen wie tote Zähne im Mund, eine gestörte Darmflora, Gewebeübersäuerung, zu viel Omega-6- und zu wenig Omega-3-Fettsäuren und so weiter. Heilungsunterstützend sind selbstverständlich alle antientzündlichen Naturstoffe wie Weihrauch-, Hagebutten-, Kurkuma-Extrakt sowie Antioxidantien, Krill-Öl etc.

Zur Schmerzlinderung, zur Stärkung der Muskulatur und zur Verbesserung der Beweglichkeit, hat sich die Bioptron-Lichttherapie als begleitende Maßnahme sehr gut bewährt. Natürlich sollten auch hier über einen längeren Zeitraum die betroffenen Gelenke zweimal täglich 10 Minuten bestrahlt werden. Die größeren Geräte verfügen über ein Stativ. Beim kleinen *MedAll* kann es optional dazu gekauft werden. Das macht auch Sinn, denn so muss man das Gerät nicht in der Hand halten, sondern man kann nebenbei ein gutes Buch lesen.

Bioptron zur Schmerzlinderung

- Linderung von Muskelverspannungen
- Verbesserung der Gewebeversorgung
- Linderung von Schwellungen
- Beschleunigung von regenerativen Prozessen
- Verbesserung der Beweglichkeit
- Verringerung von Entzündungen

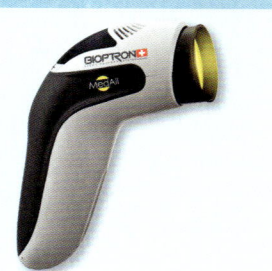

Hauterkrankungen mit Licht behandeln

Hautprobleme jedweder Art sprechen sehr gut auf Lichttherapie im Allgemeinen und speziell auch auf polarisiertes Bioptron-Licht an. Gute Erfahrungen gibt es bei: Akne, Atopische Dermatitis, Schuppenflechte, Herpes simplex, Herpes zoster und Rosazea. Hauterkrankungen sollten wie jede andere Krankheit ganzheitlich behandelt werden. Mit Cortison-Cremes beseitigt man kurzfristig ein Symptom, aber nicht die Ursache.

Wie so oft liegt die Ursache von Hautproblemen in einer gestörten Darmflora. Häufig wird zu viel Zucker konsumiert, was dem Hefepilz Candida albicans Vorschub leistet. Akne und Allergien sind dann zwei mögliche Begleiterscheinungen. Hier kommt man um eine Ernährungsumstellung und auf eine Darmsanierung mit Mikrobiotika (früher Probiotika genannt) nicht herum. Bei Hautproblemen fehlt meist Zink. Weiße Flecken auf den Fingernägeln sind ein äußeres Zeichen für Zinkmangel – ebenso wenn die sogenannten „Halbmonde" an der Basis der Fingernägel fehlen. Vor rund 25 Jahren haben die Krankenkassen für Neurodermitiker noch teilweise Kuren am Toten Meer bezahlt. Die meisten Betroffenen merken auch, dass die Haut im Sommer ein besseres Erscheinungsbild zeigt.

Sind Sonnenbäder aufgrund der Witterung nicht möglich, kann man mit dem Bioptron bei regelmäßiger Anwendung auch sehr gute Ergebnisse erzielen, wie folgende Bilder zeigen:

Akne (vor der Behandlung mit Bioptron) 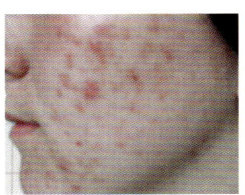 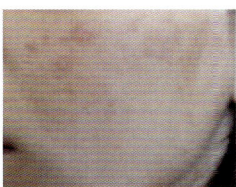 Akne (nach der Behandlung mit Bioptron)

Rund 80 Prozent der Teenager leiden an Akne. Schwere Akne kann am Selbstwertgefühl nagen. Bessert sich die Haut, dann bessert sich meist auch die psychische Situation. Pubertierende, die sich selbst auch im äußeren Erscheinungsbild akzeptieren, kommen besser durch die ganze hormonelle Umstellung hindurch. Egal ob in der Schule oder später im Beruf: Unser Gesicht ist wie eine Art Visitenkarte. Eine schöne Haut erleichtert vieles im Leben und ist ein äußeres Zeichen für Gesundheit. Pickel und entzündete Haut sind immer ein Anzeichen, dass die Ausscheidungsorgane Niere und Darm überlastet sind. Dann nutzt unser Körper unser größtes Ausscheidungsorgan um Stoffwechselrückstände loszuwerden: unsere Haut.

Wichtig: Wenn Kinder unter sechs Jahren oder Säuglinge (zum Beispiel mit Windeldermatitis) mit Bioptron-Licht behandelt werden, dann sollten diese eine Augenbinde tragen, um die Augen zu schützen.

Tumorbehandlung mit polarisiertem Licht

Akne, Atopische Dermatitis und Schuppenflechte sprechen erfahrungsgemäß gut auf Lichttherapie an. Doch wie sieht es aus, wenn man ein massives Leiden wie Hautkrebs hat? Auf der medizinischen Woche 2015, dem größten europäischen Kongress für Naturärzte, hielt Dr. Walter Surböck einen Vortrag über die erfolgreiche Behandlung von Basaliomen mit Bioptron-Licht. Er ist Vizepräsident der Österreichischen Gesellschaft für Onkologie.

Grundsätzlich unterscheidet man zwei Arten von Hautkrebs:

1. Maligne (bösartige) Melanome, auch schwarzer Hautkrebs genannt. Hier ist die Prognose relativ schlecht, wie die Bezeichnung „maligne" erahnen lässt.

2. Plattenepithelkarzinom und Basaliome – auch weißer Hautkrebs genannt.

Basalzellenkrebs (Basaliome) entwickeln sich aus den basalen Schichten der Epidermis und der Haarfollikel. Basaliome gehören in Mitteleuropa zu den häufigsten Tumoren überhaupt. In Deutschland erkranken jährlich rund 130.000 Einwohner daran. Männer und Frauen sind gleichermaßen betroffen. Basaliome treten vor allem bei Personen zwischen dem 60. und 70. Lebensjahr auf. Zunehmend erkranken auch jüngere Menschen. Langjährige, übermäßige Einwirkungen von Sonnenstrahlen gelten offiziell als Hauptrisikofaktor. Hier wird vor allem der langwellige Anteil des UV-Lichts (UV-A) durch seine größere Eindringtiefe verantwortlich gemacht. Genetische Faktoren spielen ebenfalls eine Rolle. Eine helle Haut ist ein wichtiger Risikofaktor. Auch Umweltgifte sind in der Diskussion. Basaliome bilden glücklicherweise extrem selten Metastasen, trotzdem kann der wachsende Tumor das umliegende Gewebe schädigen und sogar Knochen infiltrieren.

Der Vitamin-D-Forscher Prof. Michael Holick ist ein Protagonist für das maßvolle, vernünftige Sonnenbaden. In seinem Buch „schützendes Sonnenlicht" schreibt er: *„Bedauernswerterweise erfolgen fast alle Schädigungen der Sonne in der Kindheit und im frühen Erwachsenenalter.... Aber Sie können Ihr Hautkrebsrisiko noch immer bis zu einem gewissen Grad reduzieren, indem Sie mit Ihrer zukünftigen Sonnenexposition vernünftig umgehen".* Der international bekannte Forscher wird nicht müde darauf hinzuweisen, dass ein hoher Vitamin-D-Spiegel im Blut das Krebsrisiko erheblich senken kann. Was tun wenn sich ein Basaliom, der sogenannte weiße Hautkrebs entwickelt hat? In der Regel werden diese Tumore operativ entfernt. Dr. Surböck, der Vizepräsident der Österreichischen Gesellschaft für Onkologie wählt seit dem Jahr 2010 häufig einen anderen Weg. Er schreibt: *„Wir haben zufällig entdeckt, dass durch Bestrahlung mit polarisiertem Licht auch Tumore, speziell Basaliome, mit großem Erfolg behandelt werden können. Der große Vorteil der Methode ist, das selbst Nasen-, Ohren- und Lid-Tumore, die chirurgisch schwierig zu entfernen sind, einfach und ohne chirurgischen Eingriff therapiert werden können. Die Abheilung erfolgt zumeist völlig narbenfrei! Die Tumore werden bei einem definierten Minimal- und Maximalabstand 20 Minuten mit polarisiertem Licht bestrahlt. Bisher haben in einem Beobachtungszeitraum von drei Jahren alle Basaliome auf die Behandlung mit polarisiertem Licht sehr gut angesprochen. Bei Spinaliomen und Melanomen sind zusätzliche therapeutische Maßnahmen erforderlich."*

Die Bilder, die Dr. Surböck auf der medizinischen Woche 2015 zeigte, waren zutiefst beeindruckend. Er dokumentierte mit Fotos, wie u. a. ein tennisballgroßes Basaliom am Unterarm nach fünf Monaten Behandlungszeit (einmal pro Tag 20 Minuten) komplett abheilte. In einem weiteren Fall zeigte er wie ein Basaliom hinterm Ohr nach nur sieben Wochen fast vollständig verschwand. Hier wurde fünfmal pro Woche für 20 Minuten mit dem Bioptron-Gerät bestrahlt. Es wäre wünschenswert, dass möglichst viele Hautärzte mit dieser nicht-invasiven Methode zukünftig arbeiten.

Mit Licht gegen Winterdepression

Das englische Adverb *sad* steht für traurig, betrübt. Wenn Mediziner eine SAD diagnostizieren, dann meinen sie damit eine *Seasonal Affective Disorder*, zu Deutsch: eine von der Jahreszeit abhängige emotionale Störung. Gemeint ist eine Depression, die in den Herbst- und Wintermonaten auftritt. Typisch für eine Depression sind die Symptome einer bedrückten Stimmung, Reduzierung des Energieniveaus und Ängstlichkeit. Bei einer Winterdepression sind weitere typische Begleiterscheinungen wie Verlängerung der Schlafdauer, Heißhunger auf Kohlenhydrate/Süßes und Gewichtszunahme zu beobachten. Ist die Depression saisonal unabhängig, hat man eher gegenteilige Symptome, wie Appetitlosigkeit, Gewichtsabnahme und Schlafverkürzung.

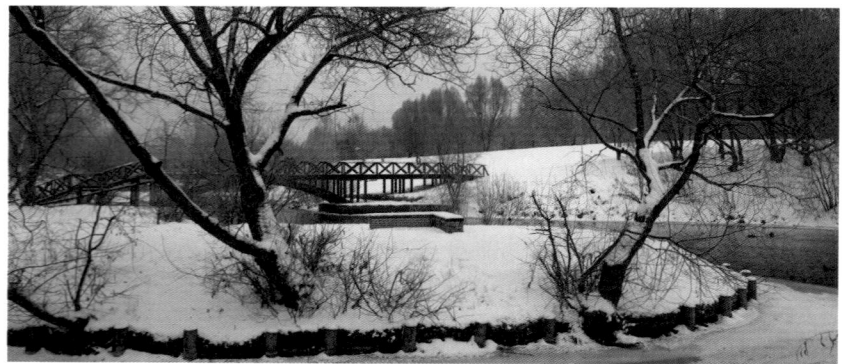

Man schätzt, dass rund 10 Prozent der Deutschen in den Monaten von Oktober bis Februar vom Winterblues, betroffen sind. In den skandinavischen Ländern, wo es im Winter schon nachmittags um 15.30 Uhr dunkel wird, ist die Anzahl der Betroffenen noch wesentlich höher. Die Winterdepression kann in jedem Lebensalter auftreten. Frauen sind drei bis viermal häufiger betroffen als Männer. Da die saisonal abhängige Depression auftritt, wenn die Tage kürzer und die Nächte länger werden, liegt die Vermutung nahe, dass Lichtmangel die eigentliche Ursache ist.

In unserer Zirbeldrüse (Epiphyse) befinden sich viele Zellen, die das *Glückshormon* Serotonin produzieren. Typischerweise wird der Neurotransmitter Serotonin nur am Tage in das Blut abgegeben. Man geht heutzutage davon aus, dass insbesondere das Serotonin für gute Laune und eine ausgeglichene Stimmungslage verantwortlich ist. Es gibt einen direkten Zusammenhang von Melatonin (im Volksmund als *Schlafhormon* bezeichnet) und Serotonin. Durch Licht wird die Melatoninabgabe in der Zirbeldrüse gestoppt und die Serotoninproduktion und -abgabe ins Blut erhöht. Dabei spielt es keine Rolle, ob es sich um das natürliche Licht der Sonne oder um Kunstlicht handelt. Entscheidend für eine Steigerung der Serotoninproduktion ist eine ausreichende Helligkeit.

Physiker messen diese in Lux (das lateinische Wort für Licht). Ein Lux entspricht in etwa dem Licht einer Kerze in einem Meter Entfernung. Unsere Beleuchtung im Wohnzimmer kann in etwa mit 50 Lux gemessen werden. Die Beleuchtung im Büro kommt ca. auf 500 Lux. Das hört sich erst mal nach viel an. Wenn man jedoch weiß, dass man selbst an einem bedeckten Wintertag noch 3.500 Lux draußen messen kann, relativiert sich das wieder. Im Sommer ist der Wert an einem sonnigen Tag 28,5-mal so hoch (rund 100.000 Lux).

Lichttherapie im Winter mit Bioptron

Was tun, wenn man in der dunklen Jahreszeit schlapp, müde, antriebslos ist und morgens kaum aus dem Bett kommt? Zunächst müsste ein Arzt abklären ob hinter der Antriebslosigkeit eine körperliche Erkrankung liegt. Das kann sein: eine Infektion, eine Unterfunktion der Schilddrüse oder eine Blutarmut/Anämie durch Eisen- oder Vitamin B_{12}-Mangel. Ist das Energieniveau nach einem Spaziergang an einem sonnigen Wintertag deutlich höher, liegt die Vermutung nahe, dass die vermeintliche Depression eher mit einem Lichtmangel zusammenhängt. Ärzte empfehlen dann Lichttherapie - Geräte mit einer Beleuchtungsstärke von ca. 10.000 Lux. Das trifft auf alle Bioptron Geräte zu. Das schaffen auch andere Apparate, doch Bioptron ist vom Farbspektrum dem Sonnenlicht sehr nahe. Sogenannte Tageslichtlampen oder True-Light-Lampen haben nicht selten Quecksilber in ihren Röhren oder ein sehr unnatürliches Licht mit einem hohen Blau-Anteil. Das ist auch bei Energiesparleuchten und herkömmlichen LED-Lampen der Fall. Ein erhöhter Elektrosmog kommt bei vielen Leuchtröhren noch hinzu, was man mit einem entsprechenden Detektor einfach nachweisen kann.

Idealerweise nutzt man das Bioptron für eine *Lichtdusche* unmittelbar nach dem Aufstehen. Es genügen 20 Minuten. Man kann dabei meditieren oder Gute-Laune-Musik hören. Man hält dabei die Augen geschlossen. Das Augenlid ist so dünn, dass immer noch genügend Licht ins Auge fällt und in der Zirbeldrüse ankommt. Dort wird dann die Melatoninproduktion gestoppt und die Serotoninproduktion angekurbelt. Von Ärzten und Heilpraktikern wird bei einer Winterdepression häufig zusätzlich Johanniskrautextrakt verordnet. Es wirkt in der Regel gut und hat außer einer erhöhten Lichtempfindlichkeit keine Nebenwirkungen. Das sollte man aber bei Sonnenbädern berücksichtigen. Die Kombination von Johanniskraut und Bioptron ist unbedenklich. Zum einen werden nur rund 10.000 Lux emittiert, zum anderen wird der UV-Anteil herausgefiltert. Die morgendliche Lichtbehandlung gerade im Winter, tut nicht nur Ihrer Psyche, sondern auch Ihrer Haut gut. Später dazu mehr.

Bioptron Anwendungsgebiete

Allgemeine Anwendungen:

Allergische Atemwegserkrankungen

Allgemeines Wohlbefinden und Entspannung

Atemwegserkrankung

Augenentzündungen

Diabetes mellitus

Durchblutungsstörungen

Erkältungen

Entzündung der Mundschleimhäute und Lippen

Fußreflexzonen

Halsschmerzen

Hämorrhoiden

Heiserkeit und Husten

Infektion der oberen Atemwege

Insektenstiche

Juckreiz

Magengeschwüre

Mittelohrentzündung (Otitis)

Nagelpilzerkrankung

Narbengewebe

Neurologische Erkrankungen

Neurologische Störungen

Nierenprobleme

Ohrensausen

Regeneration des gesamten Organismus

Rehabilitation

Schnupfen

Sinusitis

Stimulierung des Immunsystems

Stoffwechselstörung

Störungen des Bewegungsapparats

Tumore

Verbesserte Blutzirkulation in kleinen Blutgefäßen

Verbesserte Durchblutung

Dermatologische Probleme und Hauterkrankungen:

Akne

Cupperose

Ekzeme

Dermatitis

Hautausschläge

Hautentzündungen

Hauterkrankung

Hautinfektion

Hautpilzerkrankungen

Herpes Simplex

Herpes Zoster

Narbenbehandlung

Neurodermitis

Schuppenflechte (Psoriasis)

Sonnenbrand

Wundrose

Saisonal abhängige Depression:

Chronisches Erschöpfungssyndrom

Depressionen

Gesenkte Motivation

Hypersomie (Schlafstörung)

Stress

Winterdepression

Bioptron Anwendungsgebiete

Schmerzbehandlung:

Arthritis

Bänderrisse

Beeinträchtigung der Muskulatur, Gelenke und Knochen

Bluterguss

Entzündungen im Brustbereich

Entzündungen der Gelenke

Gezerrte Bänder, Muskel oder Sehnen

Karpaltunnelsyndrom

Kreuzschmerzen

Menstruationsleiden

Migräne / Kopfschmerzen

Muskelkrämpfe

Muskelschmerz

Osteoarthritis

Prellungen

Quetschungen

Rheumatische Arthritis

Rückenschmerzen

Schleimbeutelentzündung

Schleimhautentzündung

Schmerzen im Schulter- und Nackenbereich

Schmerzreduktion und Heilungsförderung

Schnittwunden

Sehnenscheidenentzündung

Sportverletzungen

Tennisellenbogen

Traumatische Verletzungen

Verletzungen aus Traumata

Verrenkungen

Weichteilverletzungen

Wundheilungen nach Operationen

Zahnfleischerkrankungen

Zahnschmerzen

Zerrungen

Wundheilung

Beingeschwüre (Ulcus cruris)

Chirurgische Wunden

Diabetische Fußgeschwüre

Decubitus

Druckgeschwüre

Druckwunden

Förderung der Wundheilung

Geschwüre

Ödeme

Venenentzündungen

Venöse Beingeschwüre

Verbrennungen

Verbrühungen

Wunden

Schönheit:

Anti-Aging

Cellulite

Faltenreduktion

Haarwuchsunterstützung

Erkrankungen bei Neugeborenen:

Windelausschlag

An dieser Stelle sei auch darauf hingewiesen, dass Menschen mit einem niedrigen Vitamin-D_3-Spiegel eher zu einer depressiven Stimmungslage neigen. Dieser Zusammenhang konnte in mehreren Studien gezeigt werden. Eine Studie aus Kanada war hier besonders aufschlussreich. Dort hatte man Senioren mit einem niedrigen 25D-Spiegel (der Speicherwert für Vitamin D) sechs Monate lang entweder 600 I. E. oder 4.000 I. E. pro Tag oder ein Placebo gegeben. Jene, die 4.000 I. E. pro Tag (eine sinnvolle Dosis) bekamen, hatten im Schnitt einen 25D-Spiegel zwischen 32 und 45 ng/ml erreicht. Nur unter dieser vernünftigen Dosierung von 4.000 I. E. fand man einen nachweisbaren günstigen Einfluss auf die Gemütsverfassung. Intelligent ist es, wenn man alle Faktoren berücksichtigt:

- Im Sommer *Sonne tanken* und damit den Vitamin D_3-Spiegel hoch halten
- Ab Oktober Vitamin D_3 substituieren (ca. 4.000 I. E. pro Tag)
- Auch im Winter bei Tageslicht spazieren gehen
- An trüben Tagen morgens das Bioptron für ca. 20 Minuten anwenden

So können Sie mit großer Wahrscheinlichkeit der saisonal abhängigen Depression Adieu sagen.

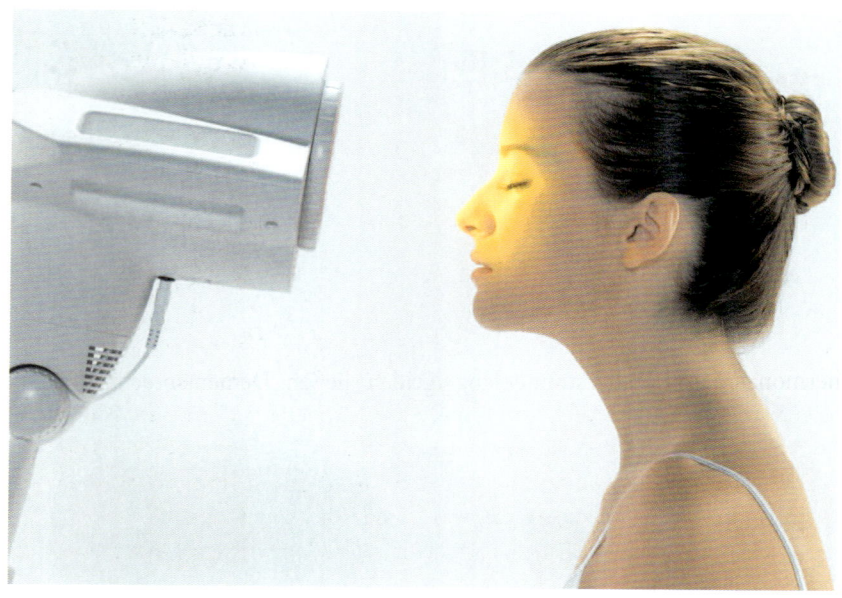

Schöne Haut durch polarisiertes Licht

„Ab dem 40igsten Lebensjahr ist jeder für sein Aussehen selbst verantwortlich", heißt es im Volksmund. In der Tat sind viele Faktoren bekannt, die unsere Haut schneller altern lassen. Dazu gehören: Mangelernährung, Rauchen, übermäßiges Sonnenbaden, Stress, Schlafmangel, übermäßiger Alkoholgenuss und Bewegungsmangel.

Andererseits gibt es Maßnahmen, die unsere Haut länger faltenfrei halten. Eine gute Naturkosmetik ist da nur ein Baustein. *„Wahre Schönheit kommt von innen",* hieß es früher in einem Werbespot irgendwelcher Spezialdragees. Da ist was dran. Damit die Bildung von Elastin und Collagen im Körper funktioniert, benötigen wir unter anderem Aminosäuren, essentielle Fette, Vitamin C, Silizium und weitere Mineralstoffe und Spurenelemente. Altern und auch eine alternde Haut hat immer etwas mit Entzündungen zu tun. Der sekundäre Pflanzenstoff OPC und weitere Polyphenole mindern Entzündungen in den Arterien, in den Venen und in Organen wie unserer Haut. OPC für eine schöne Haut ist schon lange kein Geheimtipp mehr.

Es scheint so, dass eine ausgewogene, überwiegend pflanzliche Kost unsere Haut langsamer altern lässt. Das ist auch erklärbar: Fleisch (vor allem rotes Fleisch) enthält viel Eisen. Dieses wiederum fördert Entzündungsprozesse – auch in der Haut. Zu den Fetten sei an dieser Stelle erwähnt, dass Omega-3-Fette Entzündungen mindern und Omega-6-Fette inflammatorische Prozesse fördern.

Kommen wir zum Schönheitsfaktor Licht. Wenn wir vom Sommerurlaub nach Hause kommen, werden wir nicht selten auf unser gutes Aussehen angesprochen. Das liegt nicht nur an der Erholung, sondern auch an dem Genuss vom Tageslicht. Wir alle kennen Menschen, die sich über viele Jahre in den Sommermonaten am Strand stundenlang „grillen" ließen. Dementsprechend sieht dann auch die Haut im Alter aus. Übersät mit Pigmentflecken, zäh, faltig und lederartig. Sonnenlicht in Maßen und Bioptron-Licht wirkt jedoch der Hautalterung entgegen. Das hängt unter anderem mit der Vielfalt der Wellenlängen des Lichtes zusammen. So fördert das Licht mit einer Wellenlänge von 900 Nanometer die periphere Gefäßerweiterung. Dies kann eine Verbesserung der Hautdurchblutung bewirken.

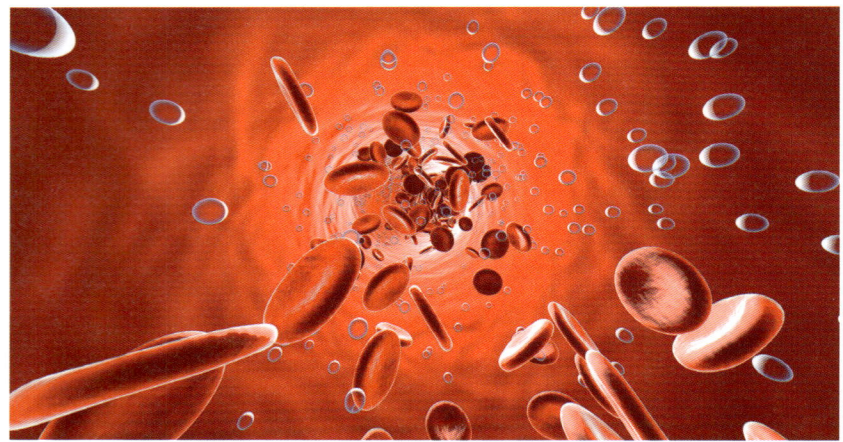

Ein wesentlicher Faktor für die Gesundheit unserer Organe ist die Durchblutung. Ein Organ, das nicht gut durchblutet ist, bekommt zu wenig Sauerstoff und Vitalstoffe ab. Darunter leidet jedes Organ – egal ob Leber, Niere, Gehirn oder Haut. Die Wellenlängen zwischen 633 und 640 Nanometern begünstigen die Produktion von Adenosintriphosphat (ATP). Unsere Zellen bekommen mehr Energie. Durch den Anstieg der Zelltätigkeit werden auch Reparatur- und Regenerationsprozesse angeregt. Auch das tut allen Organen gut – einschließlich unserer Haut.

Licht mit einer Wellenlänge von 590 nm hilft der Haut, die Feuchtigkeit zu bewahren und ihre Elastizität beizubehalten. Der Frequenzbereich von 660 nm regt die Collagenproduktion der Fibroblasten an. Das hilft wiederum Falten zu reduzieren, beziehungsweise deren Entstehung hinauszuzögern.

Man könnte die Auflistung der Wellenlängen des Lichts und deren Vorteile für unsere Gesundheit noch endlos fortsetzen. Fakt ist: Sonnenlicht und künstliches Licht, das dem Spektrum der Sonne nahe kommt, tut gut. Punkt!

Bioptron hat wie bereits erwähnt den Vorteil, dass der UV-Anteil herausgefiltert wird. Die bei regelmäßiger Anwendung von Bioptron sichtbare Regeneration der Haut wurde 2014 in Paris auf einem Kongress für ästhetische Medizin & Anti-Aging mit der Verleihung des ersten Preises gewürdigt.

Die Bioptron-Lichttherapie wird übrigens auch inzwischen von vielen Schönheitschirurgen verwendet. Nach operativen Eingriffen kommt es bekanntlich zu Rötungen, Anschwellungen und Blutergüssen. Mit Bioptronlicht verschwinden diese wesentlich schneller als normalerweise üblich.

Farblichttherapie mit Bioptron

Für das kleine Bioptron *MedAll* und für das größere Bioptron *Pro1* gibt es zusätzlich ein Set mit Farbfilter aus Glas. Das Set enthält die Farben Rot, Orange, Gelb, Grün, Blau, Indigo und Violett.

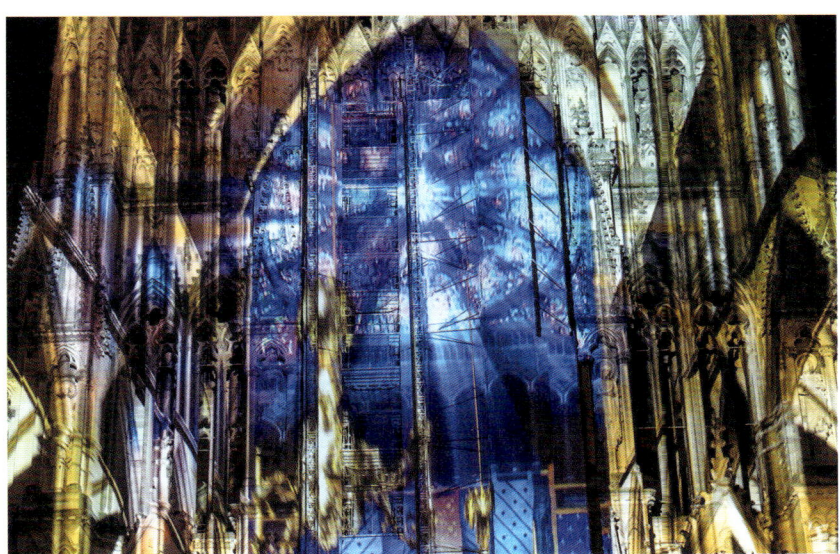

Kathedrale in Reims

Die Gläser werden nach alter Tradition in Saint-Just (Frankreich) hergestellt. Dort kann man auf eine 800-jährige Erfahrung zurückgreifen. Aus der gleichen Manufaktur kommen auch Farbgläser für die Restaurierung der berühmten Kathedralen in Reims und Chartres.

Die unverwechselbaren Farbgläser von Saint Just finden zudem Verwendung in Kunstwerken, alten Schlössern, historischen Denkmälern, und in außergewöhnlichen Gebäuden auf der ganzen Welt. Die kristallinen Formen der Ausgangsmaterialien Quarzsand, Soda und Kalk erzeugen im Antikglas einen hohen Ordnungsfaktor, durch den sich das Licht optimal bricht. Durch Zugabe von Eisen-, Kupfer-, Chrom-, Schwefel- und anderen Oxyden, werden die verschiedenen Farbtöne in der Glasmasse erzeugt.

Wenn wir uns mit Farben befassen, beschäftigen wir uns mit dem sichtbaren Bereich des Lichtes. Dessen Wellenlängen bewegen sich zwischen 393 nm (Violett) und 760 nm (Rot). Jede Farbe entspricht einer spezifischen Wellenlänge. Dass Farben eine Heilwirkung haben, ist längst kein Geheimnis mehr. Generell lassen sich die Wirkungen der Farben wie folgt beschreiben:

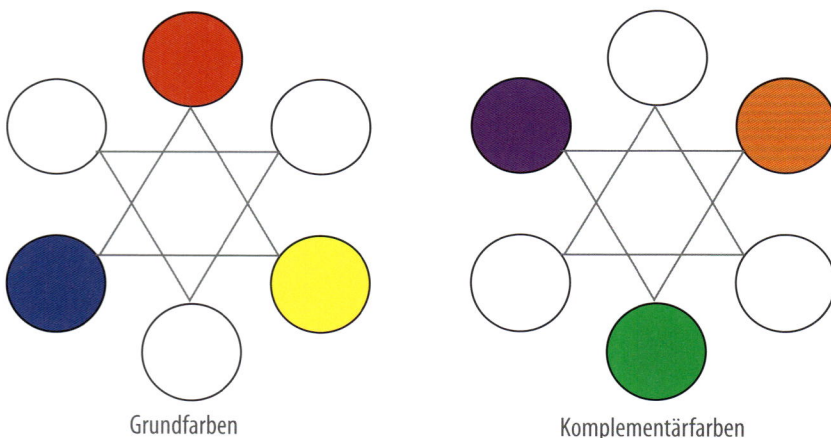

Grundfarben · Komplementärfarben

Die drei Grundfarben

ROT: aktiviert, vitalisiert, dynamisiert, intensiviert, macht die in der Tiefe blockierte Energie wieder verfügbar, bringt stagnierte, träge und reduzierte Prozesse in neuen Schwung. Stärkt die Sinne. Rot ist in seiner Wirkung der Gegenpol von Blau.

BLAU: beruhigt, hemmt, konzentriert, kühlt, sammelt und strukturiert Energie, führt überaktive, entgleisende und entzündliche Prozesse in ihre Ordnung zurück, macht still und klar. Blau ist in seiner Wirkung der Gegenpol von Rot.

GELB: stärkt, tonisiert, öffnet, hellt auf, regt an, ohne aufzuregen, dehnt Energie aus, kräftigt zu schwache Prozesse, löst Starres, stärkt die Nerven. Gelb ist seiner Wirkung in der Mitte zwischen Rot und Blau.

Die drei Komplementärfarben

GRÜN: gleicht aus, entspannt, beruhigt, hält körperliche und psychische Energie in dynamischem Gleichgewicht, löst verspannte und schmerzhafte Prozesse, bringt tiefe Ruhe. Grün ist in seiner Wirkung die Mischung zwischen Blau und Gelb.

ORANGE: baut auf, belebt, erwärmt, stimuliert, Energie wird sanfter angeregt als bei Rot und kann sich ruhiger aufbauen, löst verkrampfte Prozesse, macht heiter. Orange ist in seiner Wirkung die Mischung zwischen Rot und Gelb.

VIOLETT: inspiriert, dämpft, verringert, Energie wird auf hohem Niveau transformiert, fördert geistige Prozesse, entspannt die Nerven, löst nervöse Reizungen, mildert Schmerzen. Violett ist in seiner Wirkung die Mischung zwischen Blau und Rot.

Diese kurzen Angaben genügen bereits, um Farben zur Harmonisierung und zur Unterstützung der Gesundheit zu nutzen. Wenn Sie morgens schwer in die Gänge kommen, dann einfach den roten Farbfilter in das Bioptron einsetzen und die Herzgegend damit bestrahlen.

Wenn Sie oft verkrampft sind, nutzen Sie eher den orangenen Filter. Hier eignet sich der Solarplexus (Bauchbereich) für die Farbbehandlung. Wenn Sie das Gefühl haben, Sie könnten mehr Entspannung gebrauchen, setzen Sie den grünen Farbfilter ein. Um abends einen tiefen, erholsamen Schlaf einzuleiten, ist violett die geeignete Farbe.

Die Handhabung der Filter ist sehr einfach. Sie ziehen zuerst den aufgesteckten Gelbfilter von der Lampe weg. Danach den gewünschten Farbfilter einsetzen. Zum Reinigen benutzt man von Zeit zu Zeit ein feuchtes Tuch, um den Staub zu entfernen. Wenn man das Set mit den Farbfiltern kauft, ist natürlich noch eine Anleitung dabei.

Erfahrungen mit den Bioptron-Lichttherapie-Geräten

In meiner Praxis verwende ich ganzheitlich bzw. komplementärmedizinische Methoden in Diagnostik und Therapie (Homöopathie, Neuraltherapie, Magnetfeld, Ozon, Ernährung, Osteopathie, Chelattherapie, Darmsanierung u.v.a) darunter auch Bioptron als besondere Form der polarisierten Lichttherapie.

Ich habe neben den bekannten Indikationen (Wunden, Analgesie, vegetative Dystonien, Hauterkrankungen etc.) gute Therapieergebnisse bei HWS Syndrom und akuten sowie chronischen Sinusitiden (Nebenhöhlenentzündung) gemacht.

Dabei kommt es besonders auf Lokalisierung und Anwendungsdauer an, diese kann mehr als 10 Minuten sein, d. h. mehrmals täglich bzw. 20 Minuten auf zwei Regionen z. B. bei HWS Syndrom: Atlas und untere HWS.

Bioptron hat sich als sinnvolle Ergänzung neben anderen Behandlungen erwiesen und kann mitentscheidend für den Therapieerfolg sein.

Dr. H. Raabe, Facharzt für Allgemeinmedizin und Naturheilverfahren

Unsere, seit 50 Jahren familiengeführte Hausarztpraxis und zugleich hochspezialisierte Krebstagesklinik konzentriert sich seit 15 Jahren auf Projekte, die Patienten neue Behandlungsmöglichkeiten zugänglich macht. Im Rahmen dieser Projekte sind wir u.a. auf die Bioptron Lichtmedizin gestoßen.

Nach inzwischen fünf Jahren Einsatz dieser Behandlung können wir nun sagen, dass wir mehr als überzeugt sind von den Möglichkeiten, die eine solche Behandlung für Patienten darstellen kann, sowohl im Bereich der Krebsbehandlung als auch im Bereich der Behandlung vieler chronischer Erkrankungen, die im Rahmen einer Hausarztpraxis gesehen werden.

Als wir mit der Bioptron Lichtmedizin anfingen, richteten wir unser Augenmerk zunächst auf die Entzündungen der Mundschleimhäute, die häufig während der Krebsbehandlung durch die Nebenwirkungen der Chemo- und Strahlentherapie entstehen. Es ist oft schwierig, eine Behandlung zu finden, die die Lebensqualität erhält und da haben wir mit Bioptron sehr gute Erfolge gesehen.

Noch faszinierender für uns waren die Erfolge bei den Nervenschäden infolge der Chemotherapie. Hier kommt es zu sogenannten Hand-Fuß-Syndromen, d.h. die Nerven der Hände und Füße werden so geschädigt, dass die Patienten häufig

nichts mehr fühlen können. Für einige, die Glück haben, ist das nur ein vorübergehendes Problem. Für andere ist es eine Beeinträchtigung, die für immer nach der Chemo anhält und die es zum Teil unmöglich macht, die Knöpfe an der Kleidung zu schließen oder dieses mit starkem Schmerz einhergeht.

Die Bioptron Lichtmedizin ist nicht das Wundermittel, das eine Garantie darstellt, dass alles besser wird. Aber es ist das erste Mal, dass wir überhaupt gesehen haben, dass sich diese Problematik erfolgreich und anhaltend behandeln lässt. Und das ist ein Meilenstein in der Behandlung solcher Komplikationen, die sonst eine extreme Einschränkung der Lebensqualität für Menschen darstellt.

Aufgrund dieser beeindruckenden reparativen Möglichkeiten haben wir unsere Erfahrungen auch auf die allgemein medizinisch internistisch hausärztliche Praxis übertragen, wo man auch Krankheitsbilder sieht, wie z. B. Arthrosen und Nervenstörungen anderer Ursachen, welche nicht durch Chemotherapie verursacht sind.

So haben wir zum Beispiel Bioptron bei einer Nervenstörung, also der sogenannten Polyneuropathie, wie sie häufig an den Füßen vorkommt und auch zu Geheinschränkungen führt, erfolgreich einsetzen können, so dass die Patientin bereits nach der vierten Bestrahlung wieder ohne zu humpeln, mit flachen Schuhen ohne Einlagen gehen konnte.

In einem anderen Fall wurden Beschwerden aufgrund entzündlicher Veränderung von Krampfadern, ausschließlich mit Bioptron behandelt und führten nach 11 Bestrahlungen zu einer 60-70%igen Heilung.

Auch bei Sportverletzungen, bei denen es zu einer Sehnenscheidenentzündung, Sehnenreizung kommen kann, die dann wirklich schmerzhaft ist und dazu führt, dass man nicht mehr Sport machen kann, wurde die Bioptron Lichtmedizin erfolgreich angewandt.

Der Patient, dessen Knie völlig instabil war, spürte schon nach der ersten Behandlung, dass das Gewebe arbeitet und nach der 12 Bestrahlung eine deutliche Besserung. So ist es mit einer „simplen" Lichtbehandlung, wie sie häufig gesehen wird, möglich, phänomenale Ergebnisse zu erzielen. Auch bei langjährigen Leiden führt Bioptron zu einer kompletten Veränderung der Symptomatik und bringt den Patienten Lebensqualität zurück.

Es ist schön zu sehen, wie dankbar die Patienten für diese nicht-invasive, erfolgreiche Behandlungsmethode sind. Und in dem Sinne wollen wir zukünftig auch weiterarbeiten.

Prof. Dr. J. Drevs, Facharzt für Innere Medizin, Hämatologie und Onkologie

Wir haben die positiven Wirkungen der Bioptron Lichttherapie im Rahmen einer Doktorarbeit der Abteilung für Naturheilverfahren der Charite kennengelernt. Hier ging es zunächst um die Behandlung des sog. Ulcus cruris („offenes Bein"). Diese aufgrund verschiedenartiger Durchblutungsstörungen entstandenen Wunden an den Unterschenkeln stellen im Praxisalltag oft eine schwierige Herausforderung dar, da sie häufig sehr therapieresistent und auch sehr schmerzhaft sind. Hierbei konnten wir so gute Erfolge sowohl in der Größen- als auch Schmerzreduzierung beobachten, dass wir seitdem die Bioptronbestrahlung regelmäßig zusätzlich zur konventionellen Wundtherapie einsetzen. Bei ausgeprägten Ulzera wird optimalerweise 2x/Woche für 10 Min. in der Praxis bestrahlt, kombiniert mit der konventionellen Wundtherapie/Verbandswechsel. Bei weniger ausgeprägten Wunden, die nicht mit speziellen Wundauflagen behandelt werden müssen, kann auch eine Bestrahlung vom Patienten selber mit einem Heimgerät durchgeführt werden.

Ein weiterer Schwerpunkt des Einsatzes der Bioptron Lichttherapie in unserer Praxis besteht in der Behandlung von den sog. vulgären Warzen (Verruca vulgaris), insbesondere der konventionell eher schwierig zu behandelnden beetartig ausgebreiteten Warzen an Händen und Füßen oder auch der peri- und subungual (also im Nagelbereich) wachsenden Warzen v.a. im Hand-/Fingerbereich. Gerade bei unseren jüngeren, ja oft auch eher ängstlichen und schmerzempfindlichen Patienten hat sich die Bioptron Lichttherapie, zusätzlich zur Keratolyse (also Entfernung der Hornschicht), als sehr gute Alternative zu der eher schmerzhaften Kryotherapie (Vereisung) erwiesen, um eine schnellere Abheilung zu erreichen. Hierbei hat sich eine Behandlung (10 Min.) von ein- bis besser zweimal pro Woche als praktikabel und ausreichend erwiesen.

Bei weiteren dermatologisch-allgemeinmedizinischen Anwendungsgebieten wie Herpes simplex, Akne, Postzosterneuralgie (also der Nervenschmerzen nach der sog. „Gürtelrose"), Nothalgia paraesthetica (hartnäckige Juckreizbereiche an den Schulterblättern) und Sinusitis (Nasennebenhöhlenentzündung) haben wir bisher erst einige wenige, aber erfolgreiche Behandlungen durchgeführt, die wir jetzt optimieren wollen. Weiterhin planen wir den Einsatz der Bioptron Lichttherapie bei Tendinitiden (Sehnenreizungen/-entzündungen) und Muskelzerrungen, da es hierzu von anderen Anwendern bereits schon positive Erfahrungsberichte gibt.

Dr. Ute Henseleit-Walter,
FÄ für Dermatologie/Allergologie, Naturheilverfahren

In der Kosmetik ist für mich die Bioptron-Therapie eine wertvolle und optimale Ergänzung für viele kosmetische Behandlungen aber auch bei Hautkrankheiten wie Rosacea, Schuppenflechte und Neurodermitis erweist sich das Bioptron Licht in vielen Fällen als günstig.

Am meisten arbeite ich mit der Farbtherapie und da speziell mit dem blauen Filter in Kombination mit dem Oxy Sterile Spray nach manuellem Ausreinigen, um die Haut zu desinfizieren, Poren zu verkleinern, um Rötungen zu lindern und die Sebumproduktion zu regulieren. Das blaue Licht ist bei mir auch bei der Akne-Behandlung im Einsatz, um Entzündungen zu reduzieren und die Heilung zu beschleunigen.

Den roten Filter nehme ich für die Anti Aging-Behandlungen, um die Produktion von Kollagen und Elastinefasern zu unterstützen, zur Steigerung der Aufnahmefähigkeit von aktiven kosmetischen Substanzen, zur Reduzierung von Fältchen, um Verzögerung der Hautalterung und Erhöhung des Sauerstofftransportes in der Haut und im Gewebe.

Bei trockener Haut arbeite ich mit dem grünen Filter, um die Bindung von Feuchtigkeit zu unterstützen. Bei Gefäßerweiterung im Gesicht (Teleangiektasie) setze ich ebenfalls gern grünes Licht ein.

Sehr gute Erfahrungen habe ich auch mit dem Bioptron Farblicht in Kombination mit den empfohlenen Kosmetikprodukten gemacht. Die drei bioinformierten Kosmetikprodukte unterstützen die Haut optimal, bereiten sie auf die Anwendung der Farbtherapie vor, verlängern deren Effekt und regen zusätzlich die Akupressurpunkte an.

Firma Kosmetik-color, Berlin; www.kosmetik-color.de

Ich bin vor 15 Jahren zum ersten Mal während meiner Ausbildung zur Tierheilpraktikerin auf die Bioptronlampe gestoßen und seit 13 Jahren nutze ich sie in der Praxis.

Die Bioptronlampe ist bei mir sehr vielfältig im Einsatz, u.a. zur Wundheilung und bei Wundheilungsstörungen, nach Operationen zur Narbenbehandlung, bei Sehnenentzündungen, Bänderdehnungen, Gelenkentzündungen, Ohrentzündungen und auch bei Ekzemen.

Sehr angenehm ist die einfache Handhabung. Behandle ich z. B. die Sehne bei einem Pferd, kann ich punktförmig entlang der betroffenen Stelle arbeiten. Ich bestrahle dann immer im 10 cm - Abstand je nach Größe des entsprechenden Bereichs in Intervallen von 2-6 Minuten. Auch Sommerekzeme sind mit der Bioptronlampe unterstützend behandelbar, je nachdem wie groß der Ekzembereich ist, auch jeweils im 2-4 Minuten Intervall entlang des erkrankten Bereichs. Ein zusätzlicher Effekt ist, dass auch der Juckreiz nachlässt und die Wundheilung des Ekzems beschleunigt wird.

Für die Tiere ist eine Bioptronbehandlung angenehm, sie gewöhnen sich ziemlich schnell daran. Sie bleiben normalerweise ruhig stehen oder liegen und lassen sich die Behandlung gern gefallen.

Ein weiterer Vorteil ist die Nutzung der Bioptronlampe bei der Farblichttherapie. Durch das Farblicht kann man nicht nur die körperlichen Beschwerden unterstützend behandeln, sondern auch die Psyche wieder ins Gleichgewicht bringen. Es gibt dazu passend verschiedene Farbfilter, wobei man grün z. B. zur Beruhigung nimmt, rot zum Vitalisieren und gelb für mehr Lebensfreude.

So kann man die Farben auch für die Psyche einsetzen, wenn z. B. Verhaltensstörungen oder Unruhezustände, Erschöpfung oder Lethargie auftreten.

Birgit Berger, Tierheilpraktikerin

In meiner Heilpraktiker-Praxis behandle ich seit 18 Jahren alternativ oder ergänzend zur Schulmedizin Menschen mit chinesischer Medizin und asiatischer Heilkunde. Häufig verbinde ich die Methoden der Akupunktur mit chinesischer Kräutermedizin und psychologischen Gesprächen. In der Prävention und auch Nachsorge schlage ich meinen Patienten Bewegungs- und Atemübungen oder meditative Übungen aus dem Qigong vor. Ich betrachte meine Praxis als eine ganzheitliche „Heilpraktikerhausarztpraxis" mit psychologischem Schwerpunkt. So sind auch die Patienten vielfältig und spannend.

Interessiert bin ich immer an Methoden, die meine Behandlungsschwerpunkte ergänzen. Hier setze ich unter anderem auch das Bioptron-Gerät erfolgreich ein. Erfahrungswerte konnte ich bereits bei Akne, Narbenschmerzen, Winterdepression, psychischer Instabilität, Stress und Überforderung machen.

Bei Akne beispielsweise hat die Bioptron Lichtmedizin zweimal wöchentlich für 30 Minuten ergänzend zur Kräutermedizin angewandt eine schnellere Verbesserung der Problematik erzielt. Zudem ergab sich eine verringerte Narbenbildung und stabilere Psyche. Das ist gerade bei Hautkrankheiten im Gesicht wichtig. Narbenschmerzen behandle ich immer mit Akupunktur. Hier hat sich gezeigt, dass das Einreiben mit Johanniskraut-Öl wirkungsvoll durch die Lichtmedizin ergänzt wird.

Die Patienten sprechen von einer sofortigen Linderung der Schmerzen. Schon nach 5 Minuten fühlen Sie sich besser und der Schmerz lässt deutlich nach. Hier biete ich meinen Patienten an, Lichtmedizin entweder immer mit einer Akupunkturbehandlung (alle 3 Wochen) zu kombinieren oder auf Wunsch auch öfter zwischendurch zur Lichtmedizin zu kommen. Sehr viele Patienten kommen einmal in der Woche zu einer 15-Minuten-Behandlung in meine Praxis.

Winterdepressionen und psychische Instabilität werden bereits wirkungsvoll mit Akupunktur und Kräutermedizin behandelt. Ich habe grundsätzlich die Erfahrung machen können, dass die Patienten sich bei einer lichtmedizinischen Behandlung gut entspannen können und die Wirkung sofort spüren. In den Herbst- und Wintermonaten nutzen die meisten meiner Patienten die Lichtmedizin für 30 Minuten einmal in der Woche. Bei Stress und Überforderungszuständen bekam ich oft bereits nach einer einmaligen Anwendung einer 30-minütigen Lichtbehandlung von den Patienten die Rückmeldung einer deutlichen Verbesserung von Entspannung und Schlaf.

Die Bioptron Lichtmedizin lässt sich vielfältig und wirkungsvoll einsetzen und bringt überzeugende Resultate.

Petra Stolle, Heilpraktikerin

Fazit: Bioptron ist weltweit führend in der Lichttherapie. Die Geräte sind sowohl für den Hausgebrauch, als auch für Pflegeheime, Praxen oder Kliniken geeignet. Es gibt inzwischen 2,8 Millionen Anwender in der ganzen Welt. In mehr als 60 Ländern sind die Geräte als Medizinprodukt zugelassen und zertifiziert. Sie sind einfach zu bedienen, ungefährlich und effizient. Das Preis-Leistungsverhältnis ist sehr gut.

Text: Antje Merke

Beratung und Verkauf:
Quintessence Naturprodukte GmbH & Co. KG
Wolfegger Str. 6, 88267 Vogt
Tel.: 07529 / 9737 351
www.natuerlich-quintessence.de

Das Photon Wave-Farblichtgerät

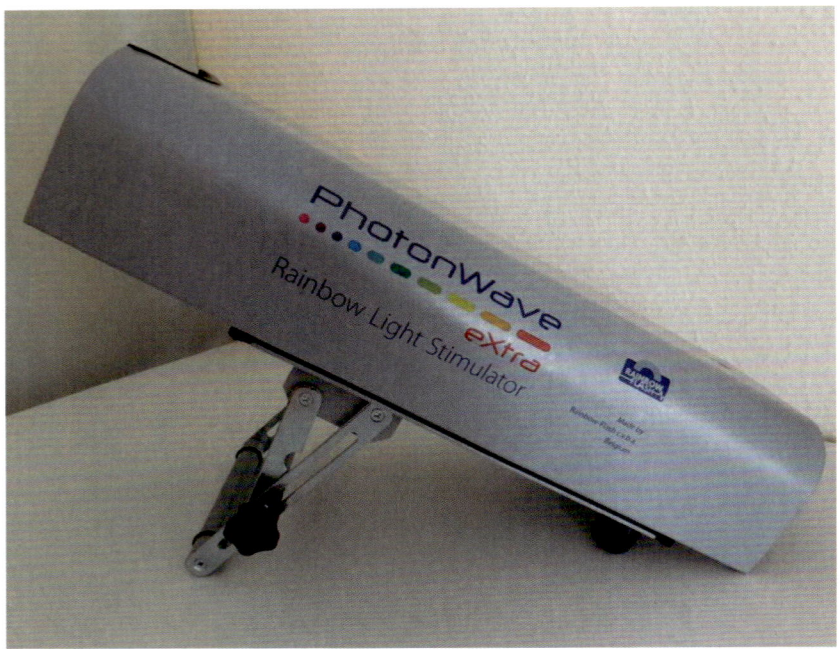

Heilung des Körpers über die Augen

Unsere Augen werden als „Fenster zur Seele bezeichnet". Ist dies nur ein Ausspruch von verklärten Romantikern oder Mystikern? Nein! Es gibt tatsächlich sehr enge Zusammenhänge zwischen unseren Augen und unserer Psyche. Aus wissenschaftlicher Ebene gibt es hierzu eine Fülle von Forschungsarbeiten.

Dr. Harry Riley Spitler war Allgemeinmediziner und Augenarzt. Insgesamt hatte er vier Doktortitel. Bereits im Jahr 1909 befasste er sich in seinem Sanatorium mit dem Einsatz und der Erforschung der Lichttherapie. Durch seine Versuche gelangte er zur Überzeugung, dass farbiges Licht, welches in unser Auge fällt, einen starken Einfluss auf unser autonomes Nervensystem und auf unser endokrines System (Hormonsystem) hat. Ab 1927 begann Spitler systematisch mit Farblichtgeräten die Augen seiner Patienten zu bestrahlen.

Sein großer Vorteil: Dadurch, dass er sowohl Augenarzt und Allgemeinmediziner war, erkannte er, dass die Lichttherapie über die Augen die übergeordneten Kontrollzentren im Gehirn unterstützen. Diese regulieren alle Körperfunktionen. Somit hatte er eine Art „Generalschlüssel" entdeckt, um Körper und Psyche zu heilen. Seine Methode nannte er Syntonics. Dieses Wort ist vom englischen Begriff *syntonize* abgeleitet, was so viel bedeutet wie ausgleichen, ins Gleichgewicht bringen.

Noch heute gibt es in den USA ein Institut, das Augenärzte zu Syntonics-Therapeuten ausbildet. Bedauernswerter Weise wird diese Methode fast nur noch für die Verbesserung der Sehfähigkeit eingesetzt. Spitler arbeitete noch mit 20 Farbfiltern, die heutigen Syntenies-Augenärzte arbeiten nur mit fünf Farben und beschränken sich meist ausschließlich auf die Dysfunktion der Augen.

Einer der bekanntesten Therapeuten, der mit der Syntonics-Methode arbeitet, ist der amerikanische Augenarzt Jacob Liberman. Er wurde 1947 in Havanna (Kuba) geboren und studierte Medizin an der Universität in Georgia (USA) mit dem Fachgebiet Optometrie.

In seinem Institut in Aspen (Colorado) hat er mehr als 15.000 Patienten mit Farblicht behandelt. Seine Schwerpunkte waren zum einen Sehstörungen wie Schielen, Kurzsichtigkeit, grauer Star etc. und zum anderen auch Lese- und Konzentrationsstörungen. Anfangs kam ihm die Syntonics-Methode allzu einfach vor *„doch die Behandlung war durchaus wirksam und führte oft in kürzester Zeit zu fantastischen Erfolgen"*, schreibt er in seinem Buch „Die heilende Kraft des Lichtes". Der Untertitel seines Bestsellers lautet übrigens „Der Einfluss des Lichtes auf Psyche und Körper".

Ein sehr erstaunlicher Effekt der Farblichtbehandlung über die Augen ist die Tatsache, dass das Sehfeld ganz erheblich zunimmt. Seit 1936 ist bekannt, dass Menschen mit einem eingeschränkten Sehfeld sehr oft erhebliche Lernschwierigkeiten haben. Heutzutage brauchen immer mehr Kinder eine Brille, Hinzu kommt, dass sie ihr Sehfeld zusätzlich einschränken, indem sie stundenlang auf ihr Smartphone glotzen. Für die Gehirnentwicklung ist dies sehr schädlich. Darauf weist auch immer wieder der Neurologe und Gehirnforscher Prof. Dr. Spitzer hin.

Die Vorteile von Farblicht

Dr. Liberman hat an seinem Institut durch Farblicht unter anderem folgende Verbesserung dokumentieren können:

- Das Sehfeld konnte erheblich verbessert werden
- Die visuelle Aufmerksamkeit konnte um den Faktor vier gesteigert werden
- Das visuelle Erinnerungsvermögen war siebenmal stärker ausgeprägt als in der Kontrollgruppe
- Das auditive Erinnerungsvermögen war 1,6-mal stärker als in der Kontrollgruppe

Eltern und Lehrer machten die Beobachtung, dass Kinder die verschlossen waren, durch die Farblichtbehandlung aus ihrem „Schneckenhaus" hervorkamen. Hyperaktive Kinder wurden hingegen ruhiger und emotional offener. *„Außerdem wurde bei 75 Prozent der Versuchsgruppe eine Verbesserung der schulischen Leistung beobachtet. Bei 40 Prozent fanden wir eine sichtliche Verbesserung der Handschrift und die beiden einzigen Teilnehmer, die regelmäßig Medikamente bekamen, brauchten fortan kein Ritalin mehr, eine Droge die oft zur Beruhigung hyperaktiver Kinder eingesetzt wird"*, schreibt Dr. Liberman.

Auch in Deutschland wurden bereits vor über 65 Jahren die Auswirkungen von Licht (über die Augen) auf unseren Körper erforscht. Hier hat sich der Augenarzt Fritz Hollwich (1909 bis 1991) einen Namen gemacht. Er war Professor der Opthalmologie und Direktor von Augenkliniken in München, Münster und Jena. Bereits in seiner Doktorarbeit von 1948 beschrieb er zum einen die visuelle und zum anderen die energetische Funktion des Sehapparats. Er machte die Entdeckung, dass nur rund 25 Prozent des Lichtes, das wir über unsere Augen aufnehmen, über den optischen Teil der Sehbahnen für das Sehen genutzt werden. Die restlichen 75 Prozent wandern über den energetischen Teil der Sehbahnen ins Gehirn zum Hypothalamus. Dieser wird auch als „die oberste Befehlsleitstelle des Körpers" bezeichnet. Von hier aus wird das endokrine- und das Nervensystem reguliert, wie das nachfolgende Schaubild zeigt.

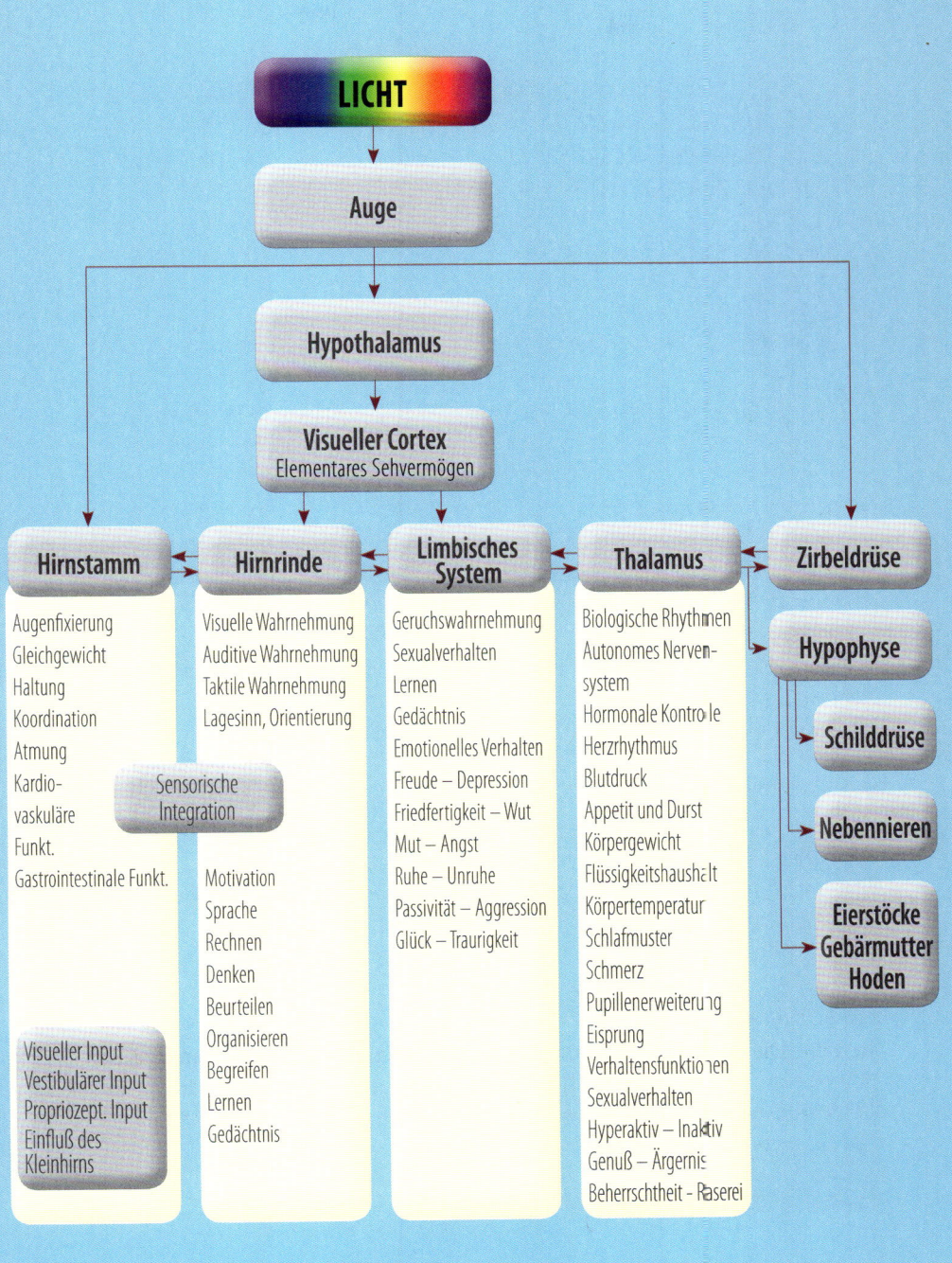

Spätestens jetzt wird klar, wie wichtig Tageslicht für unseren gesamten Körper ist. Prof. Hollwich beschrieb, dass Blinde, die nach einer Operation die Sehfähigkeit erlangten, gleichzeitig über mehr Vitalität verfügten. An dieser Stelle sei bemerkt, dass es keine gute Idee ist, den ganzen Tag mit Sonnenbrille rum zu laufen. Klar, wenn Sie an einem sonnigen Tag Ski fahren, benötigen Sie auch eine gute Sonnenbrille mit UV-Schutz. Ebenso beim Autofahren, vor allem wenn die Sonne tief steht. Eine Sonnenbrille bei jeder Gelegenheit und sogar aus „modischen Gründen" in geschlossenen Räumen zu tragen, hat nachteilige Auswirkungen auf unsere Gesundheit.

Zurück zu Prof. Hollwich. Eine weitere wichtige Erkenntnis seiner Arbeit war, dass herkömmliche Leuchtstoffröhren den Anteil der Stresshormone um 30 Prozent steigen ließ. Hier sollten vor allem Architekten und Arbeitgeber hellhörig werden. Liebe Architekten: Bitte plant Häuser, die ausreichend Tageslicht ins Innere des Hauses dringen lassen. In Fabriken und Büros, die nicht genügend Tageslicht bekommen, sollten keine herkömmlichen, billigen Neonröhren verbaut werden. Je mehr das Farbspektrum dem Sonnenlicht nahe kommt, desto besser. Glühbirnen und Halogenlampen sind als Kunstlicht nach wie vor die beste Quelle. Prof. Hollwich hat in seinem Leben übrigens über 200 Facharbeiten veröffentlicht. Seine Bücher über Augenheilkunde werden heute noch gedruckt. Sie gelten nach fast 70 Jahren immer noch als Grundlagenwerke.

Das Photon Wave

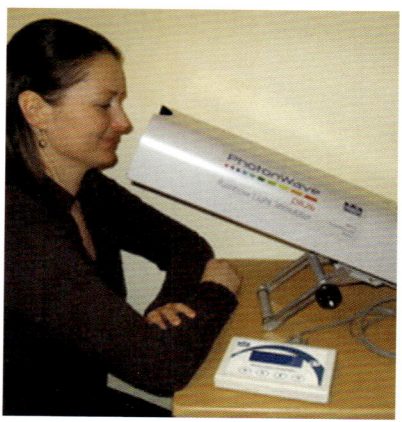

Die Syntonics-Geräte mit denen Riley Spitler und Jacob Libermann arbeiteten, sind in Deutschland nicht erhältlich. Es gibt jedoch hierzulande eine Weiterentwicklung von Syntonic. Es wird „Photon Wave extra" genannt. Es kostet rund 4.800 Euro und ist vor allem für Therapeuten interessant. Das Photon Wave wirkt mit Licht, Farbe und Frequenz.

Man kann bei diesem Gerät sowohl reine Farben als auch Mischfarben wie Gelbgrün, Magenta oder Altrosa einstellen. Die Farben werden mittels Schmalbandfilter (10 Nanometer Bandbreite) erzeugt. Die Filter selbst bestehen aus hochwertigem optischem Glas. Das Licht kann gepulst werden. Dazu gibt es eine Dezimalunterteilung der Frequenzstufen von 0,5 bis 35 Herz. Das Farblicht flackert etwas. Das ist zwar anfangs etwas gewöhnungsbedürftig, doch mit den Frequenzen hat man einen heilenden Einfluss auf die Gehirnwellen.

Die Frequenz von 0,1 bis 4 Herz (Hz) wird auch als „Delta Zustand" bezeichnet. Dieses Frequenzspektrum entspricht dem Tiefschlaf. Hier erreicht man auch das Unbewusste. Die Spitze des Eisberges ist ja immer zu registrieren. Wie kommt der Patient oder der Therapeut an die Traumen und Konflikte die nicht im Tagesbewusstsein sind? Wenn man viel Glück hat, kann sich einiges über Träume regeln. Sie werden ja auch gerne als „Stuhlgang der Seele" bezeichnet. Was aber wenn man nachts gar nicht in den REM (rapid eye movement) Schlaf kommt? Das Photon Wave ist hier eine elegante Methode, um an das Unbewusste mit Hilfe der Delta-Frequenzen heranzukommen. Hier wird jedoch auch klar, dass das Photon Wave in die Hände von geschulten Therapeuten gehört. Sie sollten eine zusätzliche Methode wie Psychokinesiologie oder Mentalfeldtechnik (MFT) beherrschen. Mit Kinesiologie oder einem Tensor kann man als Therapeut für den Patienten die passende Farbe und Frequenz testen. Es geht jedoch auch ohne Testmethode, denn im Gerät sind 99 Programme wählbar. Zum Beispiel das Programm „Detox".

Zurück zu den Gehirnwellen. Der Theta-Bereich liegt zwischen 4 und 8 Hz. In diesem Bereich kann man ebenfalls an unbewusste Traumen kommen. Auch unter Hypnose kommt man an die Ereignisse und Themen, die wir tief ins Unbewusste gedrängt haben. Mit Hilfe der tiefen Frequenzen zwischen 0,1 und 8 Herz erinnert sich der Patient häufig an Ereignisse, die in der frühen Kindheit lagen. In den Alpha- und Betafrequenzbereichen die zwischen 8 und 13 Herz liegen, können die ins Bewusstsein gelangten Konflikte und Traumen dann auch bewusst bearbeitet oder „erlöst" werden. Über Licht, Farbe, Frequenz und Augenbewegungen werden im Gehirn Synapsen aktiviert, die eine Verbindung zwischen dem Unterbewusstsein und dem Bewusstsein herstellen. Die aktivierten Synapsen liegen im Hippocampus, also mitten im Limbischen System, dem Hauptspeicher für ungelöste seelische Konflikte. Auf dem Schaubild Seite 151 sehen

Sie, dass das Limbische System auch der Sitz unserer Emotionen ist. Ob wir mutig oder ängstlich; friedfertig oder wütend; voller Freude oder depressiv; glücklich oder traurig sind…. all dies wird im Limbischen System entschieden. Zum Limbischen System gehören unter anderem der Präfontale Cortex (Stirnhirn), Hippocampus, Hypophyse, Thalamus, Hypothalamus und weitere Gehirnareale.

Schauen wir in farbiges Licht, gelangt dies über die Retina und den Sehnerv direkt zum Hypothalamus, Thalamus zum autonomen Nervensystem (mit Sympathikus und Parasympathikus) und zum gesamten Endokrinum. Licht beeinflusst somit alle Körperfunktionen, unser Verhalten, unsere Stimmungen, unser Gedächtnis, unsere Lernfähigkeit – letztendlich alle physiologischen und physischen Aktionen und Reaktionen. Die nachfolgende Abbildung verdeutlicht diese Zusammenhänge nochmal visuell:

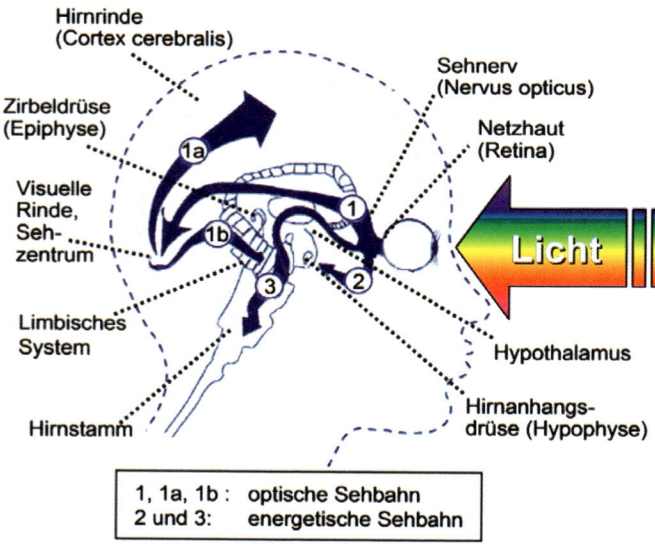

In Deutschland gibt es zurzeit etwa 250 Therapeuten, die mit dem Photon Wave arbeiten. Meist sind es Ärzte oder Heilpraktiker, die die Methode der Psychokinesiologie nach Dr. med. Dietrich Klinghardt beherrschen. Eine davon ist Bettina Ziese aus Frankfurt. Sie schrieb bereits 1999 in der Zeitschrift *Hier & Jetzt*: *„Das das Licht über die Sehrinde auf direktem Wege das Gehirn erreicht und*

den Hypothalamus stimuliert, kommt es meiner Erfahrung nach bei jeder Photon Wave Anwendung zu einer Schwermetallausleitung aus dem Gehirn. Durch die entspannende Wirkung des Lichtes, kommt es ebenso zu einer Erweiterung des Sehnervs, wodurch das Gehirn wieder mit mehr Licht versorgt werden kann. Der Gehirnstoffwechsel wird vom Tageslichtspektrum stimuliert, d. h. je mehr Licht durch das Auge und den Sehnerv einfallen kann, desto höher der Gehirnstoffwechsel. Man hat festgestellt, dass sich bei einem Menschen mit zu viel Stress rund um den Sehnerv Liquor sammelt. Dadurch wird der Sehnerv zusammengedrückt und die Lichtaufnahmefähigkeit des Gehirns damit eingeschränkt. Das Ergebnis ist dann ein verlangsamter Gehirnstoffwechsel. Die Einschränkung der Sehfähigkeit und des Gesichtsfeldes sind nur einige der Folgeerscheinungen des reduzierten Durchmessers des Sehnervs. Vielleicht ist ein schlechtes Augenlicht „nur" ein Überlastungssyndrom des Gehirns durch zu viel psychischen Stress, der nicht mehr abgebaut werden kann." Diese Beschreibungen decken sich gut mit den Erkenntnissen, die Jacob Liberman und Riley Spitler bei ihren Patienten gemacht haben.

Bettina Ziese beschreibt im Weiteren ihre persönlichen Erfahrungen: „Ich habe nach meinen ersten acht Lichtsitzungen mit dem Photon Wave eine Erweiterung meiner Wahrnehmungsfähigkeit verzeichnen können, die äußerst beeindruckend war. Ich konnte um alltägliche Dinge klarere Konturen wahrnehmen, besser riechen, besser schmecken und was noch viel aufregender war, ich war imstande „positive" Emotionen auf eine bisher nicht erlebte intensive Weise spüren... Mein Resümee ist, dass die Lichtstimulation eine äußerst beeindruckende, nicht invasive Methode ist, die noch viele Überraschungen bereit hält, eine Möglichkeit ein paar Prozent mehr von unserem brachliegenden Gehirnpotential nutzbar zu machen."

Text: Gregor Wilz

Bezugsquelle für das Photon Wave:
Fa. Rainbow-Flash
Leona Vermeire (spricht deutsch)
E-Mail: rainbow-flash@telenet.be
Homepage: www.photonwave.be

Mit dem Kauf eines Gerätes bekommt man eine ausführliche Anleitung. Leona Verimeire gibt auch immer wieder Seminare in Deutschland, wo man den Umgang mit dem Gerät erlernen kann.

Lichttherapie für die Hausapotheke: Spektro-Chrom-Farbbrillen nach Dinshah

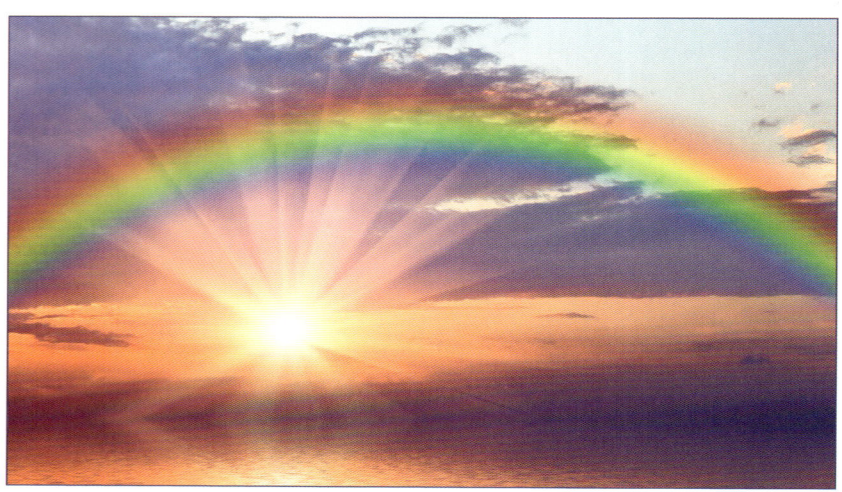

Farben erfreuen die Augen und das Gemüt. Sie wirken auf Körper, Seele und Geist. Der Dichter Johann Wolfgang von Goethe schrieb über Farbwirkungen:

Um diese einzelnen bedeutenden Wirkungen vollkommen zu empfinden, muss man das Auge ganz mit einer Farbe umgeben, zum Beispiel in einem einfarbigen Zimmer sich befinden, durch ein farbiges Glas sehen. Man identifiziert sich alsdann mit der Farbe; sie stimmt Auge und Geist mit sich unisono.

Johann Wolfgang von Goethe

Goethes Beschreibung liest sich heute wie eine Einladung – nämlich zum Gebrauch von Farbbrillen! Eine farbige Brille umgibt das Auge ganz, und sie erfüllt damit in idealer Weise Goethes Forderung. Sie macht es so leicht wie nie zuvor, eine Farbwirkung ganzheitlich zu genießen. Und die *Spektro-Chrom-Farbbrillen* bieten noch mehr: Hier sind die Gläserfarben nach dem überlegenen *Spektro-Chrom*-Farbsystem definiert.

Spektro-Chrom wurde vor über 100 Jahren von dem indischen Arzt und Licht-
therapie-Pionier Dinshah P. Ghadiali geschaffen. Es ist ungleich logischer und
physio-logischer aufgebaut als jedes andere Farbsystem: Seine zwölf Farben sind
in harmonischem Abstand zueinander positioniert, und sie repräsentieren eine
exakte Abstufung der physiologischen Wirkungen, die mit ihnen erzielt werden
können. Mit *Spektro-Chrom* liegt also ein **therapeutisches Farbsystem** vor, das
mit einzigartiger Zielgenauigkeit nutzbar ist.

Wozu Farbe?

Farbe ist eine herausragende Qualität der Umwelt. Sie „springt ins Auge". Und
der Mensch besitzt die nötige Ausstattung, sie wahrzunehmen – so wie auch die
meisten anderen Primaten. Das Farbsehen ist aber nicht nur eine „angenehme
Beigabe". Es dient der Orientierung in Raum und Zeit. Nicht weniger wichtig
ist es für die Integration in das soziale und kulturelle Umfeld. Man kann sagen:
Farben erklären uns die Umwelt und unsere Mitmenschen bis ins feinste Detail.

Was wir „Farben" nennen, existiert allerdings nur in unserer Wahrnehmung.
Physikalisch handelt es sich einfach um *Licht verschiedener Wellenlängen*. Es
wird von Auge und Gehirn in die Erlebnisqualität „Farbe" umgesetzt; erst dadurch erhält es seine emotionale und kognitive Bedeutung. Und es kommt hinzu: Das Farbsehen ist nur *eine* der Arten, wie wir Licht verarbeiten. Es ist nur ein
Teilbereich dessen, was wir als **Licht-Rezeption des Organismus** bezeichnen
können. „Rezeption" – das bedeutet zweierlei: Erstens die *Aufnahme* von Licht,
und zweitens die *Weiterverarbeitung* des Lichts durch den Körper. Diese Licht-
Rezeption findet nicht nur über die Augen statt, sondern über die gesamte Körperoberfläche. Und während wir auf das Farbsehen zur Not verzichten können,
ist die Licht-Rezeption über die Haut sogar lebensnotwendig.

Doch bei allen Unterschieden: Jede Art der Licht-Rezeption beruht auf bestimmten physiologischen Mechanismen. Sie sind bei Menschen aller Kulturen
identisch. Zum Beispiel beim Farbsehen: Die Morgenröte, das Himmelsblau
oder die verschiedenen Grüntöne der Pflanzen – alle lösen beim Menschen
funktionelle Körper-Reaktionen aus. Und diese dienen der Anpassung an eine
sich ständig verändernde Umgebung! Im Einzelnen bedeutet das: Farben haben
großen Einfluss auf den **Stoffwechsel** und die **hormonelle Balance**. Viele vege-

tative Funktionen des Körpers reagieren auf Farben – unbemerkt vom Bewusstsein, aber in sehr spezifischer Weise.

Diese Zusammenhänge wurden schon früh entdeckt. Ebenfalls weit zurück reichen Versuche, sie für die **Heilkunst** nutzbar zu machen. So ist das uralte Wissen über die Farbwirkungen ein fester Bestandteil der *Traditionellen Chinesischen Medizin* (TCM). Im antiken Ägypten baute man „Farbtempel" mit Räumen in unterschiedlichen Farben; dort nahmen die Patienten heilsame Lichtbäder in der jeweils benötigten Farbe. In Europa setzte *Hildegard von Bingen* schon im Mittelalter Farben zur Heilung ein. *Johann Wolfgang von Goethe* war dann einer der ersten, der sich naturwissenschaftlich mit der Wirkung von Farben beschäftigte. Seine „Farbenlehre", bis heute eine der umfangreichsten Arbeiten zum Thema, betrachtete der Dichter sogar als sein wichtigstes Werk. Und auch die *Schulmedizin* befasst sich seit Beginn des 19. Jahrhunderts mit Farben als Therapeutikum. Dennoch macht sie bis heute wenig Gebrauch davon, obwohl die Wirkung von Farben auf den Organismus längst wissenschaftlich nachgewiesen ist. In diese Lücke stößt die *komplementäre Medizin:* Hier wird viel häufiger zur Farblicht-Therapie gegriffen, und es werden erstaunliche Erfolge damit erzielt.

Wie lässt sich farbiges Licht am wirkungsvollsten für die Therapie nutzen? Einer der besten Zielpunkte sind die Augen. Und genau zu diesem Zweck wurden die *Spektro-Chrom*-Farbbrillen entwickelt. Sie sind ein einzigartiges Werkzeug – dank des verwendeten Farbsystems und wegen der einzigartigen Wellenlängen, die hier Verwendung finden.

Wozu Farbbrillen?

Farbbrillen dienen der Erhaltung und Optimierung Ihrer Gesundheit. Mit Farbbrillen können Sie *gezielt Ihr Vitalsystem beeinflussen* – in Richtung auf größtmögliche Harmonie aller Funktionen. Sie können dabei mehrere Farbwahl-Methoden nutzen. Sie können selbst beobachten, wie sich die Behandlung auf Ihren Organismus auswirkt. Und nicht zuletzt sind Sie unabhängig von äußeren Bedingungen. Zum Vergleich: Die „klassische" Farblicht-Behandlung der Haut erfordert ein Gerät und einen warmen Raum – nicht zu vergessen den Arzttermin. Farbbrillen dagegen können praktisch überall und jederzeit zum Einsatz kommen!

Übersicht: Farben,
Farb-Wörter, -Assoziationen, -Wirkungen, Chakras

Einen schnellen und einfachen Einstieg in die Welt der Farbbrillen, bietet Ihnen folgende Tabelle. Sie erklärt kurz und bündig, wofür eine Farbe steht, wie sie Ihre Gesundheit auf einfache und preiswerte Art unterstützen kann und welchen Energiezentren (Chakras) die Farben zugeordnet sind.

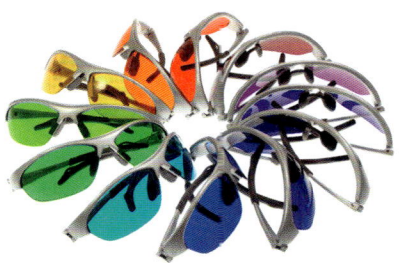

Rot

„Antrieb & Energie"

Wurzel-Chakra

Wärme · Nähe · Leidenschaft · Lebenskraft · Kampfgeist · Ausdauer

Rote Blutkörperchen, Blutplättchen, Leber, Sensorisches Nervensystem.

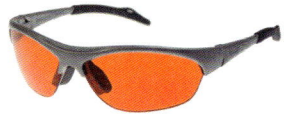

Orange

„Vitalität & Lebenslust"

Sexual-Chakra

Lust · Begeisterung · Initiative · Tatkraft · Kreativität · Sexualität · Erotik

Lunge, Knochen, Schilddrüse, Schleimhäute, Brustdrüsen.

Gelb

„Heiterkeit & Nervenstärke"

Nabel-Chakra

Freude · Optimismus · Selbstvertrauen · Willenskraft · Macht · Freiheit · Leichtigkeit · Stabilität · Heiterkeit

Lymphatisches System, Bauchspeicheldrüse, Darmtrakt, Motorik.

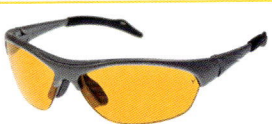

Gelbgrün (Lemon)

„Frische & Wandel"

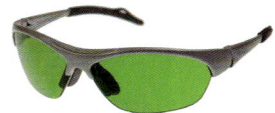

Hoffnung · Erwartung · Vorfreude · Entschlusskraft · Neugier · Versuch · Spiel
Gehirn, Knochen, Thymus.

Grün

„Ausgleich & Balance"
Herz-Chakra

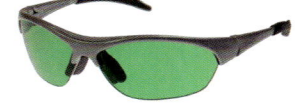

Natürlichkeit · Verbundenheit · Wohlbefinden · Gleichgewicht · Reinheit · Zufriedenheit
Selbstliebe, Stabilität, Selbstverständlichkeit, Körper, Gehirn, Hypophyse

Türkis

„Achtsamkeit & Konzentration"

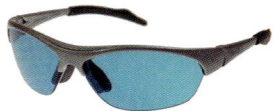

Wachheit · Offenheit · Direktheit · Einfachheit · Sachlichkeit · Ehrlichkeit · Freundlichkeit
Gehirn, Haut

Blau

„Entspannung & Erholung"
Hals-Chakra

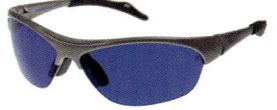

Kühle · Ferne · Weite · Beruhigung · Besinnung · Erleichterung · Entlastung
Zirbeldrüse, Fiebersenkung, Entzündungshemmung

Indigo

„Klarheit & Intuition"

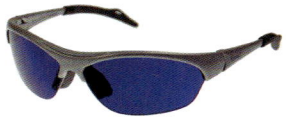

Intensität · Seelentiefe · Ausdruckskraft · Unterscheidungsfähigkeit
Analytisch Visionär, Sekretionshemmung, Schmerzlinderung, ruhige Atmung

Violett

„Weisheit & Spiritualität"

Drittes Auge / Stirn-Chakra

Innerlichkeit · Innigkeit · Bewusstheit · Reinigung · Loslösung · Abgeklärtheit · Wissen · Geheimnisvoll · Diplomatie

Weiße Blutkörperchen, Milz, Sedierung

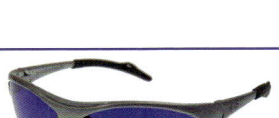

Purpur

„Ruhe & Trost"

Emanzipation, Spiritualität, Mystik, Geheimnis, Würde, Macht, Sehnsucht, Buße, Seelenfriede

Fördert Schlaf, Stärkung der Venen, Blutdrucksenkung

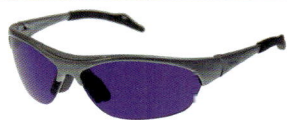

Magenta

„Gelassenheit & Harmonie"

Kronen-Chakra

Emotionalität · Ausgeglichenheit · Gemütsruhe · Befreitsein · Selbstsicherheit

Herz, Nieren, Kreislauf, Emotionen

Scharlach

„Sanfte Kraft & Neuanfang"

Willenskraft, Vertrauen, Klärung, Offenbarung

Stärkung der Arterien, Erhöhung des Blutdrucks, Aphrodisiakum

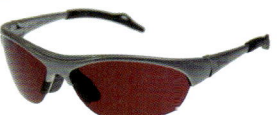

Die praktische Anwendung

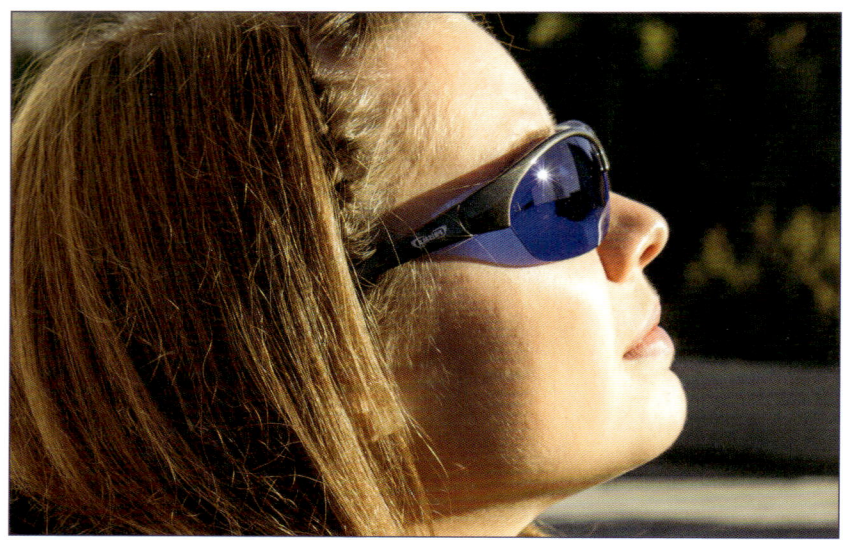

Das Wichtigste zuerst: Worauf sollten Sie schauen, wenn Sie durch Ihre *Spektro-Chrom*-Farbbrillen blicken? Die Antwort: Sie benötigen entweder Tageslicht oder eine gute Lichtquelle mit *weißem Licht*. Nur dann können die Farben ihre Wirkung optimal entfalten! Als Lichtquellen eignen sich:

– Weiße Flächen bei Tageslicht, z. B. Haus-Außenfassaden oder Zimmerwände

– Tageslicht bei einem Spaziergang

– Traditionelle Glühlampen* mit 40 oder 60 Watt, mattiert

– Opalglas-Glühlampen mit 40 oder 60 Watt
  („Globe-Lampen", z. B. 10 cm Durchmesser)

– Hochwertige Computer-Bildschirme (wenn Sie einen solchen besitzen, können Sie die Website www.spektrochrom.de/de/sc-digital aufrufen. Dort ist genau beschrieben, wie Sie den Bildschirm als Lichtquelle nutzen können.)

*Achtung: „Energiesparlampen" und LED-Lampen sind nicht geeignet, da sie ein höchst unvollständiges Lichtspektrum erzeugen!

Haben Sie eine dieser Lichtquellen gewählt? Dann können Sie mit der *Spektro-Chrom*-Anwendung beginnen! Die Farbwahl kann intuitiv sein. Mit dieser Methode liegen Sie in vielen Fällen richtig: Wählen Sie die Farbe, die Ihnen momentan am angenehmsten ist. Wir wissen nämlich intuitiv, welche Farben uns aktuell gut tun! Es gibt zwölf verschiedene Farbbrillen. Betrachten Sie diese, und lassen Sie alle Farben auf sich wirken. Gibt es eine, die Ihnen jetzt am besten gefällt?

Wenn ja: Setzen Sie die entsprechende *Spektro-Chrom*-Farbbrille auf, und genießen Sie die Farbe! Die Anwendung sollte ca. 5 bis 10 Minuten dauern – dies ist der allgemeine Richtwert für Farbanwendungen. Sie können die Farbe aber auch länger tragen, wenn Sie den dringenden Wunsch verspüren. Setzen Sie danach die Brille wieder ab, und beobachten Sie: Wie sieht die Umwelt für Sie aus? Finden Sie sie verändert? Schließen Sie jetzt die Augen, und spüren Sie nach: Wie sieht Ihre Innenwelt aus? Hat sie sich verändert? Wie fühlen Sie sich im Vergleich zu vorher? Nehmen Sie sich Zeit für diese Beobachtungen. Atmen Sie zum Schluss ein paarmal ruhig durch. Damit ist Ihre Farbsitzung beendet!

Wichtig: Nach einer Spektro-Chrom-Sitzung sollten Sie nicht sofort eine neue Sitzung anschließen. Warten Sie mindestens 1 bis 2 Stunden, bevor Sie eine andere Farbe einsetzen.

Orientierungshilfe für die Auswahl: Die Farbstrahlen

Wenn Sie bereits mehrere *Spektro-Chrom*-Anwendungen durchgeführt haben, werden Sie feststellen, dass Sie manche Farben länger „vertragen", andere dagegen kürzer. In der Tat sind einige Farben besser für kurze Anwendungen geeignet: Hier gilt der Richtwert von ca. 5 bis 10 Minuten. Andere Farben können deutlich länger getragen werden, zum Beispiel Gelb oder Grün. Diese Unterschiede sind kein Zufall. Sie beruhen auf der Tatsache, dass manche Farben extremer wirken als andere. Woran können Sie diese Unterschiede ablesen? Hierfür gibt es Orientierungshilfen: Die beiden *Spektro-Chrom*-Farbstrahlen. Wir zeigen zunächst den **großen Farbstrahl,** der die **neun Spektralfarben** enthält:

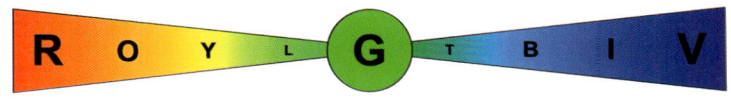

Im Zentrum des großen Farbstrahls steht die „Farbe der Natur": *Grün*. Sie hat harmonisierende Eigenschaften. Grün wirkt *ausgleichend* auf den Stoffwechsel des Körpers; außerdem schafft es keimwidrige Bedingungen und hilft somit, Bakterien, Viren und Pilze zu vertreiben.

In Richtung *Rot* werden die Farben wärmer – und wirken immer stärker *anregend* auf den Stoffwechsel.

In Richtung *Violett* dagegen wird der Stoffwechsel immer mehr gedämpft, und die Farben haben kühlende Eigenschaften.

Nun die Lese-Anleitung: Je näher eine Farbe bei *Grün* liegt, desto *länger* kann sie in der Regel getragen werden. Jedoch sind individuelle Abweichungen möglich! Nutzen Sie Ihre *Spektro-Chrom*-Farbbrillen zur Selbsterkundung, und finden Sie heraus, wie lange Ihnen bestimmte Farben bekommen. So lernen Sie auch, *typische Zustände* Ihres Organismus zu unterscheiden – körperliche und/ oder seelische. Sie erfordern häufig eine unterschiedliche Anwendungsdauer.

Der **kleine Farbstrahl** besteht aus den **drei Extraspektralfarben** von *Spektro-Chrom*:

Diese Farben werden **zirkulatorische Farben** genannt, und sie sind eine Besonderheit des *Spektro-Chrom*-Systems. Sie sind *Mischungen aus Rot und Violett*, also aus den äußersten Polen der Spektralfarben. Alle drei Farben sind therapeutisch höchst bedeutsam. Auch für den kleinen Farbstrahl gilt: Die *mittlere* Farbe wirkt ausgleichend und harmonisierend, nämlich auf die Emotionen und das Herz-Kreislauf-System.

Entdecken Sie die physio-logische Eleganz des *Spektro-Chrom*-Farbsystems!

Die *Spektro-Chrom*-Methode ist ebenfalls eine Farbwahl-Methode. Sie ist umfassender und „wissenschaflicher" als die übrigen Methoden, denn sie bietet systematischen Zugang zu den Farbwirkungen. Mit der *Spektro-Chrom*-Methode können Sie Ihre Farbwahl optimieren – beinahe so, als wären Sie Ihr eigener Arzt.

Noch einmal zur Erinnerung: *Spektro-Chrom* ist ungleich logischer und *physiologischer* aufgebaut als jedes andere Farbsystem. Die zwölf *Spektro-Chrom*-Farben stehen in genau definierten Beziehungen zueinander. Das gilt für ihre Wellenlängen, aber auch für ihre *physiologischen Wirkungen* auf den Organismus. Hieraus geht Wichtiges hervor: „Theorie" und „Praxis" sind in *Spektro-Chrom* eins! Sie sind keine gesonderten Bereiche oder gar Gegensätze. Wenn Sie sich also mit dem *Spektro-Chrom*-Farbsystem vertraut machen, lernen Sie unmittelbar für die Praxis. Und Sie können es mit Freude tun, denn das *Spektro-Chrom*-System ist auch für sich genommen ein Genuss. Es ist von ungewöhnlicher Eleganz und Symmetrie – zu sehen an seinem Herzstück, dem *Spektro-Chrom*-Farbkreis.

Betrachten Sie den *Spektro-Chrom*-Farbkreis. Er gleicht dem Zifferblatt einer Uhr – mit zwölf Farben anstelle der Ziffern. Ein vertrauter Anblick, der Ihnen die Orientierung leicht macht! Der Farbkreis besteht aus zwei **Farbengruppen**:

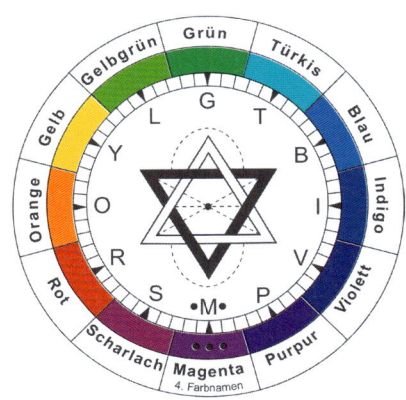

Der Spektro-Chrom-Farbkreis

Die neun **Spektralfarben**: Von 8 Uhr über 12 Uhr bis 4 Uhr. Diese Farben sind allesamt im Regenbogen zu finden, und sie entsprechen exakt dem *großen Farbstrahl*. Ihre Wellenlängen werden von links nach rechts stetig kürzer: *Rot* (bei 8 Uhr) ist die langwelligste und „wärmste" Farbe, *Violett* (bei 4 Uhr) ist die kurzwelligste und „kälteste" Farbe. Genau in der Mitte dazwischen befindet sich *Grün* (bei 12 Uhr). Es wird daher als „neutrale" Farbe bezeichnet.

Die drei **zirkulatorischen Farben**: Von 5 Uhr über 6 Uhr bis 7 Uhr. Diese Farben sind „Extraspektralfarben", nämlich *Mischungen aus Rot und Violett*, und sie entsprechen exakt dem *kleinen Farbstrahl*. Sie wirken intensiv auf das Herz-Kreislauf-System und alle stark durchbluteten Organe – daher ihr Name „zirkulatorisch". Außerdem haben sie ausgeprägte seelisch-emotionale Wirkungen, denn die Emotionen sind stark verknüpft mit dem Herz-Kreislauf-System. Und auch in dieser Farbgruppe liegt eine „neutrale" Farbe im Zentrum: *Magenta*.

Zwei Farben wurden besonders hervorgehoben: *Grün* und *Magenta*. Ihre therapeutische Bedeutung ist ebenfalls eine besondere. Deshalb hat dieses Farben-Paar einen Namen erhalten:

Die Achse der Gesundheit

Die „Achse der Gesundheit" verläuft genau senkrecht im Farbkreis. Sie verbindet die beiden neutralen Farben von *Spektro-Chrom*, **Grün** und **Magenta**. Diese Farben werden „neutral" genannt, weil sie *ausgleichend* wirken. Und „ausgleichend" bedeutet: weder anregend noch dämpfend. Der Unterschied zwischen den beiden neutralen Farben liegt in ihrem Wirkungsbereich: Grün sorgt für *körperlichen* Ausgleich, während Magenta *emotional* ausgleichend wirkt.

Tipp: Setzen Sie zunächst **Grün** und **Magenta** ca. 1 bis 2 Wochen lang im Wechsel ein. So schaffen Sie die ideale Grundlage für spätere, gezielte Behandlungen! Und noch etwas: Die grüne Brille eignet sich am besten für den Tag, die magentafarbene für den Abend.

Sie haben nun das zentrale Farben-Paar von *Spektro-Chrom* kennengelernt. Ein weiteres wichtiges Farben-Paar sind die „Alterans-Farben", *Gelbgrün* und *Türkis*. Sie liegen zur Linken und zur Rechten von *Grün*, mit dem sie eng verwandt sind.

Die Alterans-Farben

Das Wort „Alterans" kommt von lateinisch *alterare*, „anders machen" oder „ändern". Es beschreibt die Wirkung der *Spektro-Chrom*-Farben **Gelbgrün** und **Türkis**. Was „ändern" diese Farben? Sie ändern die **Richtung** des Körpergeschehens, wenn dieses aus dem Gleichgewicht geraten ist. Sie lenken das Körpergeschehen zurück zur harmonischen Mitte, also zur gemeinsamen Nachbarfarbe *Grün*. Dabei ist entscheidend, welche Art von Ungleichgewicht vorliegt: Handelt es sich um eine *akute* oder eine *chronische* Störung? Anders formuliert: Ist die Störung gerade erst neu aufgetreten (akut), oder besteht sie schon länger (chronisch)? Bei akuten Störungen verwenden Sie die Farbe *Türkis*. Bei chronischen Erkrankungen ist *Gelbgrün* die wichtigste Farbe. Beide Alterans-Farben eignen sich wegen ihrer sanften Wirkung hervorragend für *Spektro-Chrom*-Anfänger!

Betrachten Sie jetzt noch einmal die „Achse der Gesundheit", also das Farben-Paar *Grün* und *Magenta*. Diese beiden Farben besitzen Wirkungen, die einander *ergänzen*. Dinshah verglich dieses Farbenpaar mit den beiden Polen eines Magneten, die nur *gemeinsam* existieren können, da sie sich auf verschiedenen Ebenen ergänzen. Anders die beiden Alterans-Farben *Gelbgrün* und *Türkis*: Hier wirken die Farben in *gegensätzliche* Richtungen. Und es gibt noch vier weitere Farben-Paare dieser Art! Alle fünf Paare haben einen gemeinsamen Namen:

Die Gegenfarben

Zwei Farben, deren Wirkungen genau gegensätzlich sind, heißen im *Spektro-Chrom*-System *Gegenfarben*. Sie dürfen nicht mit den „Komplementärfarben" aus der Physik verwechselt werden! Wie finden Sie diese Farben-Paare im *Spektro-Chrom*-Farbkreis? Genau im Zentrum: Dort verbinden die *gepunkteten Linien* jeweils zwei Gegenfarben.

Tipp: Wenn Sie eine bestimmte Farbe über einen längeren Zeitraum einsetzen, sollten Sie ein- bis zweimal pro Woche auch die zugehörige Gegenfarbe verwenden. So sorgen Sie dafür, dass Ihr Organismus seine Reaktionsfähigkeit behält. Übrigens: Aus diesem Grund werden Zweier-Sets mit Brillen in Gegenfarben angeboten!

Die Farben-Paare im Überblick:

Grün – Magenta:
Die neutralen
Farben

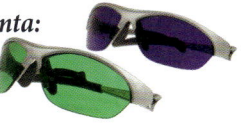

Orange – Indigo:
Gegenfarben

Gelbgrün – Türkis:
Alterans-
Gegenfarben

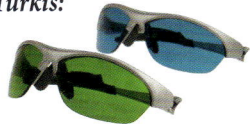

Gelb – Violett:
Gegenfarben

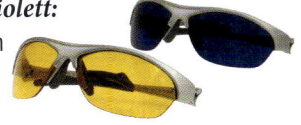

Rot – Blau:
Gegenfarben

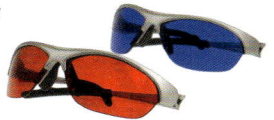

Scharlach – Purpur:
Zirkulatorische
Gegenfarben

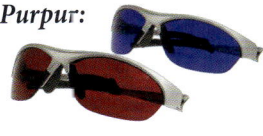

Die Nachbarfarben-Regel

Dinshah, der Schöpfer von *Spektro-Chrom*, hat häufig auf Bedeutung dieser Regel hingewiesen. Sie lautet: *Jede Farbe besitzt einen Teil der Wirkungen, die ihre direkten Nachbarn besitzen*. Oder anhand eines Beispiels: Wenn Sie *Orange* anwenden, erfahren Sie auch einen Teil der Wirkungen von *Rot* und von *Gelb*. Die Nachbarfarben-Regel gilt für den gesamten *Spektro-Chrom*-Farbkreis! Das heißt: Sie gilt auch für die Übergänge zwischen Spektralfarben und zirkulatorischen Farben, zum Beispiel für *Rot* und *Scharlach*.

Der *Spektro-Chrom*-Farbkreis ist ein **Kompass für Farb-Wirkungen**. Er informiert über die Art und Intensität der einzelnen Wirkungen. Er zeigt an, in welche Wirkungs-Richtungen Sie gehen können. Und er beschreibt das Resonanz-Verhältnis, in dem bestimmte Farben zueinander stehen.

Die Spektralfarben

Die Spektralfarben wirken jeweils auf bestimmte Organe, zum Beispiel auf Leber, Lunge, Gehirn, Milz. Einige Spektralfarben wirken anregend auf die Organtätigkeit; andere dagegen wirken beruhigend. Die mittlere Spektralfarbe, *Grün*, wirkt weder anregend noch beruhigend, sondern ausgleichend. Denn sie steht zwischen zwei Extremen: *Rot* als anregendste Spektralfarbe, *Violett* als beruhigendste Spektralfarbe. Grün repräsentiert also den Mittelpunkt zwischen *anregender* Seite und *beruhigender* Seite. Beide Seiten tragen Namen, die auf *Grün* bezogen sind:

Anregende Seite, links: **Infragrün-Farben**. Diese Farben unterstützen bei allen „äußeren" Aktivitäten. Sie regen den Stoffwechsel an, erhöhen die Energieproduktion und verstärken die motorischen und sensorischen Funktionen. In der Farblichttherapie werden sie vor allem bei *chronischen* körperlichen Erkrankungen eingesetzt.

Beruhigende Seite, rechts: **Ultragrün-Farben**. Diese Farben haben den gegenteiligen Effekt: Sie regen alle Systeme an, die im Dienst von Regeneration und Reparatur stehen. Sie dämpfen den Stoffwechsel und die Energieproduktion, und sie verringern motorische und sensorische Funktionen. In der Farblichttherapie kommen sie vor allem bei *akuten* körperlichen Erkrankungen zum Einsatz. Für beide Seiten gilt: Je weiter eine Farbe von *Grün* entfernt liegt, desto stärker wirkt sie in „ihre" Richtung.

Hierfür gibt es einen idealen ein Vergleich: Stellen Sie sich ein Klimagerät vor. Ein Klimagerät kann *anheizen* oder *abkühlen*. Stellen Sie sich weiter vor: Das Gerät besitzt einen Drehregler mit neun Stufen. Die mittlere Stufe „Null" bedeutet „neutral", die vier Stufen links davon „immer wärmer", die vier Stufen rechts davon „immer kälter". Genau so können Sie die Spektralfarben einsetzen: Die *Infragrün-Farben* sind Ihre vier „Heizstufen", die *Ultragrün-Farben* bieten Ihnen vier Stufen zur Abkühlung. Was haben Temperaturen mit unserer Gesundheit zu tun? Dafür gibt es eine plausible Antwort:

Akute Erkrankungen gehen häufig mit Fieber einher. Sie verlangen daher nach Abkühlung, also nach den Ultragrün-Farben. *Türkis* ist die mildeste Ultragrün-Farbe; sie enthält das kühlende Blau und das keimwidrige Grün zu gleichen Teilen. Daher ist Türkis die Farbe der Wahl bei akuten Problemen, die häufig durch Krankheitserreger verursacht sind. Je schneller man handelt, wenn sich eine akute Erkrankung ankündigt, umso leichter ist es, diese abzuwenden. Und der Einsatz von *Türkis* spart Zeit, denn so müssen Grün und Blau nicht nacheinander angewendet werden.

Chronische Erkrankungen kann man sich als „ausgebrannte" akute Erkrankungen vorstellen, in deren Verlauf dem Organismus die Energie ausgegangen ist, um den Heilungsvorgang zu vollenden. Mit anderen Worten: Ein ursprünglich akutes Problem wurde nicht gelöst, sondern nur „auf Eis gelegt". Es kann deshalb immer wieder aufflammen. Werden in einer solchen Phase die Symptome unterdrückt, so meldet sich das Problem eben später wieder – nämlich dann, wenn der Organismus eine Gelegenheit sieht, die Angelegenheit zu bereinigen. Das ist besonders an Wochenenden oder im Urlaub der Fall: Erkrankungen, die zu diesen Zeitpunkten auftreten, sind ein sicheres Anzeichen dafür, dass ein chronisches Problem im Organismus schlummert.

Bei chronischen Krankheiten ist die Alterans-Farbe *Gelbgrün (Lemon)* die wichtigste Säule der Farblichttherapie. Die Farbe also, die am schwächsten wärmend ist! Es gibt eine einprägsame Analogie, die erklärt, warum „nur" die am schwächsten wärmende Farbe zum Einsatz kommen sollte: Wenn man ein Steak braten will, das eingefroren war, lässt man es zunächst langsam auftauen. Das heißt: Man führt ihm zunächst *wenig* Wärme zu. Würde man es dagegen sofort in die Hitze der Pfanne geben, wäre es außen verbrannt, bevor es innen gar ist. Dieser Logik folgt auch die Farb-Empfehlung *Gelbgrün* für chronische Störungen: Man gibt der Störung eine neue Richtung (Grün) und *wenig* Energie (Gelb), um sich genügend langsam in diese Richtung zu bewegen.

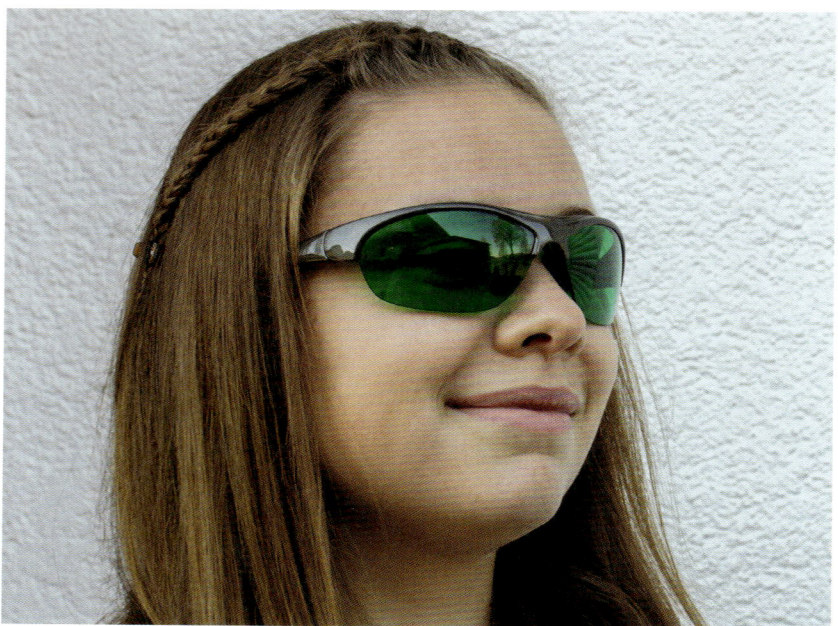

Zusammenfassung

Die Spektro-Chrom-Methode nach Dinshah existiert seit über 100 Jahren und verwendet prachtvolle Farben, um die Gesundheit zu erhalten und wiederherzustellen. Farben sind ein Lebenselixir, ein großzügiges Geschenk von Mutter Natur: Jeder kennt den ergreifenden Augenblick, wenn das Abendrot bei Sonnenuntergang den Himmel dominiert. Wir spüren die erfrischende Wirkung, die sich beim Betrachten eines leuchtend gelben Rapsfeldes einstellt. Oder die innere Ausgeglichenheit, die das Grün der Bäume bei einem Waldspaziergang hervorruft. Die tiefe Ruhe, die der dunkelblaue Nachthimmel vermittelt, aber auch das belebende Himmelblau eines Sommertages - unzählige Stimmungen werden uns über Farben vermittelt. Stimmungen, die in ganzheitlicher Weise auch auf das innere Milieu und das Vegetativum übergreifen. Jede Farbe des Regenbogens löst in unserem Organismus ganz gezielt bestimmte Reaktionen hervor - sanft und doch so kraftvoll. Stellen Sie sich vor, Sie hätten die Möglichkeit, diese Effekte gezielt zum Einsatz zu bringen!

Sie könnten dem nagenden Stress entgegenwirken, aber auch sanfte Anregung hervorrufen. Sie wären in der Lage, mit jedem Ihrer Organe in Kommunikation zu treten - auf ganz natürliche Weise und ohne jede Chemie. Sie könnten Ihre Körperfunktionen auf effektive Art unterstützen und sich so das Leben leichter und gesünder gestalten. Das alles ist mit Spektro-Chrom-Farbbrillen möglich: Ein Dutzend genau definierter, kraftvoller Farben stehen zur Auswahl, um dem Organismus in jeder Lage die optimalen Impulse in Richtung Gesundheit und Lebensfreude zu geben. Die Methode selbst ist leicht zu erlernen, Sie können sofort damit anfangen. Alles, was Sie benötigen, ist gutes Licht, die Farbbrillen und einige Grundlagen zur prinzipiellen Wirkung der Spektro-Chrom-Farben. Am schnellsten eignen Sie sich das Basiswissen durch die Lektüre des jetzt erschienenen Spektro-Chrom-Farbbrillen-Handbuchs an: Hier nimmt Sie ein erfahrener Spektro-Chrom-Therapeut gewissermaßen an die Hand und weiht Sie in die Geheimnisse und Möglichkeiten von Spektro-Chrom ein.

Text: Alexander Wunsch

Bezugsquelle für die Farbbrillen:
www.natuerlich-quintessence.de

Die Farbpunktur nach Peter Mandel

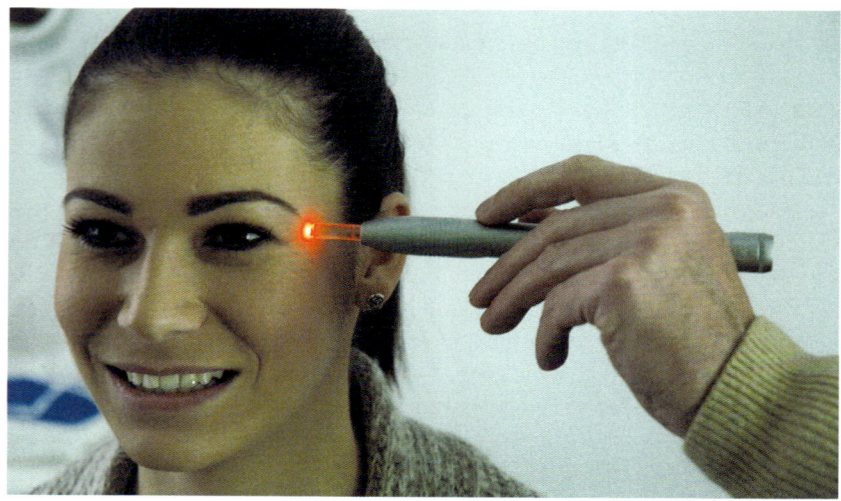

Seit über 40 Jahren hat sich in der Naturheilkunde die Farbpunktur etabliert. Wie die Bezeichnung vermuten lässt, ist die Anwendung eine Kombination aus Farblichtbehandlung auf Akupunkturpunkten. Der Charme der Behandlung liegt hierin, dass die Punkte nicht mit Nadeln gestochen, sondern mit Farblicht für rund 30 Sekunden pro Punkt geflutet werden. Für den medizinischen Laien ist diese Therapie eher weniger geeignet. Es sei denn, man kennt sich gut mit Akupunkturpunkten aus.

Für Ärzte und Heilpraktiker die jedoch ohnehin schon diese bewährte Methode einsetzen, ist die Farbpunktur eine große Bereicherung in der Naturheilpraxis. Gerade Kinder und sensible Personen lassen sich nicht gerne mit einer Nadel stechen – und wenn sie noch so dünn ist.

Das Gerät für die Anwendung ist klein und handlich. Es gleicht einem großen Kugelschreiber ohne Miene. Vorne ist ein kleines Lämpchen. Darauf kann man dann die Glasstifte mit den jeweiligen Regenbogenfarben aufstecken. Für Behandlungen, die eher auf der seelischen Ebene wirken sollen, gibt es zusätzlich die sogenannten Seele-Geistfarben (Purpur, Lichtgrün, Türkis und Rose).

Die Farbpunktur gehört in den Bereich der Regulationsmedizin. Es geht primär darum, auf der energetischen und informativen Ebene Disharmonien auszugleichen. Man kann diese Methode wie andere Lichtbehandlungen auch präventiv einsetzen und im Prinzip jede Erkrankung damit behandeln. Für interessierte Therapeuten gibt es sowohl Seminare als auch Lehrbücher. Peter Mandel, geboren 1941, ist Heilpraktiker und Begründer der Farbpunktur/Esogetischen Medizin. Im Jahr 1977 begann er in seiner Praxis mit Licht und Farben zu arbeiten. In einem seiner Bücher schreibt er: *„Damals war es noch üblich den Körper großflächig zu bestrahlen. Diese Art der Behandlung mit Licht war sehr zeitintensiv und langwierig. Oft war die Geduld der Patienten überstrapaziert. Während ich noch darüber nachdachte, warum die Therapieerfolge bei dieser Art von Behandlung so lange auf sich warten ließen, wurde mir plötzlich klar: meine Praxiserfahrung und die Erkenntnisse, die ich aufgrund meiner Sammlerleidenschaft über Licht und Farbe gewonnen hatte, ließen sich miteinander kombinieren! Das war die Geburtsstunde der Farbpunktur.*

Ich konzentrierte mich mit schier unerschöpflichem Enthusiasmus und meiner ganzen Kraft auf diese Arbeit, vor allem auf die chinesische Philosophie und Akupunkturlehre. Ich wollte herausfinden ob es einen Zusammenhang zwischen dem Energienetz der chinesischen Meridiane und Licht beziehungsweise Farben gibt. Denn einerseits war für das menschliche Verständnis das Licht Inbegriff der sichtbaren Energie und andererseits sprach man in der chinesischen Akupunktur von Energiebahnen und Energiepunkten. Intuitiv wusste ich, dass Licht, so wie es die Wissenschaft beschreibt, ein adäquates Medium zu diesen unsichtbaren Energien sein musste.“

Gesundheit ist die Fähigkeit zur Selbstregulierung

Unser Körper muss ständig auf äußere Reize reagieren. Ist es sehr heiß oder wir treiben Sport, muss durch Schwitzen die Temperatur heruntergeregelt werden. Ist es draußen sehr kalt, ziehen sich die Poren der Haut zusammen, um den Wärmeverlust über die Haut zu begrenzen. Fällt viel Licht in unser Auge, werden die Pupillen kleiner. Nehmen wir giftige oder verdorbene Lebensmittel auf, reagieren wir im besten Fall mit Erbrechen. Dringen Viren oder Bakterien in den Körper, wird unser Immunsystem aktiv. Eventuell bekommen wir sogar Fieber. Das ist gut so, denn durch die erhöhte Körpertemperatur sterben die

Erreger ab. Haben wir Stress, dann schütten unsere Nebennieren Adrenalin aus. Dadurch haben wir mehr Energie, um entweder zu kämpfen oder zu flüchten.

Sind wir gesund, kann unser Körper gut und angemessen auf äußere Reize reagieren. Oder wie Peter Mandel es ausdrückt: *„Gesundheit ist nichts anderes als die Fähigkeit zur Selbstregulierung. Das Biophotonenfeld besitzt im gesunden Zustand durch seine hohe Kohärenz die Fähigkeit, auf alle Störungen und Reize zu reagieren und sie auszugleichen. Dabei bewegt es sich ständig zwischen zwei Zuständen, die dem chinesischen Yin und Yang entsprechen, hin und her. Im Zustand des Ungleichgewichts, das heißt bei einer gesundheitlichen Störung, hat das Biophotonenfeld seine Flexibilität eingebüßt und ist entweder zur einen oder anderen Richtung hin festgefahren. Um nun die Selbstregulierungsfähigkeit, die mit der Abwehrfähigkeit des Organismus gleichzusetzen ist, wieder anzuregen, muss eine Art ausgleichende Energie und Information in den Körper eingeschleust werden. Bei der Farbpunktur geschieht dies über die Haut. Die Haut ist nicht nur Schutz und Umhüllung, sie ist auch Antenne und Umwandler für alle Arten von Schwingungen, die uns umgeben. Insbesondere trifft dies auf eine Reihe von Hautbereichen und Punkten zu, die sich im Vergleich zur übrigen Haut durch erhöhte Antennenfähigkeit auszeichnen. Zu ihnen gehören unter anderem die Akupunkturpunkte".*

„Die Haut als Antenne…den Körper mit ausgleichender Energie und Information heilen…" das klingt zunächst etwas abgehoben. Doch die meisten Naturheilkundler werden das nachvollziehen können. Auch in der Homöopathie wird nur durch die richtige Information geheilt. Substanziell ist ab einer Potenz von D24 kein einziges Molekül der ursprünglichen Substanz erhalten. Und doch wirkt sie – vorausgesetzt der Therapeut findet das passende Mittel.

Um mit Farbpunktur erfolgreich arbeiten zu können, muss man das Prinzip der Selbstregulation verstanden haben. Es kann sein, dass der eine Akupunkturpunkt mal mit Blau und ein anderes Mal mit Orange bestrahlt wird. Je nachdem ob man einen Prozess dämpfen oder anregen möchte. Natürlich kann man, wie mit anderen Lichttherapien auch, im akuten Fall oft erstaunlich schnelle Erfolge erzielen. Die große Kunst besteht jedoch darin, ein energetisches Ungleichgewicht vorher zu erkennen und den Körper in seiner Regulationsfähigkeit zu unterstützen. Peter Mandel nutzt dazu die Energetische-Terminalpunkt-Diagnose

ETD, besser bekannt als Kirlianfotografie. Dazu legt der Patient die Hände und die Füße auf eine Platte, die einem großen Scanner gleicht. Es wird ein Foto gemacht, auf welchem man die energetische Abstrahlung der Fingerkuppen und Fußzeichen sehen kann.

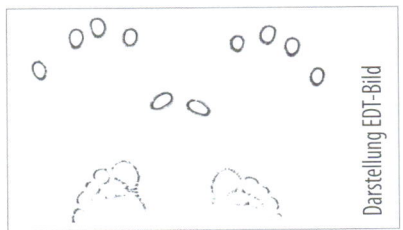

Darstellung EDT-Bild

Ein geschulter Therapeut kann aus so einem Bild viel sehen und hinterher passende Behandlungen durchführen. Selbstverständlich kann man auch andere Diagnoseverfahren nutzen oder aber dem Patienten einfach nur gut zuhören.

Auf einem EDT-Bild kann man hormonelle, toxische oder degenerative Belastungen bzw. Energiemangelzustände erkennen, lange bevor diese sich als Krankheit manifestiert haben. Gerade bei seelischen Traumata ist es oft so, dass das traumatische Ereignis oft viele Jahre zurückliegt und noch kaum körperliche Beschwerden vorliegen. Man kann das Trauma natürlich nicht ungeschehen machen, doch man kann dem Körper helfen, besser damit umzugehen.

Peter Mandel hat zahlreiche Therapiesysteme und Punktkombinationen gefunden, die zur Linderung von Beschwerden hilfreich sind. Therapeuten, die sich mit Ohr- oder Schädelakupunktur auskennen, können auch hier ihr Wissen einsetzen.

Text: Gregor Wilz

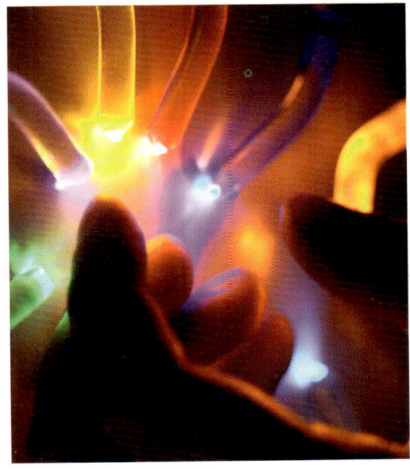

Wenn Sie mehr über die Farbpunktur/ Esogetische Medizin erfahren wollen oder diese lernen möchten, dann wenden Sie sich an folgende Adresse:

Internationales Mandel Institut
Esogetics GmbH
Hildastr. 8, 76646 Bruchsal, Tel. 07251 / 800121
www.mandel-institut.com
www.esogetics.com

wIRA-Strahler

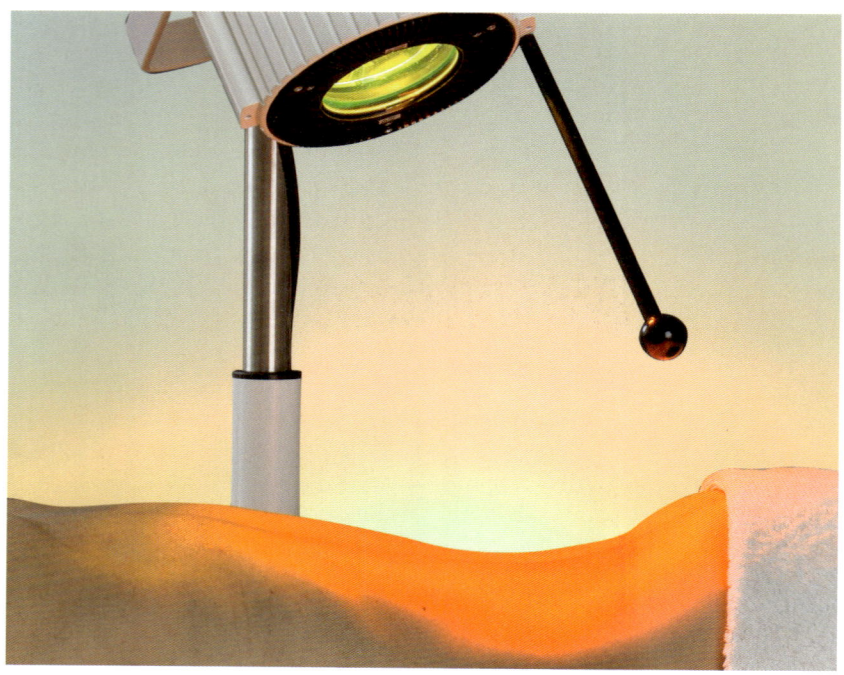

Der Begriff wIRA steht für wassergefiltertes Infrarot A. Es handelt sich dabei um Geräte, die gerade unter Hautärzten recht bekannt sind. In Deutschland nutzen rund 28 Prozent der niedergelassenen Dermatologen wIRA-Strahler in ihrer Praxis. Technisch wird dieses Licht durch eine 3000-Kelvin-Halogenlampe erzeugt.

Eine Halogenlampe ist vom Lichtspektrum dem Sonnenlicht sehr ähnlich. Halogenlampen geben u. a. Infrarotlicht ab, welches einen stark heilenden Effekt hat. Das Infrarotspektrum wird in drei Bereiche unterteilt: kurzwelliges Infrarot A (780 – 1400 Nanometer), mittelwelliges Infrarot B (1400 – 3000 Nanometer) und langwelliges Infrarot C (3000 Nanometer – 1 Millimeter) Infrarot A ist jene Wärmestrahlung, die einen starken therapeutischen Effekt hat und dabei äußerst hautschonend ist.

Infrarot A stimuliert die ATP-Synthese. ATP wird in den Mitochondrien produziert und ist unsere „Energiewährung". Infrarot A hat noch viele weitere Wirkungen wie die Verstärkung der elektrischen Ladung an der Mitochondrien Membran, Anstieg der RNA- und DNA-Synthese und die Stimulierung von Regenerationsprozessen.

Die ersten wIRA-Strahler wurden 1991 aufgrund der Initiative von Dr. med. Erwin Braun gebaut. Im Prinzip hat man auch hier die Natur kopiert. In der Erdatmosphäre wird durch Wasserdampf Infrarot B und C weitgehendst gefiltert. An einem sonnigen Tag tanken wir überwiegend Infrarot A. Im Gerät wird der mittel- und langwellige Infrarotanteil durch eine Küvette gefiltert, die Wasser enthält.

Der therapeutische Effekt ist durch drei Hauptwirkungen zu erklären:

1. Steigerung der Temperatur sowohl auf der Haut als auch im Gewebe

2. Verbesserte Gewebedurchblutung

3. Steigerung des Sauerstoffpartialdrucks

Zahlreiche Stoffwechselvorgänge im Körper hängen von einer guten Versorgung mit Sauerstoff ab. Egal ob es um Wundheilung, antibakterielle ROS-Bildung, Regenerations- und Heilungsprozesse geht – Sauerstoff ist für uns essentiell, lebensnotwendig.

Die therapeutische Indikationsliste für wIRA-Strahler ist recht lang. Sie reicht von Hautproblemen über Wundheilung bis hin zu Schmerzen und neurologischen Störungen. Auch in der Onkologie werden wIRA-Geräte zur Hyperthermie eingesetzt. wIRA-Strahler sind gut erforscht. Es gibt etliche randomisierte, kontrollierte und doppeltblinde Studien dazu.
Text: Gregor Wilz

Biologische Laser
Schwaches Licht - Starke Wirkung

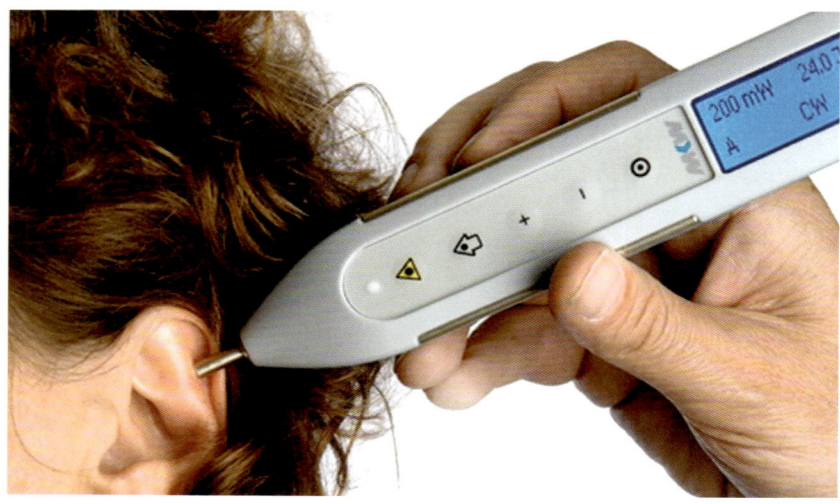

Biologische Laser werden seit vielen Jahren zur Heilung eingesetzt. Meist werden Akupunkturpunkte damit behandelt. Normalerweise verbinden wir mit medizinischen Lasern chirurgische, die heute zur Alltagspraxis vieler Fachärzte gehören. Mit starkem, gebündeltem Licht kann man präziser schneiden als mit einem Skalpell. Es ist heiß und soll gezielt Gewebe zerstören. Wir begegnen diesen ultrafeinen chirurgischen Lasern zum Beispiel beim Augenarzt zur Korrektur von Fehlsichtigkeit oder beim Hautarzt bei der Entfernung von Muttermalen, Pigmentstörungen oder der Hautstraffung. Mit heißen Lasern wird Gewebe geschnitten (Augenlinsen-Chirurgie), verdampft (Hautstraffung im Fachjargon: Scin-Resurfacing), dehydriert und koaguliert (bei Gefäßverschlüssen) oder erwärmt (zur Erhöhung der Durchlässigkeit von Gefäßen).

Biologische Laser wirken genau entgegen gesetzt. Ihr Licht ist kalt und kann weder zerstören noch erwärmen. Dafür können sie verletztes Gewebe heilen, die körperliche Regeneration auf allen Ebenen stärken und Akupunkturpunkte stimulieren. Wie ist das möglich?

Der biologische Laser hat viele Namen …	… und die Methode ist bekannt als:
Therapielaser	Low-Level-Lasertherapie (LLLT)
Kalter Laser	Photobiomodulation (PBM)
Low-Level-Laser	Photobiologische Therapie (PBT)
(Soft-Laser)	Photo-Laser-Therapie (PLT)
(Bio-Laser)	
Akupunkturlaser	

Eine Zufallsentdeckung

Anfang der 1960er Jahren experimentierte der bulgarische Arzt Adam Mester mit Zellkulturen, die er Laserstrahlung aussetzte. Er wollte wissen, ab welcher Intensität Zellschäden auftreten, also ob auch schwaches Laserlicht potentiell gefährlich sein kann und welche Rolle die Wellenlänge des Lichts dabei spielt. Mit der Erfindung der Laserstrahlen 1960 hatte eine rege Forschung bezüglich ihres potentiellen Einsatzes in der Medizin begonnen und Mester interessierten die Gefahren für den Menschen, die damit verbunden sein könnten. Umso mehr überraschten ihn die Ergebnisse seiner Versuche: Sehr schwaches Laserlicht spezieller Wellenlängen zerstörte die Zellen nicht, sondern stärkt sie. Der Zellstoffwechsel wird angekurbelt und alle Regenerationsprozesse beschleunigen sich.

Bald darauf begann er vorsichtige Versuche bei Menschen, die an akuten und chronischen Wunden litten. Hier müsste der positive Einfluss kalter Laserstrahlen sichtbar sein, hätte seine Zufallsentdeckung wirklich Bedeutung. Und tatsächlich: Bei vielen seiner Patienten heilten Wunden schneller ab und schwierige Wundheilungsverläufe entwickelten sich endlich positiv. Die Wundbehandlung war dann auch das erste Einsatzgebiet biologischer Laser. Auch wenn man nicht wusste, wie ihre Wirkung zu erklären ist, folgten schnell eine Vielzahl an Untersuchungen zur Wundheilungsförderung, die Mesters Entdeckung bestätigten.

Fast 50 Jahre später – wird der biologische Laser noch immer am häufigsten mit der Wundheilung in Verbindung gebracht, auch wenn sein Einsatzspektrum seit Beginn des 20. Jahrhunderts fast unübersehbar geworden ist. Die

Abheilung schwerer Wunden kann immer von neuem spektakulär sein. Dazu ein Beispiel: Zwischen 2008 und 2010 wurde im Wundkompetenzzentrum der LMU München (Schwabinger Krankenhaus) eine Studie zur Heilungsförderung chronischer Wunden mit Hilfe eines biologischen Lasers durchgeführt. Das Zentrum ist für viele Patienten, die an schwer oder nicht heilenden Wunden leiden, eine letzte Adresse. Bei chronischen diabetischen Fußulcera etwa droht als letzter Ausweg eine Amputation und die Patienten stehen unter enormem Stress. Auch wenn die klassische Wundversorgung nach den etablierten Leitlinien heute vor allem in den Großstädten hervorragend ist und vielen Patienten geholfen werden kann, gibt es immer noch zu viele, bei denen scheinbar nichts anschlägt. Dann kann der biologische Laser das Zünglein an der Waage sein.

Bei der Schwabinger Studie wurden 60 Patienten untersucht, bei denen die etablierten Methoden nichts bewirkten und die teilweise seit Jahren unter offenen Wunden litten. Sie kommt zu dem Ergebnis, dass der biologische Laser in auffallend vielen Fällen den Weg in die Chirurgie noch abwenden konnte.

Der biologische Laser in der Medizin von heute

Heute, ein halbes Jahrhundert nach Mesters Entdeckung, hat der kalte Laser fast alle medizinischen Fachgebiete erobert. Wir wissen, dass er nicht nur die Regeneration von Gewebe fördert, sondern auch Schmerzen lindern, Entzündungen eindämmen und Ödeme abbauen kann. Und das ohne Nebenwirkungen und eine Belastung des Organismus durch Medikamente. Das hat ihm in den letzten Jahrzehnten zwar einen festen Platz im Therapiespektrum alternativmedizinischer Therapeuten eingebracht, aber immer noch nicht die wirklich große Öffentlichkeit, die man bei einer derart wirkungsvollen Methode erwarten würde. Wie häufig, wenn es etablierte Medikamente gibt, die wirken, ist eine biologische Alternative eben „nur" alternativ und gilt zudem gerne als schwach, da sie mit keinerlei Nebenwirkungen – als Merkmal von Effektivität und seriösem Forschungshintergrund – aufwarten kann.

Wirklich aufmerksam geworden ist man erst seit wenigen Jahren. Denn seit Kurzem wird der biologische Laser auch bei Krankheiten eingesetzt, bei denen keine wirklich effektiven schulmedizinischen Therapien bekannt oder aber enorm teuer sind. Zu diesen Krankheiten gehören die altersbedingte Makulade-

Einsatzgebeite der Lasertherapie (Beispiele)

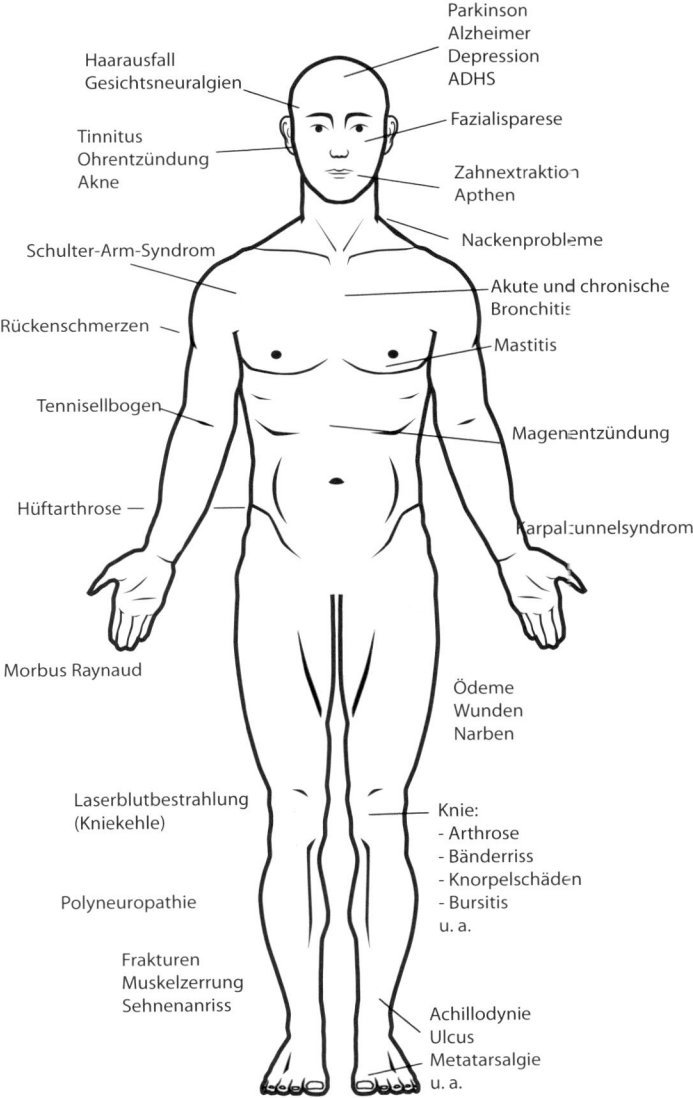

Haarausfall
Gesichtsneuralgien

Tinnitus
Ohrentzündung
Akne

Schulter-Arm-Syndrom

Rückenschmerzen

Tennisellbogen

Hüftarthrose

Morbus Raynaud

Laserblutbestrahlung
(Kniekehle)

Polyneuropathie

Frakturen
Muskelzerrung
Sehnenanriss

Parkinson
Alzheimer
Depression
ADHS

Fazialisparese

Zahnextraktion
Apthen

Nackenprobleme

Akute und chronische
Bronchitis

Mastitis

Magenentzündung

Karpaltunnelsyndrom

Ödeme
Wunden
Narben

Knie:
- Arthrose
- Bänderriss
- Knorpelschäden
- Bursitis
u. a.

Achillodynie
Ulcus
Metatarsalgie
u. a.

generation (AMD) und neurologische Erkrankungen wie etwa Alzheimer und Parkinson, bei denen der Untergang und abnehmende Kontakt zwischen Nervenzellen eine große Rolle spielen. Der kalte Laser kann diese Degeneration verzögern und sogar verlorengegangene Zellnetzwerke wieder aufbauen. Das ist sensationell, denn von diesen Krankheiten sind viele Menschen betroffen ohne Hoffnung auf Besserung – die Forschung läuft hier momentan auf Hochtouren und auch die Fachpresse hat den kalten Laser entdeckt.

Ein universaler Mechanismus

Wie kann es sein, dass Licht so umfassend Heilungsprozesse fördern und bei so vielen Krankheiten segenbringend eingesetzt werden kann? Das natürliche Tageslicht ist für uns lebensnotwendig und selbst die als gefährlich geltende UV-Strahlung ist für das Immunsystem bis zu gewissen Dosen essentiell. Aber die Effekte des kalten Lasers übertreffen bei Krankheiten bei weitem diejenigen des natürlichen Lichts. Wenn wir zudem wissen, dass bereits eine Lichtenergie von 3 Joule infraroten niederenergetischen Laserlichts zur Aktivierung von blockierten Wundheilungsverläufen ausreicht, wird es noch rätselhafter. Denn diese Dosis entspricht lediglich ungefähr der Intensität infraroten Lichts, die wir in einer Minute an einem nicht allzu sonnigen Tag über eine Hautfläche in der Größe eines 2-Euro-Stücks aufnehmen. Mit einem kurzen Sonnenbad von einer Minute, das wir als anregend erleben, setzen wir uns einer Lichtdosis von etwa 1000 Joule aus!

Verglichen mit anderen bekannten Lichttherapien – zum Beispiel der UV-Therapie zur Behandlung von Neurodermitis etc., der Blaulichttherapie zur Behandlung der Gelbsucht bei Neugeborenen, der Tageslichttherapie zur Vorbeugung von Schlafstörungen und Depression oder der wärmenden Infrarot-Licht-Therapie – ist die Low-Level-Lasertherapie die sanfteste von allen. Sie arbeitet mit nur einem Bruchteil der bei diesen Therapien eingesetzten Lichtdosen.

Des Rätsels Lösung muss in die folgende Richtung führen: Ultraleichte Lichtreize können nur dann zu tiefgreifenden Effekten führen, wenn sie im Körper einen elementar ausschlaggebenden Schlüsselmechanismus verstärken. Wie diese Verstärkung funktioniert, ist heute intensiv erforscht – wenn auch bei weitem noch nicht abschließend.

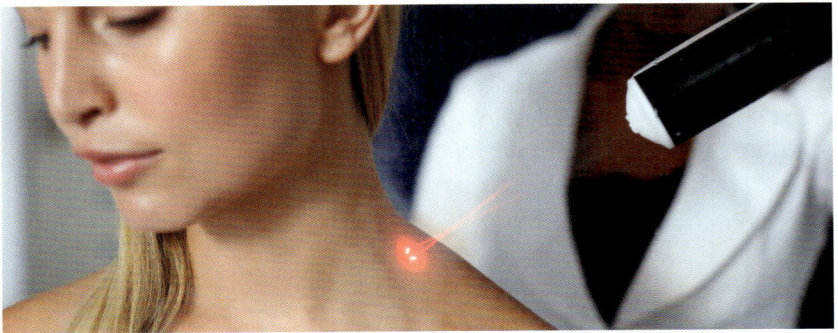

Mitochondrien können Photosynthese betreiben

Die Mitochondrien als die Energiekraftwerke unserer Zellen halten unseren Zellstoffwechsel aufrecht. Sie bauen über die Atmungskette das Molekül ATP (Adenosintriphosphat) auf, die universelle Energiewährung unserer Zellen. Die Energie, die sie in dieser Form speichern, stammt aus dem Abbau (Oxidation) von Fettsäuren und Zuckern – unserer Nahrung also.

Was Adam Mester vor über einem halben Jahrhundert zufällig entdeckt hatte, war etwas vollkommen Unerwartetes: Mitochondrien können nämlich nicht nur das indirekt in unserer Nahrung als Energie gespeicherte Licht verwerten, sondern auch – ähnlich den Pflanzen – direkt Photosynthese betreiben. Denn die Enzymkomplexe der mitochondrialen Atmungskette sind auch Antennen, die Licht definierter Qualität absorbieren können. Diese Antennen befinden sich in der inneren Membran der Mitochondrien und sind Sammelkomplexe aus lichtabsorbierenden Farbstoffen, den Chromophoren (=Farbträgern). Sie können wie Pflanzen Licht in chemische Energie umwandeln. Werden sie mit dem richtigen Licht „gefüttert" – d. h. mit Licht, welches die Atmungsenzyme erkennen können – kurbeln sie den gesamten Zellstoffwechsel an.

Diesen Effekt hat man bereits in den 1980er-Jahren nachweisen können, indem man den mitochondrialen ATP-Gehalt vor und nach einer Laserbestrahlung gemessen hat. Je nach Gewebetyp und Wellenlänge des eingesetzten Lichts stieg dieser auf das bis zu fünf-fache an. Damit werden – wieder abhängig vom Zelltyp – die unterschiedlichsten Stoffwechselprozesse stimuliert.

Die Organe des Menschen enthalten 500 bis 2000 Mitochondrien pro Zelle. Besonders viele Mitochondrien finden sich in den Zellen, die viel Energie verbrauchen und benötigen. Dazu gehören die Muskelzellen, Nervenzellen, Sinneszellen und Keimzellen – Herzmuskelzellen bestehen zu über einem Drittel nur aus Mitochondrien. Sind Zellen geschädigt oder können nicht mehr ausreichend versorgt werden, erlahmt der Stoffwechsel.

Ein gesunder Körper verfügt über unzählige Mechanismen, sich selber zu regenerieren. Er kann Entzündungen bewältigen, Ödeme abbauen, Gewebe heilen und neu aufbauen – und damit den geschwächten Stoffwechsel selbst. Der biologische Laser fügt diesen natürlichen Abläufen nichts hinzu und ändert sie auch nicht – er unterstützt sie lediglich durch eine Art nichtinvasiven Energie-Bypass. Er hilft dem Körper, sich selbst zu heilen, indem er ihm die Energie, die dazu erforderlich ist und die der Körper nicht mehr selbst aufbringen kann, zur Verfügung stellt.

Hilfe bekommen nur die „guten" Zellen

Das klingt ein wenig abgegriffen, ist bei der Lasertherapie aber ausschlaggebend. Denn die Betonung liegt wirklich auf „n a t ü r l i c h" im Sinne von gesunden Prozessen.

Der biologische Laser hilft keinen kranken oder krankheitsauslösenden Vorgängen im Körper, die ja auch einen Energieetat benötigen. Weder unterstützt er krankhafte Zellvermehrungen noch das Wachstum von schädlichen Erregern. Das Gegenteil ist der Fall: Biolaser hemmen das Wachstum von Bakterien und Viren und werden zum Beispiel zur Prophylaxe von überschießendem Gewebewachstum für eine feine Narbenbildung eingesetzt. Hilfe bekommen also nur die guten Zellen. Und auch nur dann, wenn diese sie wirklich brauchen.

Wissenschaftliche Studien haben die Erfahrung der Lasertherapeuten bestätigt, dass Laser-Photo-Therapie (LPT) bei rundum gesunden Menschen oder Tieren nicht sehr sinnvoll ist. Dagegen aber ist die Wirkung bei belasteten und geschwächten Menschen bzw. Tieren oft durchschlagend. Dennoch gibt es Umstände, bei denen sogar der minimale Effekt durch eine LPT auf gesundes Gewebe gewünscht wird. Dazu gehört vor allem die LPT vor einem chirurgischen Eingriff, durch die das Gewebe auf eine Weise konditioniert wird, die Nebenwirkungen durch eine Operation reduziert. In der Zahnmedizin wird der Bio-laser dazu eingesetzt, die Schleimhaut auf einen Eingriff vorzubereiten, Komplikationen vorzubeugen und um Betäubungsmittel einzusparen. Auch eine Nachbehandlung mit Laser kann Blutungen, Schmerzen und allen Arten von Komplikationen vorbeugen.

100 Prozent Energie für den guten Zweck

Die Energie, den geschwächte Zellen durch die Lasertherapie einnehmen, wird ausschließlich für gute Zwecke verwendet. Die wichtigsten davon sind die „big five" der Lasertherapie: Zirkulationssteigerung, Abschwellung, Entzündungshemmung, Geweberegeneration und Schmerzlinderung. Diese Effekte fördern und stabilisieren sich dabei gegenseitig.

- **Steigerung der Zirkulation**
  Die Mikrozirkulation ist bei Verletzungen, Entzündungen und bei pathologischen Prozessen wie der Arterienverkalkung gestört. Das Gewebe ist unterversorgt. Lasertherapie fördert die Durchblutung der kleinen Blutgefäße.

- **Entzündungshemmung**
  Lasertherapie hemmt bakterielle Infektionen, steigert die Zerstörung eingedrungener Mikroorganismen, mobilisiert die weißen Blutkörperchen, stärkt die Zellen der Körperabwehr und reduziert die Bildung von entzündungsfördernden Hormonen.

- **Abschwellung**
  Lasertherapie beschleunigt die Resorption von Schwellungen. Das Gewebe wird besser mit Sauerstoff versorgt und damit einer Gefäßerweiterung und -durchlässigkeit entgegen gewirkt. Blutgerinnsel werden schneller aufgelöst und die aus den Gefäßen ausgetretenen Flüssigkeiten zügiger rückresorbiert.

- **Regeneration**
  Regeneration ist der Überbegriff für alle Prozesse, die besonders bei der Wundheilung deutlich werden. Sie wird durch die Hemmung von Entzündungen und den vermehrten Ödemabbau gefördert. Dazu regt die Lasertherapie die Kollagenbildung an und fördert das Überwachsen der Wunde mit Deckgewebe. Die Nerven-, Knorpel-, Knochen- und Bindegewebszellen regenerieren sich zügiger.

- **Schmerzlinderung**
  Alle genannten Mechanismen wirken schmerzlindernd. Lasertherapie fördert dazu die Ausschüttung von körpereigenen Opiaten, senkt die Ausschüttung von Schmerzvermittlern, entspannt die Muskeln und beruhigt
  schmerzhafte Triggerpunkte.

Die richtige Wellenlänge

Licht, das so einzigartig dem Körper helfen kann, wieder das „richtige Maß" zu
finden, muss besonders sein. Natürliches Tageslicht wirkt nicht so tiefgreifend,
UV- Licht, Blaulicht oder wärmendes Infrarotlicht nicht so breit gefächert. Und
„kalt" muss dieses Licht immer sein, um keinen Schaden anzurichten. Bleibt der
Faktor „Laser":

Biologisch wirkendes Laserlicht unterscheidet sich vom Tageslicht (und auch
dem Licht einer Glühbirne) durch die größere Intensität eines Frequenzbereichs
– einer Farbe, wenn das Licht sichtbar ist –, sowie dessen starker zeitlicher (Ein-
farbigkeit) und räumlicher Kohärenz (die Wellenzüge des Lichts sind parallel).
Diese Kohärenz ist für die Kommunikation mit den Mitochondrien ausschlaggebend.

Das weiß man unter anderem durch einen Vergleich mit LEDs (Licht emittie-
renden Dioden), deren Licht einfarbiger ist als Tageslicht, aber nicht die gleiche
Kohärenz aufweist wie Laserlicht. Ihre Wirkung ist stärker als Tageslicht, aber
deutlich schwächer wie Laserlicht. Warum die Kohärenz ein wichtiger Faktor
bei der Photobiomodulation ist, kann noch nicht geklärt werden, obwohl es
dazu einige sehr interessante quantenphysikalische Modelle gibt.

Darüber hinaus muss biologisches Laserlicht noch eine weitere Eigenschaft
aufweisen. Es muss das Gewebe durchdringen und seinen Zielort erreichen
können. Die Fähigkeit, den Körper möglichst tief zu durchstrahlen, hängt bei
schwachen Lasern zu 90 Prozent von der Wellenlänge des Lichts ab. Da rotes
und infrarotes Licht am wenigsten von der Hautoberfläche, von Körperwasser
und Blut absorbiert wird, eignet es sich am besten. Daher ist das am häufigsten
eingesetzte biologische Laserlicht kalt, kohärent und infrarot.

Einsatzspektrum der Lasertherapie

Ein Weg, der zur Quelle der verschiedensten Stoffwechselpfade führt, hat unschätzbares Potenzial. Das hat auch die medizinische Forschung erkannt und so finden sich allein in der biomedizinschen Meta-Bibliothek der USA (PubMed) heute fast 4.000 Publikationen zur Lasertherapie, darunter über 400 hochkarätige Studien, die nach den Kriterien der evidenzbasierten Medizin die Effekte der LPT bei den unterschiedlichsten Krankheiten dokumentieren. Zu den verbreitetsten Anwendungsbereichen gehören:

- **Orthopädische Erkrankungen**
  (Alle Formen von Myalgien und Schmerzsyndromen des Bewegungsapparates, Erkrankungen der Gelenke - auch der Wirbelgelenke - und der Knochen)

- **Nervenerkrankungen**
  (z. B. Nervenschädigungen, Lähmungen, Nervenschmerzen durch Kompression und andere Ursachen, Phantomschmerzen, Parkinson, Polyneuropathie)

- **Hauterkrankungen**
  (z. B. Wunden, überschießendes Narbenwachstum, Dekubitus, Ulkus, Abszess, Wundrose, Gürtelrose, Ekzem, Furunkel, Infekt des Bindegewebes)

- **Gefäßerkrankungen**
  (Arterielle Störungen wie z. B. Fingererblassen/ Raynaud-Syndrom, venöse Störungen wie oberflächliche Thrombosen und lymphatische Störungen etwa Ödeme)

- **Erkrankungen von Hals, Nase und Ohr**
  (z. B. Zahnschmerz, Zahnfleischentzündung, Rhinitis und Sinusitis, Mandel-, Ohrentzündung, Tinnitus)

- **Augenerkrankungen**
  (z. B. Bindehautentzündung, trockene Augen, altersbedingte Makuladegeneration)

Darüberhinaus kann der kalte Laser auch die Metallnadel für eine Akupunktur ersetzen. Die sogenannte Laserakupunktur ist heute sehr verbreitet und in der alternativen Tiermedizin ist sie Standard.

Lasertherapie und Laserakupunktur

Es gibt zwei wichtige Techniken, den Laser einzusetzen: Erstens direkt dort, wo er gebraucht wird (Lasertherapie) und zweitens indirekt über die Akupunktur. Sie stellt eine Art Reflexsystem dar, bei dem über Fern-, Organ-, Symptompunkte etc. Einfluss genommen wird (Laserakupunktur).

Die Lasertherapie wird direkt am Ort des Geschehens eingesetzt. Das entzündete Hautareal, das schmerzende Gelenk, der dumpfe Schmerz im unteren Rücken oder das knirschende Kiefergelenk: alles wird direkt und möglichst mit Hautkontakt belichtet. Je nachdem, wie groß der eingesetzte Laser und das betroffene Areal sind, dauert eine Behandlung von 30 Sekunden bis zu einer Stunde. Am zweckmäßigsten sind Flächenlaser, die auch größere Areale versorgen können. Aber auch mit einem Punktlaser kann man größere Flächen behandeln, indem man in kleinen Abständen das Gebiet schrittweise abdeckt. Für Körperöffnungen (Ohr, Mund, Nase etc.) gibt es aufsetzbare Lichtleiter, so dass man auch hier meist einen Hautkontakt herstellen kann.

Biologische Laser können auch Akupunkturpunkte stimulieren. Seit fast 30 Jahren ersetzen immer mehr Akupunkteure die Metallnadel durch Laserlicht und die Ebenbürtigkeit mit einer klassischen Akupunktur wurde in den letzten Jahren mit Hilfe moderner Verfahren des Neuro-Monitoring sogar aufwändig nachgewiesen. Laserakupunktur ist beliebt, weil sie viele Vorteile hat:

1. Es können auch schmerzempfindliche Patienten und Kinder behandelt werden, außerdem Tiere, bei denen eine Nadelakupunktur schwer möglich ist oder die Gefahr von Nebenwirkungen (für den Therapeuten) birgt.

2. Die Laserakupunktur ist ungefährlich (keine Komplikationen) es entstehen keine Mikrotraumen wie beim nadeln

3. Die Laserakupunktur wirkt positiv auf die nachlassende Reaktionsfähigkeit von Akupunkturpunkten bei älteren Menschen.

4. Die Selbstbehandlung ist mit einem Akupunkturlaser für Laien einfacher als mit einer Nadel.

Neben der direkten Lasertherapie und der Laserakupunktur gibt es noch eine dritte, weniger verbreitete Möglichkeit, den Laser einzusetzen. Dadurch, dass

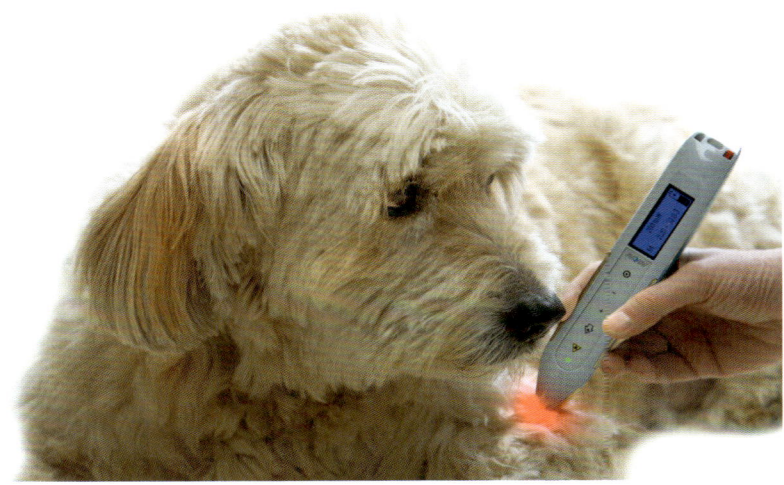

man dem Laserlicht eine Frequenz aufprägen kann, ist es möglich, auf sehr sanfte Weise Heilfrequenzen einzusetzen. Vergleichsweise grob ist dagegen die Vermittlung von Frequenzinformation über ein elektrisches (Elektrostimulation) oder magnetisches Feld (Magnetfeld) vermittelt.

Grundsätzlich gilt natürlich, dass jede Anwendung bei diffizileren Problemen in fachärztliche Hände gehört oder mindestens von einem guten Lasertherapeuten angewiesen werden sollte. Es gibt einige Punkte, die Sie unbedingt kennen sollten, damit Ihnen ein Laser wirklich wie versprochen und dies auch über viele Jahre dient.

Welcher Laser hält, was er verspricht?

Das A und O bei der Lasertherapie ist der richtige Laser. Ein wirklich effektiver biologischer Laser kostet Geld (zwischen 1.500,- und 2.500,- € – je nach Ausstattung). Sogenannte Soft-Laser, die in vielen Gazetten für wenige hundert Euro angepriesen werden, taugen nicht viel. Meist sind es in Wahrheit gar keine Laser (sondern LED-Pointer) oder ihre Leistung ist zu gering. Ein professioneller Laser ist als Laser der Klasse 3B ausgezeichnet, emittiert Licht einer Wellenlänge im roten oder nahen Infrarot-Bereich, verfügt über eine Leistung von mindestens 50 mW und über ein CE-Zeichen. Mit letzterem dokumentiert der Hersteller, dass die Sicherheitsvorschriften der EU eingehalten wurden.

Checkliste Profilaser

Laserklasse 3B ✓

Achtung Trick: Die Klasse muss als Zahl (3) angegeben sein, nicht in römischen Ziffern (III)

- Wellenlänge λ zwischen 500 und 900 nm ✓
- CE-Zeichen ✓
- Integrierter Absperrschlüssel ✓
- Ausführliche Gebrauchsanweisung liegt bei ✓ (Sicherheitsvorschriften, Bedienungsanleitung, Geräteschein)
- Schlagsicherer Transportkoffer wird mitgeliefert
- Passende Laserschutzbrille wird mitgeliefert ✓
- Abschaltautomatik ✓
- Gewährleistung und zuverlässiger Service bei Betriebsstörungen ✓
- Freie Einstellbarkeit der Dosis ✓

Kennen Sie Ihre Grenzen?

Wenn Sie einen Therapielaser für mehr als lediglich Vitalitäts- und Schönheitsziele einsetzen möchten, lassen Sie sich gezielt von einem Lasertherapeuten einweisen. Ist eine Lasertherapie im individuellen Fall erfolgversprechend? Wie häufig, in welchen Abständen und mit welcher Dosis sollte behandelt werden? Sollte der Laser zusätzlich zu einer klassischen Therapie eingesetzt werden oder ist eine Lasertherapie ausreichend? Wann ist Rücksprache zu halten, wann müssen sich Effekte zeigen usw.?

Halten Sie sich außerdem streng an die von Ihrem Laserhersteller aufgeführten Kontraindikationen. Auch wenn heute die Forschung ausgerechnet bei Indikationen, die klassischerweise als absolute kontraindiziert galten, viel Hoffnung weckt, sollte man bei der Selbstanwendung Grenzen einhalten: Setzen Sie den Laser nicht ein bei Präkanzerosen, Malignomen, Epilepsie, offenen Fontanellen und Wachstumsfugen (Kinder), in der Nähe und über den Augen, bei Schwangerschaft im Bauchbereich, über endokrinen Organen (zum Beispiel der Schilddrüse), bei plötzlichen Verschlechterungen chronischer Hautkrankheiten (akute Schübe z. B. bei Ekzemen oder Psoriasis), nach einer Therapie mit Zytostatika oder hochdosiertem Kortison und bei akuten großflächigen Blutergüssen (hier erst nach der Akutbehandlung).

Gute Anleitungen

Lassen Sie sich von einem Laserexperten und erprobten Anleitungen führen. Folgende Bücher sind auch für Laien gut verständlich und beinhalten viele Behandlungsanleitungen für ein breites Spektrum an Beschwerden:

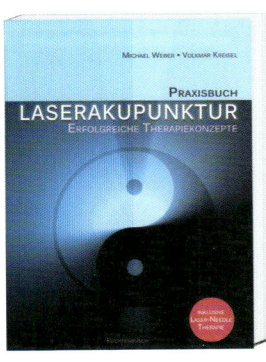

- Mensch:
  Lasertherapie und Laserpunktur
  (W. Bringmann, A. Füchtenbusch)

- Pferd: Lasertherapie und Akupunktur bei
  Pferden (A. Füchtenbusch, P. Rosin)

- Hund und Katze: Lasertherapie und
  Akupunktur bei Hund und Katze
  (A. Füchtenbusch. P. Rosin)

Die Anleitungen sind direkt umsetzbar und unabhängig davon, ob Sie direkte Flächentherapie, Laserakupunktur oder beide Verfahren zusammen anwenden möchten.
Text: Anja Füchtenbusch

Wenn Sie als Arzt oder Heilpraktiker einen Profilaser suchen, der alle wichtigen Qualitätskriterien erfüllt, wenden Sie sich bitte an:
MKW Lasersystem
Landstraße 67
76547 Sinzheim
Telefon: 07221 / 988391

Die heilende Wirkung von Infrarotlicht

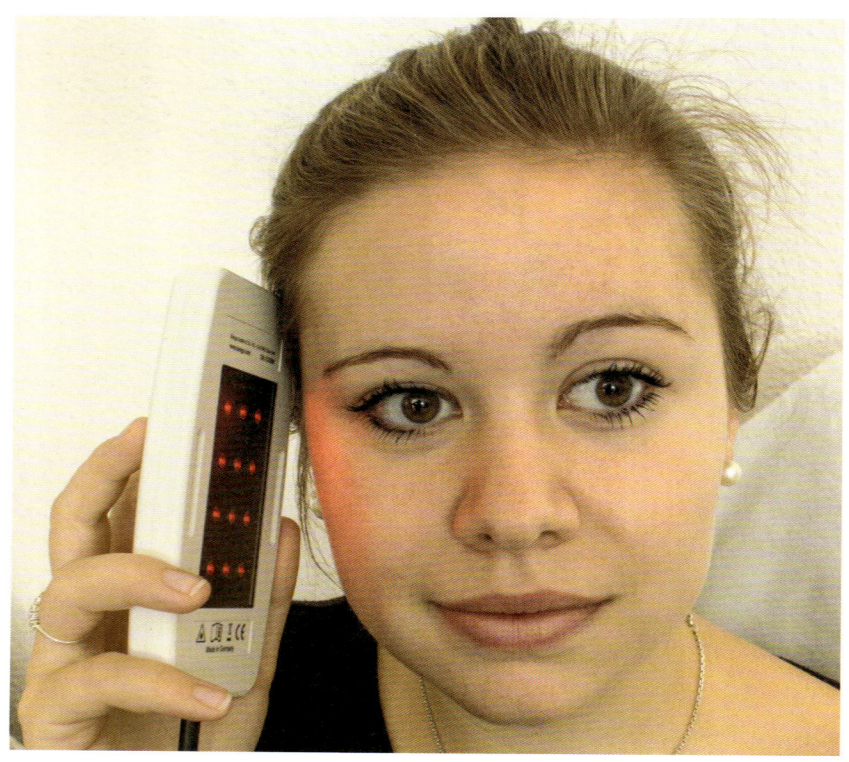

„Infrarotlicht-Therapie lindert Schmerzen, entgiftet den Körper, stärkt das Herz-Kreislaufsystem und tötet und entfernt Pathogene aus dem Körper. Infrarot-Therapie produziert starke Antioxidantien sowie Neurotransmitter und entspannt die Arterien. Dadurch hilft Infrarot den Muskeltonus der Arterien zu entspannen, verhindert Arteriosklerose und wirkt gegen Entzündungen. so werden Verletzungen der Gefäßwände verhindert und der Blutdruck kann sich senken."

Dr. Marc Sircus

Licht besteht aus verschiedenen Farben. Wir erkennen dies am besten, wenn wir hin und wieder am Himmel einen Regenbogen bestaunen können. Sobald das Sonnenlicht durch Regentropfen in seine einzelnen Wellenlängen gebrochen wird, erkennt man Violett, Türkis, Grün, Gelb, Orange und Rot. Jenseits von Violett und Rot gibt es noch Bereiche, die unser Auge nicht wahrnehmen kann. Trotzdem gehören sie zum Spektrum des Lichtes: Ultraviolett und Infrarot.

Der Begriff Infra kommt aus dem Lateinischen und bedeutet „unterhalb". Das Infrarotlicht, auch als Infrarotstrahlung bezeichnet, wurde um das Jahr 1800 vom deutsch-britischen Astronomen, Techniker und Musiker Friedrich Wilhelm Herschel entdeckt. Ihn interessierte, ob die verschiedenen Farben des Sonnenlichtes unterschiedliche Temperaturen aufweisen. Er ließ dazu Sonnenlicht durch ein Prisma fallen und platzierte ein Thermometer in den einzelnen Farbbereichen. Zu seinem Erstaunen bemerkte das Universalgenie, dass jenseits des roten Endes des sichtbaren Spektrums das Thermometer die höchste Temperatur anzeigte. Daraus schloss er, dass sich das Lichtspektrum jenseits der Farbe Rot fortsetzt.

Für gewöhnlich wird Infrarotstrahlung mit Wärmestrahlung gleichgesetzt. Recht bekannt sind inzwischen auch Infrarotheizungen und Infrarotsaunen, die eine angenehme Wärme abgeben. Viele haben Zuhause auch eine Rotlichtlampe. Diese hat sich bei Erkältungen und Muskelverspannungen recht gut bewährt. Gewöhnliche Rotlichtlampen sind in diesem Kapitel jedoch nicht gemeint, wenn im Folgenden über Infrarotlicht berichtet wird, denn Rotlichtlampen die sie schon ab 30,- Euro bekommen, eignen sich, wie bereits erwähnt, lediglich bei Muskelverhärtungen und Schnupfen.

Das Spektrum von Infrarot ist so groß, dass es wiederum in drei Bereiche unterteilt wird. *Infrarot A* hat eine Wellenlänge von 780 bis 1.400 Nanometer. *Infrarot B* liegt zwischen 1.400 und 3.000 nm. Die Wellenlänge von *Infrarot C* geht von 3.000 Nanometer bis einem Millimeter. Je kürzer die Wellenlänge ist, desto tiefer kann die Licht- und Wärmestrahlung in die Haut eindringen. *Infrarot A* dringt etwa 5 bis 6 mm tief in das Gewebe ein. *Infrarot B* erreicht nur eine Eindringtiefe von nur 2,5 mm und der *C-Bereich* durchdringt nicht einmal die Epidermis (Oberhaut).

Für ganzheitliche Therapien werden seit vielen Jahren Geräte mit speziellen Infrarot-Leuchtdioden verwendet. Diese werden oft auch als „Biophotonen-Strahler" bezeichnet. Viele dieser Geräte kosten zwischen 3.000 und 30.000 Euro, je nach Größe.

Im Folgenden möchte ich Ihnen das Bio-Photon-Light Plus vorstellen. Es hat in etwa die Größe einer Schokoladentafel, ist handlich, einfach zu bedienen und kostet nur knapp unter 1.000 Euro. Im Vergleich zu ähnlichen Geräten ein echtes Schnäppchen. In meiner Heilpraktiker-Praxis in Holland habe ich in den vergangenen Jahren viele gute Erfahrungen sammeln können. Das Gerät verfügt zusätzlich über 53 Frequenzprogramme, auf die ich später noch eingehe.

Das Bio-Photon-Light Plus strahlt rotes Licht mit einer Wellenlänge von 670 bis 675 nm ab. Diese Wellenlänge öffnet in gewisser Weise die Zellstruktur für Biophotonen. Hinzu kommt das Infrarotlicht mit einer spezifischen Wellenlänge von 840 nm. Die Forschungen dahinter kommen von der Russischen Akademie für Wissenschaften. Die Russen sind uns ja was Energiemedizin betrifft, Jahrzehnte im Voraus. Dort, in Japan und auch in den Laboratorien von Prof. Popp hat man nach über 5.000 Experimenten bestätigt, dass jede Zelle mit anderen mittels Biophotonen kommuniziert. Die Russin Dr. Maria Kodrashova hat mit ihrem Team speziell die Kombination von rotem und infrarotem Licht auf der Zellebene genauer untersucht.

Keine Gesundheit ohne gesunde Mitochondrien

Jede unserer Zellen beherbergt Tausende von Mitochondrien. Das sind unsere Energiekraftwerke. Sie sind in der Lage, kohärentes Licht im Infrarotbereich zu empfangen und zu senden. Die Funktionstüchtigkeit der Mitochondrien spielt eine enorm wichtige Rolle für unsere Gesundheit. Unsere DNS in den Zellen und in den Mitochondrien sind Hohlraumresonatoren für Lichtwellen. Zellen benötigen Licht zur Energiegewinnung und zur Steuerung der biochemischen Abläufe. Prof. Popp hat dies in einem Satz prägnant zusammengefasst:

„In den Zellen sitzt das Licht des Lebens und steuert alle wichtigen Vorgänge".

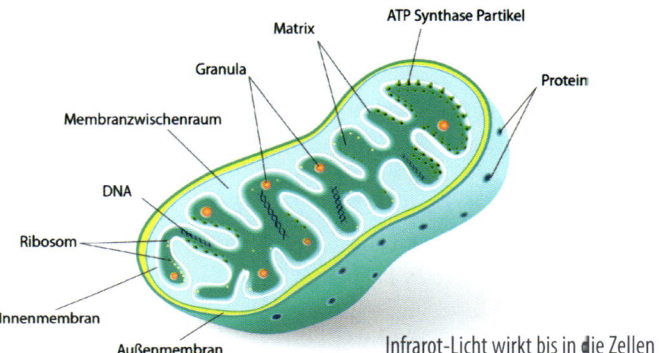

Matrix

ATP Synthase Partikel

Granula

Protein

Membranzwischenraum

DNA

Ribosom

Innenmembran

Außenmembran

Infrarot-Licht wirkt bis in die Zellen

Dieses Licht nehmen wir auf mit naturbelassener Nahrung und über unsere Haut in Form von Sonnenlicht oder Lichttherapie-Geräten mit einem spezifischen Infrarotanteil wie das Bio-Photon-Light Plus. Licht regelt den Informationsfluss des Stoffwechsels in den Zellen und auch zwischen den Zellen. In unserem Körper werden Informationen in Lichtgeschwindigkeit übertragen. Wie sonst könnten in einer Zelle pro Sekunde über 100.000 biochemische Prozesse geordnet ablaufen? Stellen Sie sich eine Fabrik vor, in der es stockdunkel ist. Dort würde das reinste Chaos herrschen.

Neben dem positiven Effekt auf die Mitochondrien (Steigerung der ATP-Produktion) hat Infrarotlicht u. a. noch folgende Wirkungen:

- Steigerung der Leukozyten-Aktivität
- Steigerung der Makrophagen-Aktivität
- Steigerung der Kollagenproduktion
- Erhöhung der Endorphine
- Erhöhung der Enzymaktivität
- Reduzierung der Stresshormone
- Reduzierung von oxidativem Stress

Das Licht des Bio-Photon-Light Plus wird auch häufig als Low-Level-Laser-Therapie (LLLT) bezeichnet. Der große Vorteil des Gerätes: Das Gewebe wird nicht über 36,6° C erhitzt. Wir bekommen somit kohärentes Licht, das bis in die Mitochondrien kommt, ohne dass dabei Gewebe geschädigt wird. Trotzdem sollte man es nicht mit den Behandlungen übertreiben. Ich empfehle zur Prävention und zur Genesung maximal zwei mal 20 Minuten an vier Tagen pro Woche. Es folgt ein Tag Pause, gefolgt von vier weiteren Tagen Lichttherapie mit dem Bio-Photon-Light Plus.

Man legt das Gerät dicht auf die Haut, dort wo man ein Organ unterstützen möchte (Dawos-Regel = Da wo es Probleme gibt, anwenden). Dazu wählt man das passende Programm. Pro Tag sollte man maximal nur zwei Programme wählen. Zum Beispiel jenes gegen chronische Schmerzen und danach ein weiteres, um die Regenerationsfähigkeit zu stimulieren. Liegen zwei Organe dicht beieinander, werden automatisch beide mit Licht geflutet. Wenn Sie also das Programm „Niere" wählen, wird die Nebenniere gratis mitbehandelt. Wählen Sie „Gallenblase", unterstützen Sie gleichzeitig die Leber.

Stellen Sie das Programm auf „Milz" ein, wird auch die Bauchspeicheldrüse reguliert. Die Milz ist ein unterschätztes Organ. Sie produziert Immunabwehrzellen und kontrolliert die roten Blutkörperchen. Die Bauchspeicheldrüse gibt Verdauungsenzyme an das Blut ab und ist an der Regulierung des pH-Wertes beteiligt, indem sie Natriumbikarbonat herstellt. Menschen, die viel „Denkarbeit" leisten, zeigen häufig auffällige Schwächen in der Bauchspeicheldrüse. Auf der seelischen Ebene wirken sich Sorgen, geringes Selbstbewusstsein, aufopferndes Verhalten und die Unfähigkeit klare Grenzen zu ziehen negativ auf Milz und Bauchspeicheldrüse aus. Bitterstoffe hingegen unterstützen diese beiden wichtigen Organe.

Ich empfehle meinen Patienten auch häufig das Programm Nr. 31. Es unterstützt die Gallenblase und die Leber. Gallensäfte regen die Peristaltik des Darmes an und emulgieren Fette. Ein Teil des Fettes wird in Cholesterin umgewandelt, welches wiederum wichtig für die Produktion von Hormonen ist. Arbeitet die Gallenblase nicht richtig, hat dies viele negative Effekte. Die Leber ist unser wichtigstes Stoffwechselorgan. Sie gleicht einer biochemischen Fabrik. Die Leber ist nicht nur für die Entgiftung wichtig, sondern sie produziert auch wichtige Stoffe. Unterdrückte Wut und Aggressionen haben einen negativen Einfluss auf die Leber, Bitterstoffe einen positiven.

Auch das Programm 32 halte ich für sehr wichtig. Es unterstützt die Nieren und die Nebennieren. Man legt sich zu Hause bequem auf ein Sofa oder in das Bett und flutet beide Nieren jeweils für 10 Minuten mit Licht und den unterstützenden Frequenzen. Da Stress die Nebennieren in Mitleidenschaft zieht, kann dieses Programm heute fast jeder gebrauchen.

In der traditionellen chinesischen Medizin weiß man schon lange, dass diese Organe viel mit unserer Lebensenergie zu tun haben. Bei chronischer Müdigkeit und Burnout muss man immer auch die Nebennieren stärken. Sie produzieren die wichtigen Hormone Adrenalin und Noradrenalin. Angst ist eine Emotion, die unseren Nieren schadet. Licht, sowie die Heilpflanzen Ginseng und Rhodiola (Rosenwurz), tun unseren Nebennieren gut.

Wichtig: Anwendungen mit dem Bio-Photon-Light Plus sollten immer auf der nackten Haut geschehen. Nur bei Wunden ist es ratsam etwas Abstand zu halten.

Manchmal sind die Programme recht ähnlich, zum Beispiel Immunsystem stimulieren und Immunsystem langfristig stimulieren. Verlassen Sie sich hier entweder auf Ihre Intuition oder auf Ihr Körpergefühl nach der Behandlung. Zum Gerät bekommen Sie jedoch auch noch eine Beschreibung, die Ihnen hilft die richtige Auswahl zu treffen. Die Bedienung des Gerätes ist wie bereits erwähnt sehr einfach.

Das Gerät kostet 1.170,- Euro (Stand 2016) und enthält neben Rot- und Infrarotlicht zusätzlich Germanium- und Magnetsteine sowie Minus-Ionen.

Germanium ist ein sehr seltenes Spurenelement und kommt natürlicherweise nur in wenigen Pflanzen wie Ginseng oder Knoblauch vor. Germanium steigert die Interferonproduktion, stimuliert das Immunsystem und verbessert die Sauerstoffversorgung der Zellen. Auch die Aktivität der natürlichen Killer-T-Zellen (NKT-Zellen) wird verbessert. NKT-Zellen haben vielfältige Funktionen im Körper. Sie sind u.a. in der Lage, virusinfizierte Zellen oder Tumorzellen zu vernichten. Des Weiteren erkennen sie fremde Lipide (z. B. von intrazellulären Bakterien) über ihren T-Zell-Rezeptor und können so infizierte Zellen beseitigen.

Durch das kohärente, infrarote Licht wird die Information von Germanium, der Magnete und der Minus-Ionen in das Innere der Zellen gebracht. In der Physik wird dieser Vorgang als *Photophorese* bezeichnet. Das Wort Photophorese entstammt dem Griechischen und heißt so viel wie vom Licht getragen oder vom Licht bewegt (von photo = Licht, und phorein = forttragen, wegbringen).

Übersicht der Programme/Frequenzen im Bio-Photon-Light Plus:

- Milz / Bauchspeicheldrüse
- Gallenblase / Leber
- Nieren / Nebennieren
- Spannungskopfschmerz
- Kopfschmerzen
- Augenmuskeln
- Einschlafen
- Schlafstörungen
- Chronische Schmerzen
- Langzeitgedächtnis
- Kurzzeitgedächtnis
- Stimulation kognitiver Fähigkeiten
- Psychischen Stress vermindern
- Zellmetabolismus stimulieren
- Zellmetabolismus stabilisieren
- Blutdruck stabilisieren
- Regenerationsfähigkeit stimulieren
- Endorphin-Ausstoß stimulieren
- Polyneuropathie verringern
- Serotoninproduktion stimulieren
- Spezifische allergische Reaktion hemmen
- Akute Schmerzen verringern

- Starke Schmerzen verringern
- Schmerzmittel-Einnahme reduzieren
- Akute Abhängigkeit reduzieren
- Chronische Abhängigkeit reduzieren
- Chronische HNO Erkrankungen (Hals/Nase/Ohr)
- Akute HNO hemmen
- HNO Infektion hemmen
- Lernen stimulieren
- Sauerstoffaufnahme stimulieren
- Wundheilung
- Immunsystem stimulieren
- Immunsystem langfristig stimulieren
- Starke Infektion
- Leichte Infektion hemmen
- Allergische Reaktion hemmen
- Langanhaltende Bakteriostase
- Moderate Bakteriostase
- Schwerwiegende Bakteriostase
- Knochenregeneration
- Allgemeine Vitalisierung stimulieren
- Physische Belastung

Magnete wurden bereits vor ca. 2000 Jahren in der chinesischen Medizin zur Heilung eingesetzt. Auch Hippokrates beschrieb den Einsatz magnetischer Steine. Die alten Römer waren ebenfalls von der positiven Wirkung von Magneten überzeugt. In der Antike trugen die Ägypter magnetischen Schmuck zur Stärkung der Gesundheit. Im 18. Jahrhundert wurde die Heilung via Magnetismus durch Franz Anton Mesmer in halb Europa populär. Die Magnetsteine fördern die Regeneration der Zellen und wirken schmerzlindernd. Magnetschmuck über 24 Stunden am Tag zu tragen, ist jedoch heftig umstritten. In der Regel wird nur eine zeitweise Anwendung empfohlen, was bei der Lichttherapie mit dem Bio-Photon-Light Plus der Fall ist.

Die Minus-Ionen sind ebenfalls im Bio-Photon-Light Plus enthalten. Minus-Ionen sind auch als „Wasserfall-Effekt" bekannt. Man fühlt sich in der Nähe eines Wasserfalls deswegen so wohl und energiegeladen, weil dort in der Luft sehr viele Minus-Ionen vorhanden sind. In unseren Büro- und Wohnräumen überwiegen eher die Plus-Ionen in der Luft, was für unsere Gesundheit nicht gerade förderlich ist. Minus-Ionen, das weiß jeder Baubiologe, fördern unser Wohlbefinden.

„Negative Ionen sind ein essentieller Bestandteil der Heilkraft der Erde. Der Kontakt unseres Körpers zum Beispiel über Barfusslaufen am Strand versorgt uns sofort mit Milliarden von negativen Ionen. Die ausreichende Versorgung mit negativen Ionen stellt erst die Grundlage her, dass sich ein Körper elektromagnetisch regulieren kann. Dazu gehört der Austausch von Zellen mit ihrer Umgebung, um Nährstoffe aufzunehmen und Schadstoffe abzugeben. Ohne negative Ionen kann dieser Stoffwechsel nicht stattfinden."

Uwe Karstädt, Heilpraktiker

Erfahrungen mit Bio-Photon-Light Plus

Oftmals kann man mit dem Low-Level-Laser-Licht schon nach wenigen Tagen eine Verbesserung registrieren. Bei Schmerzen empfehle ich nicht nur eines der drei Schmerzprogramme (chronisch, mittel, stark), sondern auch das Programm „Entzündungen hemmen". Erstverschlimmerungen sind bei der Lichttherapie sehr selten.

Ich habe die Erfahrung jedoch mal bei einer 50-jährigen Patientin gemacht, die seit über 10 Jahren an einer chronischen Sinusitis litt. Nach der ersten Behandlung reagierte sie mit einem akuten Schnupfen. Es kam sozusagen etwas ins Fließen. Im Kopfbereich wird übrigens nur eine Behandlungszeit von 10 Minuten pro Tag empfohlen. Trotzdem hatte die Patientin das Programm „Chronische HNO hemmen" dreimal wöchentlich für je 20 Minuten angewendet. Nach zwei Wochen war sie beschwerdefrei und die Sinusitis ist auch nicht mehr aufgetreten.

Bei Wunden kann man zusehen, wie sich diese mit dem Infrarotlicht von Tag zu Tag verbessert. Es gibt dazu auch ein extra Programm mit der Bezeichnung *Wundheilung*. Hier das Gerät ausnahmsweise nicht auf die Haut legen, sondern einen kleinen Abstand lassen. Am besten mit einem Stativ fixieren. Auch bei sonstigen Hautproblemen wie Ekzeme und Neurodermitis gibt es gute Erfahrungswerte. Neben den Programmen *Allgemeine Vitalisierung* (nicht abends anwenden), *Entzündungen hemmen*, *Allergische Reaktionen* kann man zusätzlich das Programm *Serotoninproduktion* anregen wählen.

Eine 67-jährige Patientin litt seit drei Jahrzehnten unter einem Reizdarmsyndrom, verbunden mit der Unverträglichkeit einiger Lebensmittel und Rückenschmerzen. Die ersten drei Tage hat sie sich täglich behandelt, danach zweimal wöchentlich. Das Programm *Akuter Schmerz* wurde sowohl im Bauch- als auch im Rückenbereich eingesetzt. Über dem Darm noch *Entzündungen hemmen* und am Rücken noch das Serotonin-Programm. Sofort nach der ersten Behandlung hat sie eine Verbesserung verspürt. Nach zwei Wochen war sie beschwerdefrei.

Gute Erfahrungen gibt es ebenfalls bei der Behandlung von Tieren. Egal ob Hund, Katze oder Pferd – Tiere sprechen sehr gut auf die Behandlung mit dem Bio-Photon-Light Plus an. Bei einem langen Fell am besten eine Stelle mit wenig Haaren wählen oder gegebenenfalls etwas kürzer scheren. Das Gerät kann hinterher mit einem Desinfektionstuch gereinigt werden (nicht mit einem Spray, denn es darf keine Feuchtigkeit in das Gerät dringen).

Fazit: Bei schweren Erkrankungen sollten Sie zwar immer einen Arzt aufsuchen. In sehr vielen Fällen kann jedoch der „kleine Arzt zuhause", wie viele Patienten das Bio-Photon-Light-Gerät nennen, auch erstaunlich gut und schnell helfen. Auch zur Prävention ist dieses spezielle Infrarotlicht bestens geeignet.

Text: Hans Stormer, Heilpraktiker

Bezugsquelle für das Bio-Photon-Light Plus :
Quintessence Naturprodukte
Wolfegger Str. 6
88267 Vogt
Tel. 07529 - 973 730
www.natuerlich-quintessence.de

Lichttherapie
in der Gegenwart und Zukunft

Gegenwärtig kann man beobachten, dass Lichttherapie nicht mehr allein eine Domäne der Naturheilkunde ist. Sehr deutlich wird dies in der Praxis von Dermatologen (Hautärzten). Dort sind meist eine Vielzahl von Geräten im Einsatz: Bioptron-Geräte, wIRA-Strahler, UV-Lichtgeräte, Infrarot-Lichtgeräte und bis zu fünf verschiedenen Lasern je nach Anwendungsgebiet. Aber auch in anderen Fachrichtungen bricht sich das Licht seine Bahnen.

In der Krebstherapie wird seit vielen Jahren die photodynamische Therapie mit Erfolg eingesetzt. Metastasen kann man mit einem Skalpell entfernen – manchmal ist jedoch eine Laser-Operation besser. In der Zahnmedizin wird Licht verwendet, um Kunststoffe auszuhärten aber auch um unerwünschte Bakterien im Mundraum abzutöten. Längst arbeiten Forscher weltweit daran, um gefürchtete Krankheiten wie Alzheimer-Demenz, Herzrhythmusstörungen oder virale Erkrankungen mit Licht zu behandeln.

Mit Licht gegen Krebs –
Die photodynamische Lasertherapie (PDT)

„Im Zeitalter des Lichtes werden invasive Therapieverfahren überholt sein. Skalpelle werden durch Laser ersetzt und Chemotherapie durch Phototherapie…" schrieb der Arzt und Visionär Jacob Liberman bereits 1991.

Heute, rund 25 Jahre später rückt die sogenannte photodynamische Therapie im Kampf gegen Krebs und andere Erkrankungen immer mehr in den Fokus der Schul- und Alternativmedizin. Im Unterschied zur Chemotherapie, die nicht nur Tumorzellen angreift, sondern auch gesunde Zellen, arbeitet die photodynamische Therapie sehr zielgenau und daher sehr schonend. Das Prinzip, das dahinter steht, klingt logisch und einleuchtend: den Patienten wird intravenös eine licht-aktive Substanz, ein sogenannter Photosensitizer verabreicht. Dieser verteilt sich im ganzen Körper, reichert sich jedoch vornehmlich in Krebszellen an. Erst die Bestrahlung durch Laser- oder Infrarotlicht in geeigneter Wellenlänge aktiviert die lichtempfindliche Substanz wie Hyperizin, Curcumin oder ICG (Chlorophyll-Derivat).

Das Licht wird durch einen speziellen Lichtleiter an die zu behandelnde Stelle geführt und so fokussiert, dass nur die Tumorzellen belichtet werden. Im Bereich der Krebszellen entsteht dann aus Sauerstoff Singulettsauerstoff, besser bekannt als Sauerstoff-Radikale. Diese greifen dann Bestandteile der Tumorzelle an und schädigt diese dabei so, dass sie absterben. Man spricht vom programmierten Zelltod der Tumorzellen (Apoptose). Eine weitergehende Schädigung gesunder Zellen bleibt aufgrund der lokalen Wirkung der Sauerstoffradikalen aus.

Interessanterweise gibt es auch in unserer Nahrung Lebensmittel, welche Apoptose, den programmierten Zelltod, induzieren können. Prof. Dr. med. Richard Béliveau spricht von Nutrazeutika und meint damit Lebensmittel, die toxisch auf Krebszellen wirken, Entzündungsenzyme hemmen, das Immunsystem modulieren, das Zytoskelett der Krebszellen stören und weiteres mehr. Als Lebensmittel, die eine Apoptose ermöglichen können, nennt er: Soja, Kohlgemüse, Knoblauch, Zwiebeln, Resveratrol und Kurkuma mit dem Wirkstoff Curcumin.

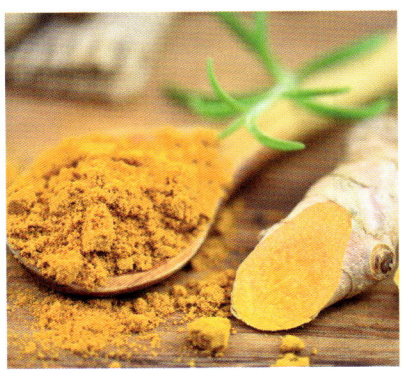

Der gelbe Pflanzenstoff Curcumin wird auch als Photosensitizer in der photodynamischen Lasertherapie eingesetzt. Wer weiß, vielleicht arbeitet die Natur ganz ähnlich, wie diese moderne, zukunftsträchtige Therapie. Denkbar wäre folgendes: Wir trinken morgens unseren grünen Smoothie, essen mittags unseren Salat mit Wildkräutern und nehmen dadurch Biophotonen auf.

Unsere Kürbissuppe am Mittag würzen wir mit Kurkuma. Könnte es sein, dass das Licht aus der Natur (Biophotonen) mit dem Wirkstoff Curcumin aus dem Kurkumagewürz reagiert und dann Krebszellen effektiv zerstören kann? Denkbar wäre es. Nur dauert es sicherlich etwas länger als mit der photodynamischen Lasertherapie.

Für die PDT gibt es noch weitere Anwendungsgebiete: In der Augenheilkunde wird diese Lichtherapie seit etlichen Jahren als Standardverfahren eingesetzt. Sie war lange das einzig zugelassene Behandlungsverfahren für bestimmte Formen von Gefäßneubildungen unter der Netzhaut, wie sie zum Beispiel bei der feuchten Form der AMD (altersabhängige Makuladegeneration) entstehen können. Die photodynamische Lasertherapie (PDT) eignet sich auch zur komplementären Behandlung folgender Erkrankungen: chronische Prostatitis, Borreliose, Sklerodermie, Akne, Psoriasis, Hyperkeratosen, Rosazea, Warzen, Multiple Sklerose und weitere Leiden mehr.

An der Klinik für Zahnheilkunde in Jena und an der Ernst-Moritz-Arndt-Universität Greifswald wird die photodynamische Therapie auch in der Paradontologie eingesetzt. In der Frauenklinik der medizinischen Hochschule Hannover wurden in den letzten Jahren über 150 Patientinnen im Bereich Gynäkologie mittels PDT behandelt. Eine PDT verläuft in der Regel schmerzfrei. Die Nebenwirkungen sind überschaubar. Früher kam es wegen ungeeigneter Photosensibilatoren hin und wieder zu Allergien.

Wichtig zu wissen: Nach der PDT sind die Patienten für ca. zwei Wochen sehr lichtempfindlich. Es müssen Vorsichtsmaßnahmen getroffen werden. Bei Krebserkrankungen wird diese Lichtbehandlung sinnvoller Weise mit anderen Therapiemethoden kombiniert. Aufgrund ihrer relativen Unbedenklichkeit lässt sich diese Behandlungsform beliebig oft durchführen.

Mehr Informationen über die photodynamische Lasertherapie finden Sie auf der Website: www.licht-gegen-krebs.de

Dort finden Sie auch nach Postleitzahlen geordnet ein Verzeichnis von Ärzten und Kliniken, die mit dieser Lichttherapie arbeiten. Des Weiteren gibt es auf dieser Website drei Interviews mit Ärzten, die diese Methode in ihrer Praxis anwenden und jahrelange Erfahrung damit haben.

Laser statt Skalpell – Mit Licht Metastasen entfernen

Laser kommen in der Onkologie nicht nur in Form der PDT zum Einsatz, sondern auch wenn es darum geht, Metastasen zu entfernen. Zum Beispiel wenn

Metastasen nicht auf herkömmliche Weise chirurgisch entfernt werden können. Professor Axel Rolle von den Recura Kliniken Coswig hat eine Lasertechnik entwickelt, mit der es möglich ist, multiple Metastasen schonend aus dem Lungengewebe zu entfernen.

Mit einem speziellen Laserlicht in der Wellenlänge von 1318 Nanometern gelingt es, Metastasen aus dem Lungenparenchym exakt herauszuschneiden. Dabei entstehen Temperaturen von rund 700 Grad Celsius. Mit diesem blutarmen Verfahren gelingt es nach Aussage von Prof. Rolle in Einzelfällen über 100 Metastasen in der Lunge pro Patient zu entfernen. Das umliegende gesunde Gewebe wird dabei maximal geschont.

Die Zerstörung von Metastasen mittels Lasertherapie wird auch am Institut für diagnostische und interventionelle Radiologie der Universität in Frankfurt erforscht. Der Leiter des Institutes, Thomas Josef Vogel, hatte beobachtet, dass Patienten deren Lebermetastasen mittels Laserhitze entfernt wurden, deutlich länger überlebten. Eine mögliche Erklärung: Immunzellen können nach der Lasertherapie wieder Interferon produzieren und abgeben. Interferone gehören zu den körpereigenen Zellhormonen. Sie spielen bei verschiedenen Abwehrmechanismen eine Rolle und können Immunreaktionen verstärken aber auch verringern.

Mit Laserlicht die DNA regenerieren

Vor rund 30 Jahren hat Prof. Fritz Albert Popp mit seiner Biophotonenforschung den Beweis erbracht, dass unsere Zellen mit Hilfe von ultraschwachem Licht kommunizieren. In biologischen Systemen können die Chromosomen offensichtlich Lasereffekte nutzen und dadurch Information mit Proteinen, Enzymen und der DNA/RNA austauschen. Der russische Forscher Dr. Gariaev nutzt diese Erkenntnis, um Organe zu regenerieren.

Als man Anfang des Jahrtausends im „Human Genom Projekt" alle Sequenzen unserer drei Milliarden Nukleotiden in der DNA entschlüsselte, war man anfangs euphorisch. Man glaubte durch die Entwicklung neuer Medikamente im Rahmen der Gentherapie alle Krankheiten heilen zu können. Relativ schnell trat Ernüchterung ein, als man merkte, dass unsere Genetik nicht einfach nach einem Baukastenprinzip funktioniert.

Es gibt noch eine übergeordnete Ebene der genetischen Regulation: die Epigenetik. Es sind äußere Faktoren wie Ernährung, Stress, Umweltfaktoren, Gedanken, Worte und Licht, die darüber entscheiden, ob, wann und in welchem Ausmaß Gene ein- und ausgeschaltet werden. Auch ein Trauma kann seine epigenetischen Spuren hinterlassen – selbst über Generationen hinweg. Dies ist wissenschaftlich mittlerweile belegt.

Die Epigenetik hat deutlich gezeigt, dass unser vererbtes Genmaterial veränderlich ist. Das kann in beide Richtungen gehen: Krankheit oder Gesundheit. Letztendlich entscheidet unsere gesamte Lebensweise darüber, ob eine Krankheit ausbricht oder ob wir bis ins hohe Alter gesund und vital sind. Dr. Peter Gariaev hat in mehr als 30 Jahren Methoden erforscht, um Gene zu reparieren. Einer dieser Wege ist Licht. Das Mitglied der Russischen Akademie für angewandte Wissenschaft nutzt dazu u. a. ein Helium-Neon-Laser, wie er seit Langem in der Medizin gebräuchlich ist.

Gariaev konnte mit seiner Methode schon Menschen helfen, die die klassische Schulmedizin als unheilbar einstufte. Zum Beispiel: Mukoviszidose. Diese Erbkrankheit, die auch als Zystenfibrose bezeichnet wird, ist eine Multi-Systemerkrankung. Ihre Ursache sind verschiedene Mutationen des Chromosoms 7. Was jetzt kommt, klingt für viele wie Science-Fiction: *„Für die Behandlung der Mukoviszidose-Patientin extrahierten wir die genetische Information von ihrer gesunden Schwester und übertrugen diese auf das erkrankte Mädchen. Nach einem halben Jahr war die Patientin kerngesund"*, sagt ein Mitarbeiter von Dr. Gariaev. Auf seinen Vorträgen berichtet der Russe über einen weiteren spannenden Fall der Laserlichtbehandlung: *„Wir behandelten eine ältere Frau auf Diabetes. Sie hatte kaum noch Zähne und war deshalb Prothesenträgerin. Von uns wurde eine Information vom Blut des Enkelkindes abgelesen, das gerade zahnte. Die Diabetes-Therapie wurde erfolgreich durchgeführt. Parallel dazu regenerierten sich bei der Patientin drei Zähne. Die neuen Zähne trafen auf den Widerstand der Zahnprothese und wuchsen deshalb schief und seitwärts. Dabei traten Schmerzen auf und Ödeme entstanden. Auf den überraschenden Nachwuchs der Zähne wurde etwas verspätet reagiert, weil weder wir noch die Frau so etwas erwartet hatten"*, sagt Dr. Gariaev. Zu diesem Fall existieren auch Röntgenbilder. Bisher haben in Deutschland lediglich die Zeitschriften „Raum & Zeit", sowie „CoMed" über die spannenden Forschungsarbeiten von Gariaev berichtet.

Auf Youtube findet man einige wenige Vorträge, die ins Englische übersetzt wurden. Einfach bei Youtube in das Suchfeld „Dr. Peter Gariaev" oder „Wafe Genetics can cure any disease" eingeben. Gariaev lebt und arbeitet in Toronto/ Kanada. Mehr Infos finden Sie im Internet unter: www.wafegenetics.org

Mit Licht Demenz behandeln

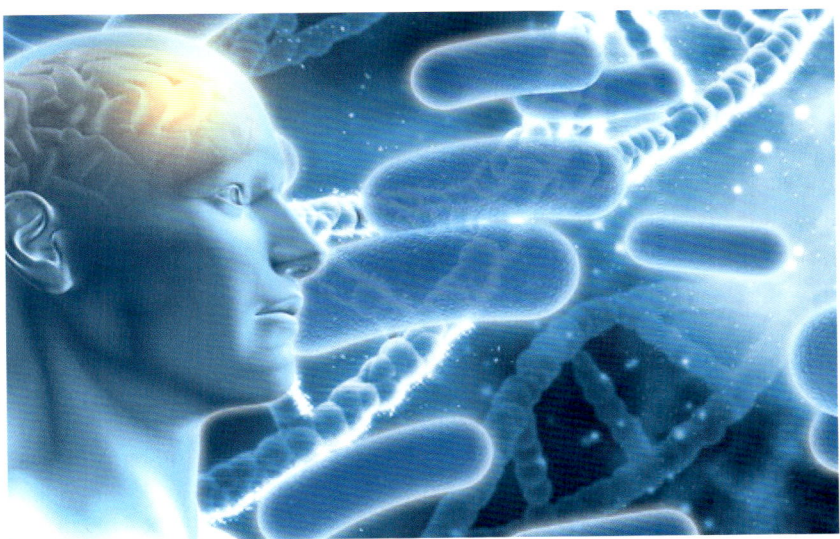

In Deutschland leben zurzeit rund 1,2 Millionen Menschen, die an Demenz-Erkrankungen leiden. Bis zum Jahr 2050 rechnet man mit einer Verdopplung. Die Ursachen für Alzheimer sind sicherlich vielschichtig: mangelnde Bewegung, schlechte Ernährung, zu wenig Schlaf, fehlender Lebenssinn nach Beendigung des Berufslebens, Stress in jeglicher Form, Aluminium- und Schwermetallablagerung im Gehirn gelten als Risikofaktoren. Auch gewisse Grunderkrankungen erhöhen die Wahrscheinlichkeit später zusätzlich noch an Demenz zu leiden. Dazu gehören: Adipositas, Diabetes, Bluthochdruck, Arteriosklerose, Schlaganfall und Depressionen.

Seit vielen Jahren ist bekannt, dass freie Radikale unser Gehirn schädigen können. Es macht daher Sinn, sich hochwertig zu ernähren. Ein hoher Gemüseanteil, frische Salate und Kräuter, Keimlinge, Wildpflanzen, Smoothies, Obst und Beeren sollten regelmäßig auf dem Speiseplan stehen. Wer darüber hinaus seinen Gehirnzellen etwas Gutes tun möchte, nimmt noch Vitamin E, D_3, K_2, Krill-Öl (alternativ Vegan DHA), Kurkuma und Polyphenole wie Grüntee und OPC.

Zusätzlich macht es Sinn, den Anteil an Kohlenhydraten in der täglichen Ernährung gering zu halten. Vor allem, wenn man sich wenig bewegt. Laut Prof. G. Petzold vom Deutschen Zentrum für neurodegenerative Erkrankungen in Bonn, führt eine hohe Zuckerkonzentration im Blut zu Entzündungsvorgängen – auch im Gehirn.

Die Mayo Clinic in den USA hat folgende Daten veröffentlicht: Kohlenhydratreiches Essen vergrößert das Risiko für Demenz um 89 Prozent, während fettreiche Kost das Alzheimerrisiko um 44 Prozent verringert. Vorausgesetzt man verwendet hochwertige Omega-3-Öle, Kokosfett (zum Braten und Kochen) und meidet Transfettsäuren (u. a. gehärtete Fette).

Was die Therapie von Alzheimer-Demenz betrifft, gibt es noch kein Medikament, was auch nur annähernd zufriedenstellende Ergebnisse liefert. Der Alzheimer-Spezialist Dr. Michael Nehls empfiehlt die Kombination von alpha-Liponsäure und L-Carnitin, um der Demenz entgegen zu wirken. Alpha-Liponsäure ist ein unentbehrlicher Co-Faktor bei der Energiegewinnung in den Mitochondrien. Alpha-Liponsäure ist zusätzlich ein hochpotenter Radikalfänger und schützt somit die Fette in unserem Gehirn vor Oxidation. Darüber hinaus binden Alpha-Liponsäure sowie ihr natürliches Stoffwechselprodukt DLS, sehr effizient nervenschädigende Quecksilber- und Bleiverbindungen im Gehirn. DLS eliminiert zudem überschüssige freie Metallionen von Kupfer, Zink und Eisen, die das Verkleben des hirnschädigenden Beta-Amyloids begünstigen.

Infrarotlicht gegen Demenz

Die „Frankfurter Allgemeine Zeitung" berichtete im Jahr 2012 über einen neuen Ansatz in der Alzheimer-Therapie. Einem Team von Forschern am Institut für Mikro- und Nanomaterialien der Universität in Ulm schleusten einen Extrakt aus dem grünen Tee unter Lichtbestrahlung in Gehirnzellen ein. Es gelang ihnen so die Beta-Amyloid-Plaques der Alzheimer-Demenz erfolgreich zu bekämpfen.

Grüntee-Extrakt enthält hohe Mengen des Polyphenols namens Epigallocatechingallat, besser bekannt als EGCG. Auch in der komplementären Krebstherapie wird dieser Stoff seit Langem erfolgreich eingesetzt.

Zur Prävention von Demenz sind Grüntee und Grünteeextrakt sinnvolle Maßnahmen, denn EGCG bietet einen guten Schutz vor der Entstehung von Plaques im Gehirn. Die Beta-Amyloid-Plaques lösen sich sogar zum Teil wieder auf. Dieser Effekt kann durch Laserlicht der Wellenlänge 670 Nanometer im nahen Infrarotbereich noch intensiviert werden. *„Wir gehen davon aus, dass das Laserlicht die Zelle auch mit neuer Energie versorgt und in die Lage versetzt, die Plaques mittels Phagozytose zu verdauen"*, sagt der Forschungsleiter von der Universität Ulm, Andrei Sommer. Bei seinen Arbeiten handelt es sich um experimentelle Daten, die an Nervenzellen im Labor erhoben wurden. Ermutigende Ansätze um die Regeneration von Nervenzellen mit Hilfe von Laserlicht zu fördern gibt es in einigen Zentren in den USA. Dort wird diese Lichttherapie vereinzelt bei Schlaganfällen und unfallbedingten Schädigungen des Gehirns eingesetzt.

Herzrhythmusstörungen mit Lichtreizen beenden

Unter Herzrhythmusstörungen (Arrhythmien) versteht man eine unregelmäßige, vom normalen abweichende Abfolge des Herzschlages. Der unregelmäßige Herz Takt kann als Herzstolpern oder Herzrasen empfunden werden. Es kann zu Schwindel, Ohnmacht, Bewusstlosigkeit, Krampfanfällen sowie zu Brustenge und Brustschmerzen kommen.

Man kennt äußere Ursachen wie Nervosität, Angst, übermäßiger Konsum von Kaffee, Alkohol, Drogen, Infektionen oder einem starken Blähbauch. Auch Medikamente wie Schilddrüsenhormone oder Antidepressiva können Arrhythmien auslösen. Innere, organische Ursachen sind unter anderem: Herzmuskelerkrankungen, Herzklappenfehler, Herzmuskelentzündungen, Bluthochdruck, Elektrolytstörungen (Kaliummangel) oder ein Herzinfarkt.

Herkömmlich werden Herzrhythmusstörungen mit Medikamenten oder mit Hilfe eines implantierten Defibrillators behandelt. Bei der sogenannten Elektrokadioversion wird mit einem starken Stromstoß die elektrische Aktivität im Herzen kurz unterbrochen. Es kommt zu einem Reset. Damit wird dem Taktgeber, dem Sinusknoten, ein Neubeginn ermöglicht. Geht es auch etwas sanfter? Offensichtlich schon. Forschern ist es im Jahr 2016 erstmals gelungen Herzrhythmusstörungen mit Lichtreizen zu beenden.

Bisher wurde diese neuartige Therapie nur an Mäusen getestet. Es ist nur eine Frage der Zeit, bis der erste optische Defibrillator beim Menschen implantiert wird. Noch ist der elektrische Mini-Defibrillator das Mittel der Wahl bei Patienten mit bekanntem Risiko für Herzrhythmusstörungen. Ein starker elektrischer Stromschlag ist jedoch schmerzhaft und er kann auch das Herz weiter schädigen. Der optische Defibrillator funktioniert wie der Name andeutet mit Licht. Die Mäuse an denen das getestet wurde bekamen Rhodopsin (aus Grünalgen) ins Herz geschleust. Unter Einfluss von Licht konnte dann die Durchlässigkeit von Ionen in den Herzmuskelzellen verändert werden. Es genügte ein kurzer Lichtimpuls von einer Sekunde, um den normalen Herzrhythmus wieder herzustellen. *„Das ist ein sehr wichtiges Ergebnis"*, sagt der Studienleiter Dr. med. Brügmann von der Universität Bonn. *„Es zeigt erstmals experimentell in Herzen, dass ein kurzer Lichtimpuls zur Defibrillation von Herzrhythmusstörungen genutzt werden kann".*

Ausblick

Die photodynamische Therapie sowie die ermutigenden Resultate der Behandlung von Herzrhythmusstörungen und Alzheimer-Demenz sind nur einige Beispiele die zeigen, dass die Lichttherapie in Zukunft auch in der Schulmedizin einen größeren Raum einnehmen wird. Natürlich wird man bewährte Therapien nicht über Bord werfen. Man kann auch sicherlich nicht jede Krankheit allein mit Licht behandeln. Das ist auch nicht Sinn der Sache.

Lichttherapien sind aber in den meisten Fällen eine hervorragende Ergänzung zu den herkömmlichen Therapien. Noch wird die regulierende und heilende Wirkung von den meisten Patienten und Ärzten unterschätzt. Allein das regelmäßige, maßvolle, vernünftige Sonnenbaden von Mai bis Oktober und die

Einnahme von Vitamin D3 in den restlichen Monaten, würden im Gesundheits-system zu Einsparungen in Milliardenhöhe führen. In der Datenbank PubMed sind inzwischen über 25.000 Veröffentlichungen zu Vitamin D3 gelistet. Eine unzureichende Versorgung mit dem Sonnenvitamin ist ein Risikofaktor für fast alle Zivilisationskrankheiten. Wir haben es hier nicht mit irgendwelchen Hypo-thesen oder Vermutungen zu tun, sondern mit knallharten wissenschaftlichen Fakten.

Wir, die Autoren dieses Buches, hoffen, dass die Lichttherapie in der Schul-medizin, in der Naturheilpraxis und in der Heimanwendung einen größeren Stellenwert bekommt. Sie ist in der Regel preiswert, kaum mit Risiken und Ne-benwirkungen behaftet und zur Prävention und Therapie äußerst effektiv. Da die Eigenverantwortung im Gesundheitssystem der Zukunft mit Sicherheit eine größere Rolle spielen wird, macht es Sinn ein oder zwei bewährte Lichttherapie-Geräte zuhause zu haben.

Nutzen Sie das Tageslicht wo und wann immer es geht. Die Angst vor Hautkrebs hat uns die positiven Eigenschaften der Sonnenstrahlen vergessen lassen. Die Sonne spielt eine zentrale Rolle für unser Wohlbefinden und unsere Gesundheit Ohne Licht kein Leben und auch keine Gesundheit!

Über die Autoren:

Alexander Wunsch ist Arzt und Experte für Lichttherapie. Er arbeitet in seiner Praxis mit der *Spektro-Chrom*-Methode nach Dinshah. In seinen Vorträgen und Veröffentlichungen berichtet er unter anderem über den gesundheitsbewussten Umgang mit Sonnenlicht und die Gefahren von Kunstlicht.

Christian Dittrich-Opitz ist mehrfacher Autor *(u. a. Befreite Ernährung, Das Tao der Sonnenkraft, Ernährung für Mensch und Erde, Lernen wie ein Genie).* Er ist internationaler Referent und Seminarleiter. Seit mehr als 25 Jahren berichtet er über die Wirkung der Biophotonen in unserer Nahrung und in unseren Zellen.

Thomas Klein ist ebenfalls Autor mehrerer Bücher. *(u. a. Sonnenlicht – Das größte Gesundheitsgeheimnis, Volkskrankheit Vitamin- B_{12}-Mangel, Energieverlust und Krankheit durch Zahnherde, Osteoporose als Folge fehlerhafter Ernährung und Lebensweise).*

Anja Füchtenbusch ist Diplom-Biologin, Heilpraktikerin und Laser-Photo-Therapeutin mit Akupunktur-Diplom (DFA). Sie ist Leiterin des *College Low Level Lasertherapie*. Es gibt von ihr zahlreiche Veröffentlichungen zur Laser-Therapie, im Human- und Veterinärbereich (Füchtenbusch Verlag).

Gregor Wilz ist Diplom-Ernährungswissenschaftler. Er beschäftigt sich seit 30 Jahren intensiv mit Naturheilkunde - unter anderem mit den verschiedenen Formen der Lichttherapie. Im Jahr 2016 war er Teilnehmer der ILA-Konferenz (International Light Association).

Antje Merke arbeitet seit mehr als 25 Jahren als Journalistin. Sie schreibt unter anderem über die Themen Kunst, Reisen und Gesundheit.

Hans Stormer ist Heilpraktiker in den Niederlanden. Er arbeitet in seiner Praxis überwiegend mit der heilenden Wirkung von Infrarotlicht und anderen Formen der Energiemedizin.

Literaturverzeichnis

▶ John N. Ott | Risikofaktor Kunstlicht – Streß durch falsche Beleuchtung / Droemersche Verlagsanstalt Th. Knaur Nachf., München 1989

▶ Michael F. Holick, Mark Jenkins | Schützendes Sonnenlicht – Die heilsamen Kräfte der Sonne / Karl F. Haug Verlag in MVS Medizinverlage Stuttgart GmbH & Co. KG Ausgabe 2005

▶ Thomas Klein | Sonnenlicht – das größte Gesundheitsgeheimnis. Sonnenmangel und seine schwerwiegenden Folgen / Hygeia-Verlag Dresden 2007

▶ Nicolai Worm | Die Heilkraft von Vitamin D – Wie das Sonnenvitamin vor Herzinfarkt, Krebs und anderen Krankheiten schützt / riva Verlag, ein Imprint der Münchner Verlagsgruppe GmbH 1. Auflage 2016

▶ Jacob Liberman | Die heilende Kraft des Lichts – Der Einfluß des Lichts auf Psyche und Körper / R. Piper GmbH & Co. KG, München April 1996

▶ Marco Bischof | Biophotonen – Das Licht in unseren Zellen / Verlag Zweitausendeins, Frankfurt am Main, März 1995

▶ Peter Mandel | Praktisches Handbuch der Farbpunktur – Band 2 Therapien der Farbpunktur / Energetik Verlag, Bruchsal, 1993

▶ Peter Mandel, Andreas Pflegler | Farben: Die Apotheke des Lichtes – Band 1 / Mandel-Institut für Esogetische Medizin, Bruchsal, 1995

▶ Rolfdieter Krause, Rainer Stange | Lichttherapie / Springer-Verlag Berlin Heidelberg 2012

▶ Prof. Dr. med. Jörg Spitz, William B. Grant, Ph. D. | Krebszellen mögen keine Sonne – Vitamin D – der Schutzschild gegen Krebs, Diabetes und Herzerkrankungen / Mankau Verlag GmbH, Murnau, 2010

▶ Dr. med. Raimund von Helden | Gesund in sieben Tagen – Erfolge mit der Vitamin-D-Therapie / Hygeia-Verlag, Dresden, 2011

▶ Andreas Moritz | Heile dich selbst mit Sonnenlicht / Robert Breuss Verlag, United Book Group B Media GbR, 2013

▶ Dr. Zane R. Kime | Sonnenlicht und Gesundheit / Waldthausen Verlag Ritterhude, 1995

▶ Richard Hobday | Sonnenlicht heilt – Wie wichtig Sonne für unsere Gesundheit ist / VAK Verlags GmbH Kirchzarten bei Freiburg 2001

▶ Elke Brandmayer, Dr. med. Bodo Köhler | Licht schenkt Leben – Lebensenergie und Gesundheit durch richtiges Licht / Fit fürs Leben Verlag, Ritterhude, 1997

▶ Wolfgang Bringmann | Low Level Lasertherapie – Licht kann heilen / Füchtenbusch Verlag, Starnberg, 2015

▶ Andreas Lentner | Geschichte der Lichttherapie – Von der Heliotherapie der Antike zur modernen Ultraviolett-Phototherapie / Foto-Druck Mainz, Aachen 1992

In diesem Buch erfahren Sie, wie Entgiftung und Entschlackung einfach, sicher und preiswert funktioniert. Dadurch verbessern Sie Ihre Gesundheit auf natürliche Weise. Herzstück dieses Buches ist eine seit über 80 Jahren bewährte Mischung aus acht speziellen Kräutern.

Gesundheitsbewusste Menschen werden durch dieses Buch ebenso angesprochen wie Kranke, Ärzte und Heilpraktiker.

Bettina Lindner   144 Seiten, 3. Aufl., ISBN 978-3-86616-219-8

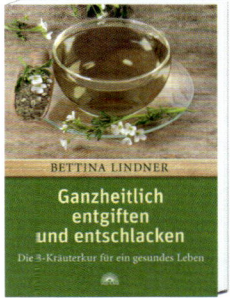

In Indien war vor über 2000 Jahren ein legendäres Getränk bekannt. Soma, auch „der Trank der Unsterblichkeit" genannt. Dies lässt Rückschlüsse ziehen auf seine lebensverlängernde Wirkung.

Das Rezept für den Soma-Trank wurde in den alten indischen Schriften verschlüsselt wiedergegeben. Es war ein fermentiertes Getränk, reich an Enzymen.

Lesen Sie in diesem hochinteressanten Buch, wie der Soma-Trank wieder entdeckt wurde und wie er Ihre Gesundheit verbessern kann.

Christine Brunner   132 Seiten, ISBN 978-3-86616-196-2

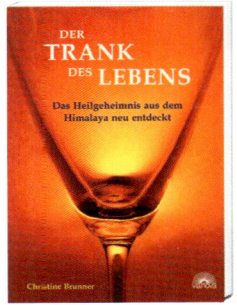

Dieser wertvolle Ratgeber zeigt Ihnen, wie Sie Ihr Herz gesund erhalten. Er verbindet traditionelle Naturheilkunde mit dem neuesten Forschungsstand, erklärt kompetent und leicht verständlich ganzheitliche Verfahren in der Herztherapie.

Sie bekommen Tipps zur wirkungsvollen Selbsthilfe bei: Bluthochdruck, Arteriosklerose, Herzrhythmusstörungen, Venenleiden und Herzschwäche.

Ein wichtiger Ratgeber für Patienten, Therapeuten und Menschen, die gesund bleiben möchten.

Dr. Stefan Siebrecht   200 Seiten, ISBN 978-3-86616-328-7

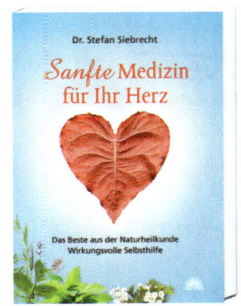

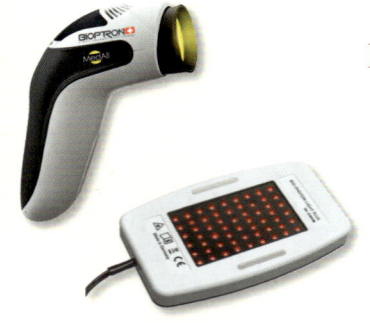
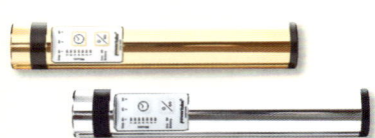
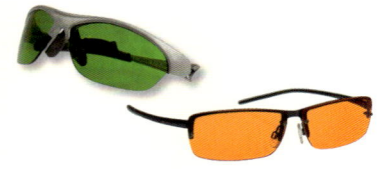
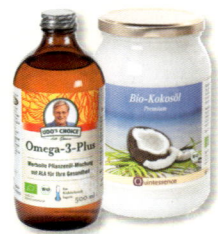
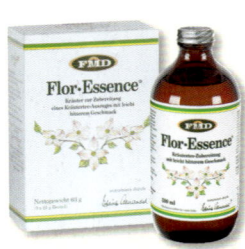
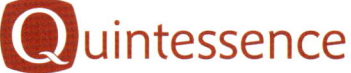